言語聴覚士のための
解剖・生理学

小林 靖 著

Speech-
Language-
Hearing
Therapist

医歯薬出版株式会社

執筆者

小林　靖（防衛医科大学校　解剖学講座）

This book is originally published in Japanese
under the title of :

GENGOCHOUKAKUSHI NO TAMENO KAIBOU・SEIRIGAKU
(Anatomy-Physiology for Speech-Language-Hearing Therapist)

KOBAYASHI, Yasushi
　Professor
　Department of Anatomy and Neurobiology
　National Defense Medical College

© 2014 1st ed.

ISHIYAKU PUBLISHERS, INC.
　7-10, Honkomagome 1 chome, Bunkyo-ku,
　Tokyo 113-8612, Japan

① 神経細胞　162　　② 支持細胞　163
④ 神経細胞の興奮 -- 164
　　　① 膜電位　164　　② 興奮の伝導　165　　③ 興奮の伝達　166
⑤ 脳と脊髄の区分 -- 167
⑥ 脊髄の構造 -- 168
⑦ 脊髄神経 -- 169
⑧ 反射 -- 169
⑨ 脳幹 -- 171
⑩ 脳神経 -- 172
⑪ 小脳 -- 173
⑫ 間脳 -- 174
⑬ 終脳 -- 175
　　　① 大脳基底核　175　　② 大脳皮質　176　　③ 一次感覚野と連合野　177
　　　④ 連合野と海馬　178　　⑤ 連合野と運動野　178
⑭ 感覚の伝導路 -- 178
　　　① 皮膚感覚の伝導路　178　　② 視覚の伝導路　179　　③ 聴覚の伝導路　179
⑮ 随意運動の伝導路 -- 180
⑯ 脳波と睡眠 -- 181
⑰ 自律神経系 -- 182
⑱ 髄膜と脳室 -- 182

■ 文献 -- 187
■ 確認問題の正解 -- 188

> **サイドメモ**
> 浸透圧 -- 117
> 内分泌細胞の腫瘍 -- 143

和文索引 ------------------------------------ 193
欧文索引 ------------------------------------ 201

x　目次

第10章　内分泌系　137

1. 内分泌系のはたらき　138
2. 内分泌系の器官　138
3. 下垂体　138
4. 視床下部　141
5. 松果体　142
6. 甲状腺　142
7. 副甲状腺（上皮小体）　143
8. 副腎　143
9. 膵臓　144
10. 性腺（精巣と卵巣）　145
11. 消化管　146
12. その他　146

第11章　感覚器系　147

1. 感覚器系のはたらき　148
    1. 感覚種　148　2. 閾値と感覚強度　148　3. 順応性　148　4. 感覚神経　149
2. 嗅覚　150
3. 皮膚感覚　150
    1. 皮膚の構造　151　2. 皮膚感覚　152
4. 固有感覚　152
5. 視覚　152
    1. 光刺激　152　2. 眼球　153　3. 焦点の調節と異常　155　4. 色覚異常　155
    5. 眼球付属器　155
6. 聴覚と平衡感覚　157
    1. 外耳・中耳・内耳　157　2. 前庭と半規管　158　3. 蝸牛　158
7. 味覚　159

第12章　神経系　161

1. 神経系のはたらき　162
2. 神経系の部分　162
3. 神経系を構成する細胞　162

| 7 | 胃 | 105 |

| 8 | 小腸 | 107 |

 ① 十二指腸　107　　② 空腸と回腸　107

| 9 | 大腸 | 108 |

 ① 盲腸　108　　② 結腸　109　　③ 直腸　109

| 10 | 肝臓 | 110 |

| 11 | 胆汁の経路と作用 | 111 |

| 12 | 膵臓 | 112 |

| 13 | 腹膜と腹膜腔 | 112 |

第8章　泌尿器系　115

| 1 | 泌尿器系のはたらき | 116 |

| 2 | 泌尿器系の器官 | 116 |

| 3 | 体内の液体の組成 | 117 |

| 4 | 腎臓 | 118 |

 ① 腎臓の位置と外景　118　　② 腎臓の内部構造　118　　③ 腎小体　118　　④ 尿細管　119
 ⑤ 対向流系の作用　121　　⑥ 集合管　121　　⑦ 腎臓の血管　121
 ⑧ 尿量と体液量の調節　122　　⑨ エリスロポエチン　122

| 5 | 尿管 | 123 |

| 6 | 膀胱 | 123 |

| 7 | 尿道 | 124 |

第9章　生殖器系　125

| 1 | 生殖器系のはたらき | 126 |

| 2 | 生殖器系の器官 | 126 |

| 3 | 減数分裂 | 127 |

| 4 | 男性生殖器 | 128 |

 ① 精巣　128　　② 精巣上体　129　　③ 精管　129　　④ 精嚢　129　　⑤ 前立腺　129
 ⑥ 尿道球腺　129　　⑦ 外生殖器　129　　⑧ 精子の貯蔵と射精　130

| 5 | 女性生殖器 | 130 |

 ① 卵巣　130　　② 卵管　131　　③ 子宮　131　　④ 腟　131　　⑤ 外生殖器　132

| 6 | 乳房と乳腺 | 133 |

| 7 | 女性の性周期 | 133 |

| 8 | 個体発生 | 134 |

| 2 | 血液の成分 -- | 76 |

 ① 血球・血漿・血清　76 ② 血球の分類とその由来　76

3	赤血球と酸素の運搬 --	77
4	血漿の成分 --	79
5	血漿と二酸化炭素の輸送 --	80
6	血小板と血液の凝固 --	80
7	白血球と免疫機能 --	81

 ① 顆粒球のはたらき　82 ② 単球とマクロファージのはたらき　82
 ③ リンパ球のはたらき　82 ④ サイトカイン　84

| 8 | リンパ節 -- | 84 |
| 9 | 胸腺 -- | 84 |

第6章　呼吸器系　　　　　　　　　　　　　　　　87

1	呼吸器系のはたらき --	88
2	呼吸器系の器官 --	88
3	鼻 --	89
4	咽頭 --	89
5	喉頭 --	90

 ① 喉頭とは　90 ② 喉頭の軟骨　90 ③ 喉頭の筋　91 ④ 喉頭の神経支配　91

| 6 | 気管と気管支 -- | 93 |
| 7 | 肺 -- | 93 |

 ① 肺の外形と区分　93 ② ガス交換　94

8	呼吸運動 --	95
9	気道と換気 --	96
10	胸膜 ---	97

第7章　消化器系　　　　　　　　　　　　　　　　99

1	消化器系のはたらき ---	100
2	消化器系の器官 ---	100
3	消化管の基本構造 ---	100
4	口 ---	101

 ① 口腔　101 ② 歯　102 ③ 舌　103 ④ 唾液腺　103

| 5 | 咽頭 --- | 104 |
| 6 | 食道 --- | 105 |

❶ 頭蓋を構成する骨　37　　❷ 頭蓋腔とその内外を結ぶ孔　37　　❸ 眼窩　38
❹ 鼻腔・副鼻腔と口腔　39

第3章　筋 系　43

1 骨格筋のはたらき ────────────────────────────── 44
2 骨格筋の構造 ──────────────────────────────── 45
3 速筋と遅筋 ───────────────────────────────── 46
4 筋収縮の種類 ──────────────────────────────── 46
5 筋系の付属器官 ─────────────────────────────── 47
6 体幹の筋 ────────────────────────────────── 47
7 上肢の筋 ────────────────────────────────── 50
8 下肢の筋 ────────────────────────────────── 52
9 頭頸部の筋 ───────────────────────────────── 54

第4章　循環器系　57

1 体循環と肺循環 ─────────────────────────────── 58
2 心臓の基本構造 ─────────────────────────────── 59
3 冠状動脈（冠動脈）と心臓静脈 ───────────────────────── 61
4 刺激伝導系 ───────────────────────────────── 62
5 心周期 ─────────────────────────────────── 62
6 心電図 ─────────────────────────────────── 63
7 血管の構造と機能 ────────────────────────────── 64
　❶ 動脈，静脈，毛細血管の特徴　65　　❷ 血圧　66
8 循環の調節 ───────────────────────────────── 66
9 全身に分布する動脈 ───────────────────────────── 67
10 全身に分布する静脈 ───────────────────────────── 68
11 胎児期の血液循環 ────────────────────────────── 70
12 リンパ系 ────────────────────────────────── 71
　❶ リンパ管　72　　❷ リンパ節　72　　❸ リンパ本幹と胸管　73
13 脾臓 ──────────────────────────────────── 73

第5章　血液と免疫系　75

1 血液のはたらき ─────────────────────────────── 76

目 次

序文 ……………………………………………… iii

第 1 章　からだの構造と機能の基本　　1

1. 人，人間，人類，ヒト …………………………………………… 2
2. 構造と機能 ………………………………………………………… 2
3. 人体の階層性 ……………………………………………………… 2
4. 人体を構成する分子 ……………………………………………… 4
5. 細胞 ………………………………………………………………… 5
    1. 細胞膜　5　　2. 核　5　　3. リボソーム　6　　4. ミトコンドリア　6　　5. 小胞体　6
    6. ゴルジ装置　6　　7. リソソーム　7　　8. 細胞骨格　7　　9. 線毛　7　　10. 鞭毛　7
    11. 中心小体　7　　12. 微絨毛　7　　13. 接着装置　7
6. 遺伝子とその発現 ………………………………………………… 7
7. 細胞の分裂 ………………………………………………………… 9
8. 細胞の興奮 ………………………………………………………… 9
9. 組織とそのはたらき ……………………………………………… 10
    1. 上皮組織　11　　2. 支持組織　12　　3. 筋組織　13　　4. 神経組織　14
10. 基本的な用語 …………………………………………………… 14

第 2 章　骨格系　　19

1. 骨格系のはたらき ………………………………………………… 20
2. 全身の骨格 ………………………………………………………… 20
3. 骨の構造 …………………………………………………………… 21
4. 骨の連結 …………………………………………………………… 22
    1. 不動性連結　22　　2. 可動性連結　22
5. 体幹の骨 …………………………………………………………… 24
    1. 脊柱　24　　2. その他の椎骨の特徴　26　　3. 肋骨　28　　4. 胸骨　29　　5. 胸郭　29
6. 上肢の骨 …………………………………………………………… 30
    1. 上肢帯の骨　30　　2. 上腕と前腕の骨　31　　3. 手の骨　31
7. 下肢の骨 …………………………………………………………… 33
    1. 下肢帯の骨　33　　2. 大腿と下腿の骨　35　　3. 足の骨　36
8. 頭蓋 ………………………………………………………………… 37

序文

　この教科書は，言語聴覚士を目指す皆さんに人体のつくり（構造）とはたらき（機能）を学んでいただくために用意したものです．言語聴覚士は，医師やその他の医療従事者と共に，患者さんの言語や聴覚に関係した症状をやわらげ，日常生活あるいは社会生活を営んでいくうえでの障害を取り除くことが仕事です．多くの患者さんは言語に関する症状以外にも，病気から生じる様々な悩みを抱えています．また，言語とは一見関係のないようなからだの部分の異常から，言語に関する症状が出ていることもあるでしょう．

　したがって，言語聴覚士は言語だけを扱っていればよいのではなく，患者さんの全身の状態を理解したうえで，医療の一翼を担っていかなければなりません．本書はそのために，からだのなかの言語に関係する部分をある程度詳しく扱うと同時に，それ以外の部分についても広く解説し，からだ全体のつくりとはたらきが見渡せるように，構成を考えました．

　また，図表や箇条書きで済ませるのではなく，できる限り内容を文章で表現して，様々な器官が互いにどのように関係しあっているかを，順を追って学べるように記述しました．授業では時間に制約があって，先生にすべての内容を説明してもらえるとは限りません．そうしたときでも自分で残りの部分を補って，全体像を捉えていただければと思います．

　各章の最後にある確認問題は，本文や図を参照すれば必ず解答できるようになっています．穴埋め問題は正解を巻末（188ページ）に掲載しましたが，説明問題はあえて模範解答を示していません．どの程度詳しく調べて説明するか，またどのような順序でまとめるか，正しい答えが一通りとは限りません．本文中の該当個所を探すだけでなく，参考文献も調べて自分なりの解答をつくってください．

　本書は言語聴覚士への勉強の最初のステップに過ぎません．全身のしくみを理解したうえで，本シリーズの他の教科書を参考に，さらに深く学んでいただくよう願っています．

　本書をつくるにあたり，防衛医科大学校解剖学講座の松井利康博士には全章に目を通して数多くのご意見をいただき，文章や図を理解しやすく修正することができました．編集担当者には何年にもわたって根気よくお付き合いいただき，共に本書をつくっていただきました．この場を借りてお礼を申し上げます．

2014年11月

小林　靖

第1章 からだの構造と機能の基本

Speech-
Language-
Hearing
Therapist

　本書では第2章以降でからだの各器官系について解説する．そこでこの章では，多くの器官系に共通したからだの構造と機能の基本を習得しておこう．

第1章

からだの構造と機能の基本

1 人，人間，人類，ヒト

　医学は私たちのからだと心を扱う学問である．私たちを他の事物から区別してよぶのに最も一般的に用いられるのは「人」という言い方である．それに対して人と人の社会的なつながりを考慮したよび名が「人間」である．さらに広くこの地球上に生きている人，そしてかつて生きていた人の全体を指して「人類」とよぶ．一方，私たちを一つの動物種として他の動物から区別する言い方が「ヒト」である．本書では「ヒト」を多く用いるが，それは私たちのからだの形態と機能を他の動物との比較を念頭において考えていることを意味している．

2 構造と機能

　からだの構造を扱う学問の分野を解剖学，機能を扱う分野を生理学とよぶ．ヒトの肺を例にとってみよう．肺の大部分は肺胞とよばれる非常に細かい部屋に分かれており，この部屋のそれぞれに空気を導くための管が張りめぐらされている．こうした構造を調べるのが解剖学である．それに対して，その構造をもった肺が，1回の呼吸でどれくらいの空気を吸い込むことができるか，そこから酸素をどれくらい血液の中に取り込むことができるかといった機能を調べるのが生理学である．

　ここで，構造としての肺胞が多ければ酸素との接触面積が増えて，酸素の摂取量という機能が増強されることになる．この例から容易にわかるように，ある器官のもつ構造がその器官の機能を決めていることが多い．また逆に，生存に必要な機能を実現するために，進化の過程でその構造が発達してきたと考えることもできる．

　このように構造と機能は密接に関連しており，ある意味では一つのものの別の側面を見ているとも言える．本書ではこうした関わりに重点をおいて全身を見ていこう．

3 人体の階層性

　私たちのからだは一つのまとまりをもって，他の人のからだや周囲の環境と区別される．このまとまりをもった一人のからだを個体とよぶ（あたりまえのようだが，細かく見ていくとからだの内外の境界は日常生活で考えているほど自明ではない．こうした点の理解を深めることは，解剖・生理学を勉強する大きな意義の一つである）．

人体は，大きさのレベルの異なるいくつもの階層から成り立っている（**図 1-1**）．まず個体はいくつもの器官系に分けることができる．呼吸器系，循環器系，消化器系といった言葉はすでに聞いたことがあるだろう．呼吸器系とは空気中の酸素を血液に取り込んで二酸化炭素を排出するためのからだの部分であり，このガス交換の場である肺と，肺に空気を送り込むための様々な器官から成り立っている．循環器系は血液を全身にめぐらせ，またリンパとよばれる液体を導くための器官系で，心臓，動脈，静脈，リンパ管などの器官から成り立っている．

個体はいくつもの器官系に分けられるが，実はそれぞれの器官系の間には密接に絡み合った部分があり，必ずしも明瞭に線引きできるわけではない．たとえば肺は呼吸器系の器官として扱われるが，そこにはガス交換のための血液を導く血管が豊富に存在しており，循環器系とも密接に関わっている．

器官系をさらに見ていくと，多くの器官を区別することができる．消化器系は，食物を取り込んでそれを体内に移動させやすい程度にまで分解する消化機能と，分解

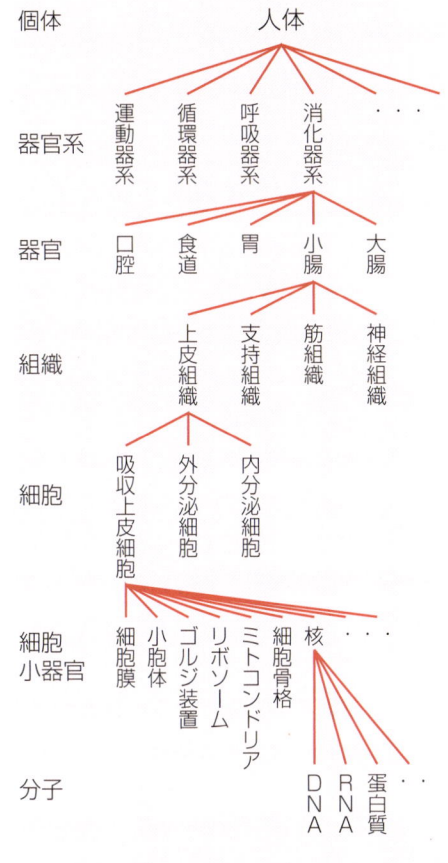

図 1-1 人体の階層性[1]
人体には個体レベルから分子レベルまで様々な階層が存在する．それぞれのレベルの特定の要素が集まって，上位の階層の要素を構成している

された物質を体内に吸収し，不要な物を排泄する機能をもつ．そのために，口から肛門までの消化管（口腔・咽頭・食道・胃・小腸・大腸）とそれに付属する腺（唾液腺・肝臓・胆嚢・膵臓など）の各器官で構成される．

器官を詳しく見ると，たとえば胃は消化管の内部の空間と体内とを仕切り，消化酵素などを分泌するための上皮組織，運動を起こすための筋組織，それを制御するための神経組織，それらの間を埋める支持組織など，多くの組織でできている．組織とは特定の細胞が集まって，特定の機能を果たしているものである．たとえば小腸の上皮組織は栄養や水を吸収するための吸収上皮細胞，消化液や粘液を分泌するための外分泌細胞，消化器系のはたらきを調節するための内分泌細胞などからできている．

細胞には多くの種類があって，その構造も機能も様々だが，そのほとんどに共通した構造がある．たとえば細胞の周囲は細胞膜で取り囲まれていて，細胞の内外が区切られている．また内部には遺伝子である DNA をおさめた核，蛋白質を合成するためのリボソーム，糖などから酸素を利用してエネルギーを取り出すためのミトコンドリアがある．これらの微細な構造を細胞小器官とよぶ．

細胞小器官は蛋白質，核酸，脂質，糖質などの分子で構成されていて，分子はさらに多

くの原子に分けることができる．

以下に，これらの各階層を分子のレベルから組織まで見ていき，第2章以降で各器官系と器官について学んでいこう．

4　人体を構成する分子

人体を構成する分子のうち，最も多く存在するのは水 H_2O である．水は体重のおよそ2/3を占める．その理由の一つは，細胞内の化学反応のほとんどが水溶液中の反応として起こっていることにある．つまり，反応に必要な物質が水に溶けた状態で相手の物質と出会う必要があり，水が豊富になければならないのである．さらに別の理由として，水が体内の物質輸送の仲立ちをしていることがあげられる．たとえば血液中には赤血球という特殊な細胞があり，そこに酸素を多く結合できるヘモグロビンという分子が詰まっている．赤血球は血液の液体成分である血漿の流れに乗って運ばれることによって，必要なからだの部分に到達することができる．赤血球以外にも多くの細胞や物質が液体の流れによって体内を輸送されている．

体内の水には様々な物質がイオンとして溶解している．そのうち最も単純なものが無機イオンである．ナトリウムイオン，カリウムイオン，カルシウムイオン，塩化物イオンなどがその代表である．体液中のイオンの構成については第5章で触れる．無機イオンはまた様々な分子と結合した形でも存在する．さきほど説明したヘモグロビンはヘムという蛋白質に鉄イオンが結合したものである．

有機物のイオンとしてはアミノ酸，ブドウ糖，尿酸などがあり，より大きな分子の材料として使われたり，それ自体で細胞のはたらきを調節する作用をもったりしている．

アミノ酸が2個以上10個以下連なったものをオリゴペプチド，それ以上多くつながったものをポリペプチドという．ポリペプチドが特定の立体構造をとったものが蛋白質である．ペプチドも蛋白質も，多くの場合陰イオンとして水に溶解した形で多く存在する．蛋白質は巨大な分子なので，その中にイオン化して水に溶けやすい（親水性）部分と，イオン化せず水に溶けにくい，後述する脂質と親和性の高い（疎水性）部分との両方が存在することがある．疎水性の高い部分がある程度まとまって存在する場合，細胞を構成する膜に疎水性の部分が埋め込まれて，蛋白質の分子が必要な位置に留まることになる．

蛋白質は細胞の構造をつくったり，酵素として細胞の化学反応を触媒したりする．また，膜に埋め込まれて特定のイオンの通り道をつくったり（イオンチャネル），特定の分子を膜の反対側へと輸送したり（輸送体／トランスポーター）するはたらきをもつ．

脂質は水に溶けにくいので，水の移動に対して障壁をつくることができる．細胞においては，脂質の疎水性の部分同士が向かい合い，親水性の部分を水分子の方に向けることによって薄い膜を形成し（脂質二重層；図1-2），水が大部分を占める細胞の内外を仕切ったり，細胞内にさらに細かい区画をつくったりする．こうして水だけでなくそこに溶解している他の分子の移動も制限することができる．その制限を一部解除するのが前述したイオンチャネルやトランスポーターの役割である．

脂質はまた，脂肪滴の形で細胞内に蓄積されて，エネルギーの貯蔵の役割を担う．同じ重量で比較すると，脂質は蛋白質や糖質の約2倍のエネルギーを蓄えることができるので，エネルギーの貯蔵庫として効率的である．

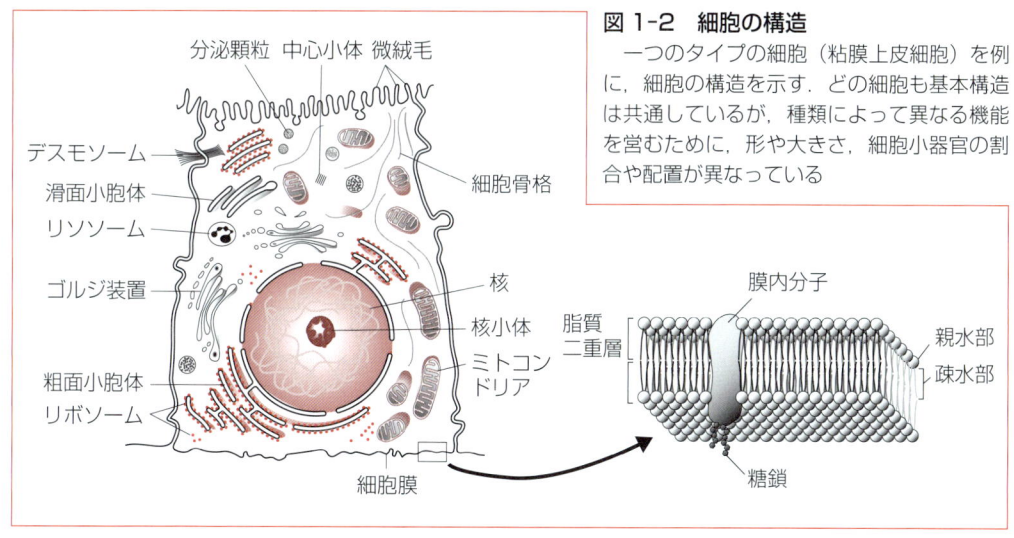

図1-2 細胞の構造
　一つのタイプの細胞（粘膜上皮細胞）を例に，細胞の構造を示す．どの細胞も基本構造は共通しているが，種類によって異なる機能を営むために，形や大きさ，細胞小器官の割合や配置が異なっている

　糖質はブドウ糖（グルコース）やそれが連なったグリコーゲンのように，エネルギーの貯蔵庫としてはたらくものと，蛋白質や脂質に結合して細胞の様々な目印となってはたらくものとがある．ブドウ糖や果糖といった単糖類が連なって，オリゴ糖，さらに多糖類となる．グリコーゲンやデンプンはブドウ糖が多数連なった多糖類である．

5 細胞

　細胞は生物のからだを構成する単位である．生物のからだは細胞が分裂することによって数を増やし，細胞が分裂または大型化することによって成長する．細胞は細胞膜によって内外を境され，物質の移動が制限されている．細胞内には遺伝子を入れた核や，蛋白質を合成するためのリボソーム，エネルギー産生のためのミトコンドリアなど，多くの細胞小器官がある（図1-2）．

1　細胞膜

　細胞膜の主体は脂質二重層である．単に細胞内外の境界をつくるだけでなく，膜に埋め込まれたイオンチャネルやトランスポーターが物質を移動させることにより，細胞に物質を取り込んだり，細胞外に物質を分泌あるいは排出したりする機能をもつ．膜には受容体とよばれる蛋白質も埋め込まれており，細胞外の特定の物質がこれに結合すると細胞内にその情報が伝えられ，細胞の活動が制御される．細胞膜の脂質や蛋白質に糖鎖が付くことにより，あるいは蛋白質自身の性質により，自らの細胞の性質を他の細胞に知らせたり，他の細胞を識別したりする役割がある．

2　核

　核は核膜で包まれて，多くの場合細胞の中央に位置している．核の内部にはDNA（デオキシリボ核酸）でできた遺伝子と，それに結合する蛋白質がおさめられている．遺伝子の必要な部分はRNA（リボ核酸）に読み取られて（転写），そのRNAが核膜に開いた孔である核膜孔を通って核の外に運び出され，蛋白合成に使われる．この役割をもつRNA

をメッセンジャーRNA (mRNA) とよぶ．

　遺伝子は，核の中で蛋白質と共に折りたたまれている．これを染色質（クロマチン）とよぶ．mRNAを合成したり，DNAを複製したりする際には，それがほどかれて2本鎖のDNAが分離する（「6 遺伝子とその発現」の項を参照）．細胞が分裂する際にはDNA全体が特に密に折りたたまれるので，ある種の染料で染めるとその姿が顕微鏡で観察できる．これを染色体という．ヒトの場合，染色体は23種類が2本ずつ存在する．最後の1対は性染色体とよばれ，女性の場合X染色体というものが2本あるが，男性の場合はX染色体とY染色体が1本ずつある．Y染色体はX染色体に比べてかなり小さい．

③　リボソーム

　リボソームは蛋白質とRNAが結合してできた，だるま型の小さな細胞小器官である．核から出てきたメッセンジャーRNAはリボソームに結合すると，RNAの情報に基づいてアミノ酸が順に集められて結合し，蛋白質が合成される．リボソームは後述する小胞体に結合している場合があり，そのときは合成された蛋白が小胞体の内部に蓄えられていく．

④　ミトコンドリア

　細胞内で起こる化学反応には，反応によってエネルギーが放出される場合と，反応のためにエネルギーを加えることが必要な場合がある．反応に必要なエネルギーはアデノシン三リン酸 (ATP) がアデノシン二リン酸 (ADP) とリン酸に分解されるときに放出されるものを利用する．そこで，様々な化学反応を進めるために，細胞はATPの形でエネルギーを蓄えている．

　そのATPを産生するのがミトコンドリアである．ミトコンドリアは膜で二重に包まれた構造をしており，内部の膜が折れ返って棚状の特徴的な構造をつくる．ミトコンドリアはブドウ糖を分解する過程でADPとリン酸からATPを合成する．その際に細胞外から取り込んだ酸素が豊富に存在すると，はるかに多くのATPを合成することができる（ブドウ糖1分子を分解したときに，酸素が乏しいとATPを2分子産生するのに対して，酸素が十分ある場合はATPを38分子産生）．酸素を取り込んで二酸化炭素を排出することから，ミトコンドリアは細胞における呼吸器官に例えられる．

⑤　小胞体

　小胞体は脂質二重層の膜でできた扁平な袋状の細胞小器官で，特定の物質（細胞外に分泌する物質，カルシウムなどのイオン）の貯蔵に使われる．カルシウムイオンは必要に応じて細胞質に放出されて，細胞内のカルシウムイオン濃度が調節される．小胞体にはリボソームを伴うもの（粗面小胞体）と伴わないもの（滑面小胞体）がある．粗面小胞体はリボソームが合成した蛋白を貯蔵する．

⑥　ゴルジ装置

　滑面小胞体の薄い袋が何枚か並んだような構造をとるゴルジ装置は，小胞体から受け取った脂質や蛋白質に糖などを付加する作用がある．処理の終わった物質は，膜に囲まれた状態で分離して小胞となり，分泌顆粒やリソソームなどに運ばれていく．

7 リソーム

水解小体ともよばれ，ゴルジ装置でつくられて加水分解酵素を含む小器官である．細胞外からの物質を取り込んだエンドソームや，不要になった細胞小器官に融合して，内部の物質を分解する．

8 細胞骨格

細胞は，内部で物質を移動させたり，細胞の形を変化させたり，それによって細胞自体を移動したりするはたらきをもつ．こうした機能を担うのが細胞骨格である．細胞骨格の主な構成要素は微小管，中間径フィラメント，マイクロフィラメントである．微小管はチューブリンという蛋白が集まってできる，直径 25 nm の円柱状の構造である（nm ナノメートルは，1 mm の 1/1,000,000）．中間径フィラメントは直径 10 nm の線維で，細胞の種類によって構成分子が異なる．マイクロフィラメントは直径 5～7 nm の線維で，アクチンとよばれる分子が重合したものである．

9 線毛

細胞の表面にある直径 0.2 μm 程度，長さ数十 μm までの突起で，2 本一組の微小管が中心に 1 対，その周りに 9 対存在する．この突起が運動することで細胞周囲の液体を動かしたり，細胞を移動させたりする．

10 鞭毛

細胞表面の長い突起で，運動能をもつ．ヒトでは精子にみられ，一つの細胞に 1 本存在する．

11 中心小体

中心小体は微小管が 3 本並んだものが 9 組集まったもので，細胞内の微小管の多くはこの中心小体に結合している．ふつう中心小体は 2 個が直角をなして近接して存在している．この 1 対の中心小体と，それを取り囲んで存在する一連の分子をまとめて中心体という．

12 微絨毛

消化管の内腔に面する細胞膜などにみられる小さな棒状の突起で，細胞の表面積を広げて，吸収や分泌を効率的にできるようにする．

13 接着装置

隣り合う細胞同士や，細胞と細胞外の物体を接着する構造のことで，密着結合，接着帯，デスモソーム（接着斑），接着点，ギャップ結合などがある．

6 遺伝子とその発現

細胞やその集まりである生物の設計図が遺伝子である．遺伝子は蛋白質のアミノ酸配列を規定しており，特定の蛋白質を合成するために使われる．細胞にはどんなときにどの遺

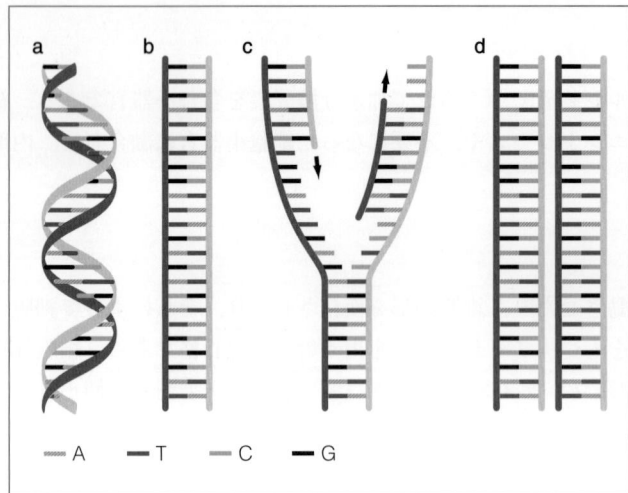

図1-3 DNAの構造
a. DNA（デオキシリボ核酸）は二重らせん構造をとる．すなわち2本のDNA分子の鎖が寄り添ってらせん状にねじれている．b. そのねじれを伸ばして考えると，2本のDNA分子の鎖（図の長い縦棒）が塩基（短い横棒）によって連結されていることがわかる．塩基には4種類ありAにはT，CにはGという特定の組合せでしか連結しない．c. DNAを複製するときは二本鎖がほどけて，それぞれの鎖に対して新しいDNA鎖が形成される．d. 新しいDNA鎖の形成が完了すると，元と同じ配列の二重鎖が2組できあがる

伝子から蛋白質を合成するかを制御する機構が備わっており，状況に応じて必要な蛋白質をつくることによって，細胞の機能を変化させている．

遺伝子の本態はDNAである．DNAには塩基が結合しているが，その塩基には4種類（アデニンA，チミンT，シトシンC，グアニンG）ある．これら4種類の塩基をもつDNAが様々な順序で並んで結合することにより，蛋白質のアミノ酸配列が決められる．細胞が蛋白質の合成に使用できるアミノ酸には20種類が知られている．4種類の塩基を一種の記号と考えると，理論上は，塩基が1個だと4種類のアミノ酸を，2個並ぶと$4×4=16$個のアミノ酸を，3個並ぶと$4×4×4=64$個のアミノ酸を表すことができる．実際に細胞は塩基3個の組合せを用いてアミノ酸を規定している．

DNAは通常2本が結合して二重らせんの安定した構造をとっている（図1-3）．一方の鎖のアデニンには他方の鎖のチミンが，一方の鎖のシトシンには他方の鎖のグアニンが相対して結合している．細胞が分裂する際には，分裂してできた2個の細胞の両方に遺伝子が受け継がれなければならない．それにはDNAを複製する必要がある．複製の際にDNAは2本鎖が離れて，それぞれに相対するDNA鎖を合成していく．アデニンとチミン，シトシンとグアニンがかならず対応して新しい鎖がつくられることにより，複製が終わると同じ配列の二本鎖が2組できることになる．

遺伝子は核の内部にしか存在しないので，この情報をもとに細胞質にあるリボソームで蛋白質を合成しようとすると，情報を核内から細胞質まで運ぶものが必要である．それを担うのがメッセンジャーRNA（mRNA）である．必要な遺伝子の存在している部分のDNAの2本鎖がほどけて，一方のDNAの配列を鋳型にRNAが合成される（図1-4）．RNAもDNA同様に塩基が付いており，アデニンA，ウラシルU，シトシンC，グアニンGの4種類がある．RNAのアデニンはDNAのチミンと，ウラシルはアデニンと，シトシンはグアニンと，グアニンはシトシンと結合するので，DNAの塩基配列によってRNAの塩基配列が決まることになる．

合成されたメッセンジャーRNAは1本鎖のまま核の外に出て，リボソームに結合する．そこで3塩基一組の配列に応じたアミノ酸が順に結合されていく．アミノ酸はRNAの塩基に直接結合はしないので，両者の仲立ちになる物質が必要である．これがトランスファ

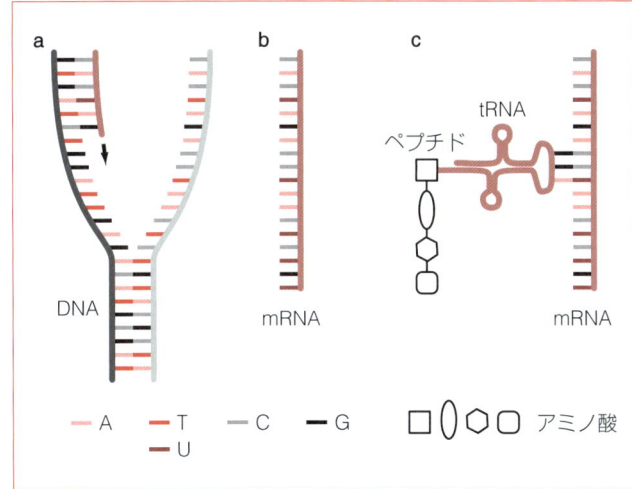

図 1-4 RNA と蛋白質の合成
　DNA の塩基配列という遺伝情報をもとに生体に必要な蛋白質が合成される．a. まず DNA の二本鎖がほどけて，その一方の塩基配列をもとに RNA（リボ核酸）の鎖が合成される．b. この一本鎖の RNA をメッセンジャー RNA（mRNA）とよぶ．c. 次にこの mRNA の塩基配列に基づいて，リボソームの内部で様々なアミノ酸が順に連結されて蛋白質ができる（図中のアミノ酸の鎖はまだ短いのでペプチドとよぶ）．mRNA とアミノ酸の仲立ちをするのがトランスファー RNA（tRNA）とよばれる分子である．mRNA の特定の配列に対して特定のアミノ酸を運んでくるはたらきがある

ー RNA（tRNA）である．トランスファー RNA は一方の端にメッセンジャー RNA の配列と結合する部分を，もう一方にアミノ酸と結合する部分をもつ．

7　細胞の分裂

　細胞は 2 種類の方式で分裂する．1 つは有糸分裂（体細胞分裂），もう 1 つは減数分裂とよばれる．有糸分裂とは元の細胞と比較的よく似た細胞を作り出す分裂方法で，染色体の数は 23 対 46 本で変化しない．それに対して減数分裂は生殖に使われる配偶子（卵子と精子）を作り出す分裂で，最終分裂を終えた細胞は 23 本の染色体しかもたない．減数分裂については生殖器系の章で扱う．

　通常からだの細胞は一生の間に何度も分裂を繰り返す．ある分裂から次の分裂までの間の期間を細胞周期とよぶ．細胞周期は分裂している期間の M 期（M は有糸分裂を意味する Mitosis に由来），分裂後 DNA 複製を開始するまでの G1 期（G は"間"を意味する Gap に由来），DNA 複製を行う S 期（S は合成を意味する Synthesis に由来），DNA 複製が完了してから分裂するまでの G2 期に分けられる．

　有糸分裂の際には染色質が凝集して染色体を形成し，核膜が消失する（図 1-5）．また細胞内の微小管が消失して新たに紡錘体が形成される．染色体が細胞の赤道面（将来細胞が 2 つに分離する位置）に整列し，それぞれ 2 つに分かれて両極（分裂後の細胞の中心部）へ移動し，細胞質が細胞膜によって 2 つに分離し，核膜が再形成されると共に染色体がほどけて染色質に戻る．

8　細胞の興奮

　細胞の内外は細胞膜によって仕切られて，イオンの動きが制約されている．それによって細胞質のイオン組成は細胞外液とは大きく異なっている．詳しくは 5 章で述べるが，陽イオンとして細胞外液にはナトリウムイオン Na^+ が多いのに対して，細胞質にはカリウムイオン K^+ が多く，陰イオンとして細胞外液には塩化物イオン Cl^- がほとんどであるの

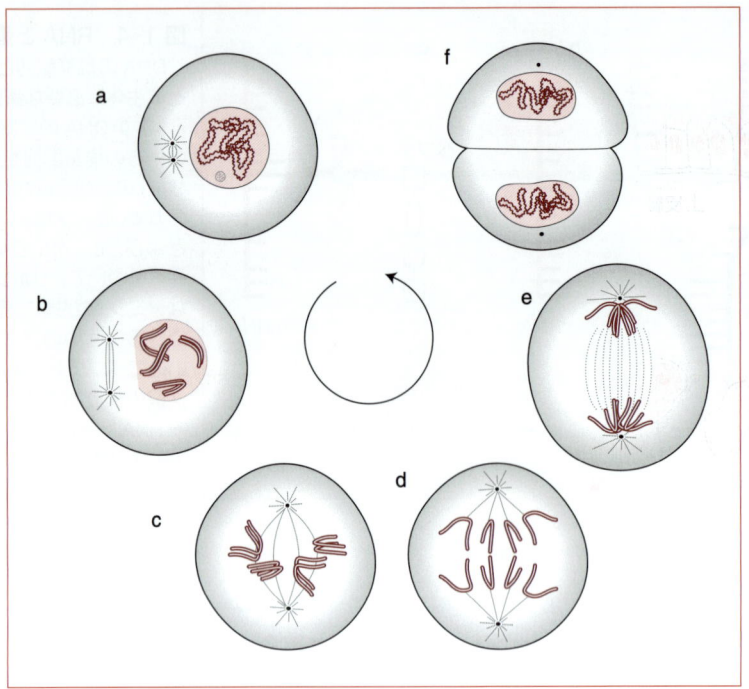

図 1-5 細胞の有糸分裂
　a, b：前期．染色体が次第にはっきりみられるようになり，核膜が消失する．分裂してできる細胞の中心になる位置に，中心体が分かれて移動していく．c：中期．染色体が分裂後の細胞の境界面に並ぶ．中心体から紡錘糸とよばれる構造が伸びて，各染色体に達する．d：染色体が紡錘糸に引っ張られて移動していく．e：終期．染色体が移動を終える．f：2 つの細胞の間に細胞膜が形成されて細胞質が分離し，分裂が完了する．核膜が形成されて染色体はふたたび不明瞭になる．このあと G1 期，S 期，G2 期を経て再び a に戻る

に対して，細胞質にはリン酸 PO_4^{3-} と蛋白質が多い．

　こうしたイオン濃度の偏りのために，細胞によっては細胞膜の内外で電位差（膜電位）を生じる．通常細胞の内部が外部に対してマイナスの電位となる．神経細胞や筋細胞などでは，細胞膜にあるイオンチャネルの作用でこの電位が一過性にプラスに変化する．これを細胞の興奮という．細胞のある部分で起こった興奮は細胞のすみずみに伝わっていき，さらに他の神経細胞や筋細胞に伝わることがある．神経細胞の場合はこれが情報を伝えるために利用されており，筋細胞の場合はこの興奮が引き金となって収縮が起こる．

9　組織とそのはたらき

　組織とは特定の細胞が集まって，特定の機能を果たしているものである．これには以下の 4 種類が区別される（図 1-6）．

a. 上皮組織：皮膚の表面，ならびに内臓の内腔や表面を覆う薄い組織．隣り合う細胞同士が密に接着していて，この組織を通した物質の移動を防いだり，逆に物質を輸送したりする．

b. 支持組織：からだの骨格をつくり，また各器官の間を埋める組織．細胞と細胞の間の間隔が広く，細胞が分泌した物質（基質）がその間を満たす．

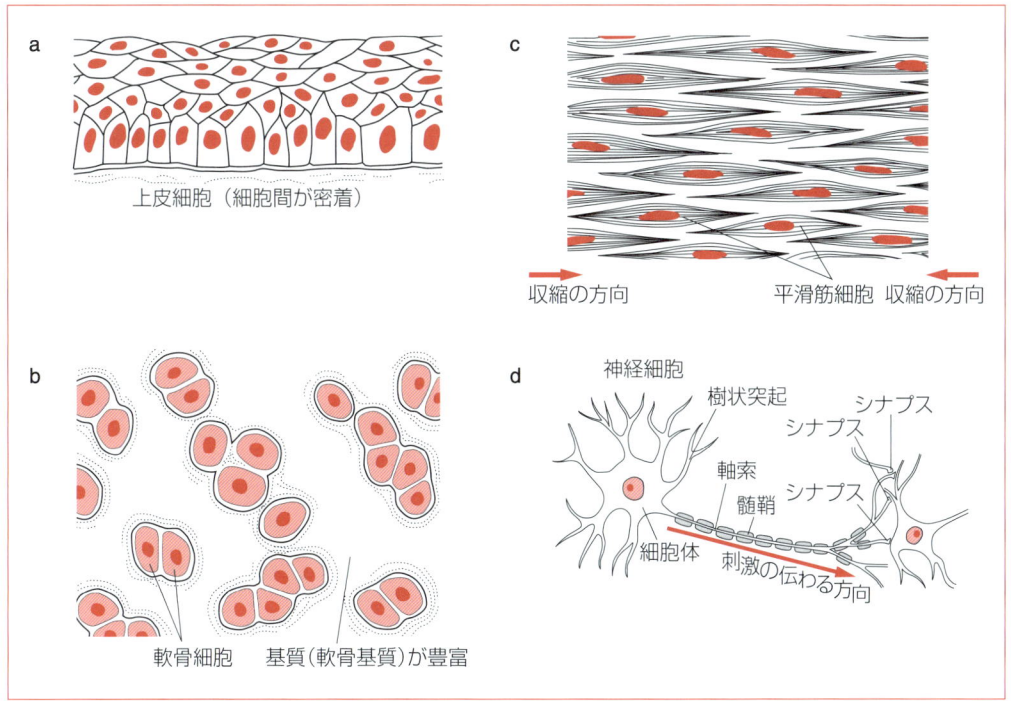

図1-6 組織の4型[1]
a. 上皮組織（重層扁平上皮），b. 支持組織（軟骨組織），c. 筋組織（平滑筋組織），d. 神経組織

c. 筋組織：収縮能力をもつ細胞が集まった組織．
d. 神経組織：細胞の電気的興奮を伝えることによって，情報を伝達する組織．

1 上皮組織

上皮には細胞の形や並び方によって多くの種類が分類されている（**図1-7**）．

皮膚の表面に近い部分は上皮組織からなり，表皮とよばれる．表皮は重層扁平上皮でできており，その表面には上皮細胞が変化してできる角質という層があるので，角化重層扁平上皮ともよばれる．こうして何重にも覆うことによって，表皮は体外からの物質が勝手に体内に入り込まないように障壁の役割を果たしている．

表皮の一部の細胞は分泌能をもっており，それらが集まって深部に落ち込むことによって汗腺や脂腺ができる．これらは体内の物質から汗や皮脂をつくって体外に出す（分泌）はたらきがある．毛も表皮の細胞が特殊化したものによってつくられる．

消化器系，呼吸器系，泌尿生殖器系などの内腔は湿った膜で覆われている．これを粘膜とよぶ．粘膜の表面も上皮組織で覆われている．口腔の内面，のどや食道は一部角化した重層扁平上皮で覆われている．胃から奥は単層円柱上皮で覆われていることが多い．上皮細胞が一層に並んでいるので物質を吸収しやすい．また分泌細胞も多く，消化液を分泌する腺を形成する．

呼吸器系の気管や気管支は単層円柱上皮で覆われているが，その細胞の先端には線毛があって，気管や気管支の奥から口の方に向かう粘液の流れをつくっており，異物が入っても外へ押し出されるようになっている．膀胱や尿管の粘膜は壁の極度な伸展に耐えられるように，移行上皮とよばれる特殊な細胞の配列を示す上皮組織が覆っている．

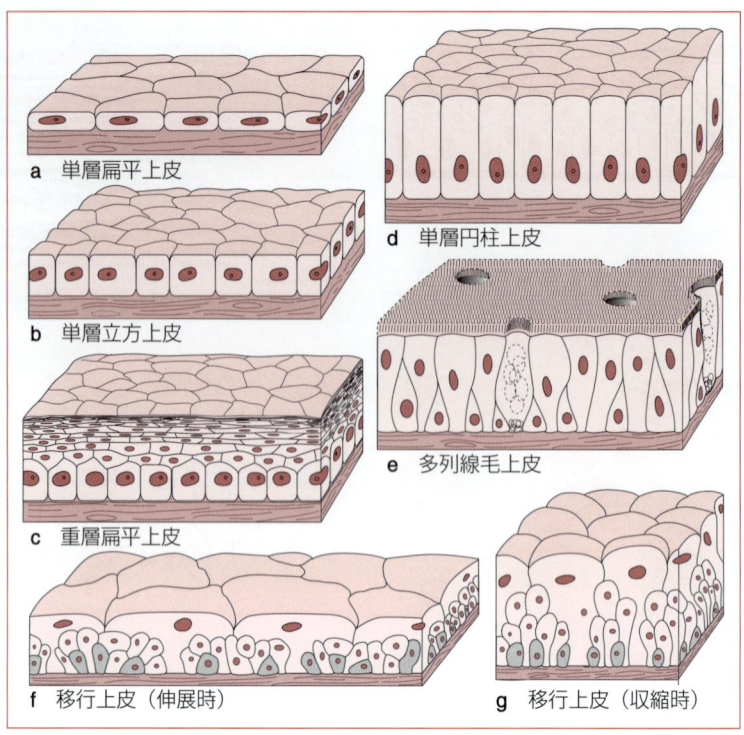

図 1-7　様々な上皮組織

　その他にも，胸部や腹部の臓器の表面を覆い，さらに胸壁や腹壁の内面を覆う漿膜とよばれる薄い膜，血管の内腔を覆う内膜とよばれる薄い膜も上皮組織の一種である．

2　支持組織

　支持組織には骨組織，軟骨組織，結合組織などがある（図 1-8）．細胞の間隔が広くて，細胞間には細胞が分泌した基質が豊富である．その基質の性質によって組織の物理的性質が異なる．

　骨組織は骨の主成分をなす組織で，骨細胞とその間を埋める骨基質からなる．骨基質はリン酸カルシウムを主成分とする無機質と膠原線維を主体とする有機物からなる．圧迫に強いリン酸カルシウムと引っ張りに強い膠原線維が共存していることで，硬くてかつしなやかな骨ができあがる．

　軟骨組織は軟骨細胞とその間を埋める軟骨基質からなる．軟骨基質の主成分はプロテオグリカンと線維成分で，その間に大量の水分が保持されている．プロテオグリカンに富んで線維に繊細なⅡ型膠原線維が多い硝子軟骨，粗大なⅠ型膠原線維が多い線維軟骨，弾性線維が多い弾性軟骨に分類される．

　結合組織は，表皮とその奥にある筋や骨格との間，様々な臓器の間，さらに臓器内部の区画の間などを埋める．ある程度大きな結合組織は，線維が密に詰まっていて丈夫な密性結合組織と，線維が疎で間に脂肪などが多く含まれて柔軟な疎性結合組織に分けられる．密性結合組織の代表は表皮の直下にある真皮で，疎性結合組織の代表はその奥にある皮下組織である．結合組織は部位によって含まれている線維の種類が異なる．膠原線維が多いと丈夫で伸びにくい性質をもち，弾性線維が多いと柔軟で弾力に富んだ性質をもつ．

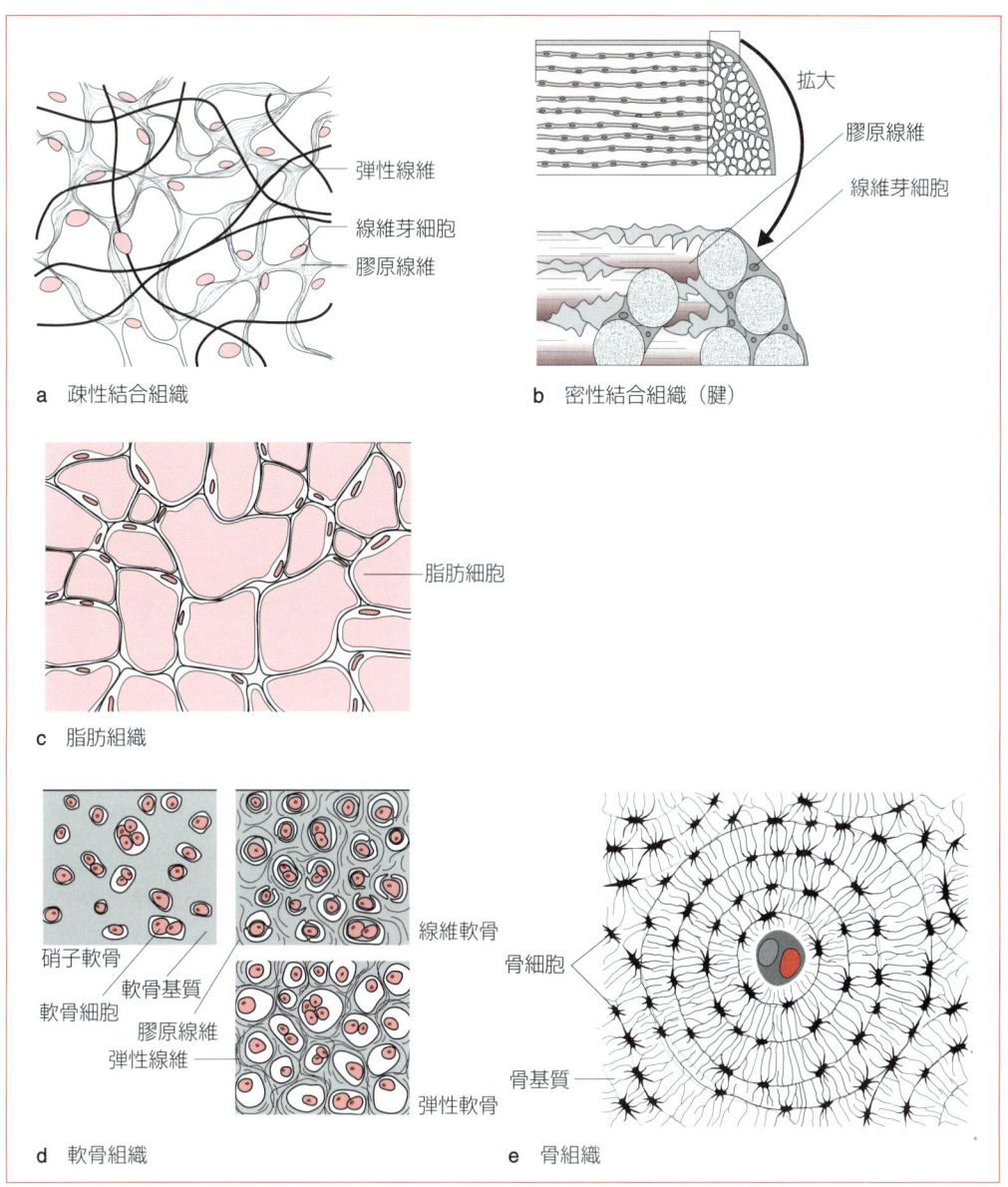

図 1-8 様々な支持組織

3 筋組織

　筋組織は平滑筋組織，心筋組織，骨格筋組織の 3 種類に分かれる（図 1-9）．それぞれ平滑筋細胞，心筋細胞，骨格筋細胞を主体とする．平滑筋組織は内臓の壁や皮膚の毛の根元，眼球の内部など様々な部位に存在する．平滑筋細胞が集まってできているが，それぞれの細胞は独立している．

　心筋組織は心臓にのみ存在する．心筋細胞には横紋とよばれる細かな模様がある．これは内部の筋原線維の規則的配列によって生じるもので，収縮が平滑筋より効率的に行われることを示している．心筋細胞は 1 から 2 個の核をもち，細胞と細胞が介在板という細胞間結合によって連結している．介在板はデスモソームによって細胞間を結合させると共に，

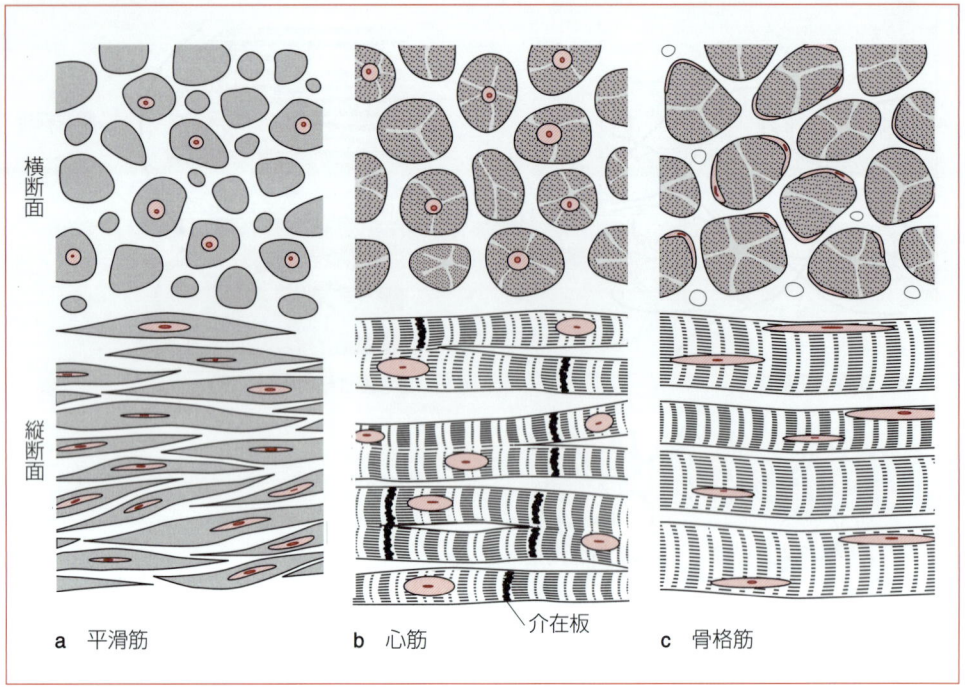

図 1-9　筋組織の 3 型

ギャップ結合とよばれる連絡を備えていて，細胞の電気的興奮がそのまま隣の細胞に伝わるようになっている．

骨格筋組織は私たちが通常筋肉とよんでいる組織で，骨と骨を結ぶ骨格筋の主成分である．細胞は非常に多数が融合してきわめて長い円柱状になっており，核は細胞の表面近くに位置している．骨格筋細胞にも横紋がみられる．

4　神経組織

神経組織は細胞の興奮という形で情報を伝え，処理する組織である．その情報処理を担うのが神経細胞である（図 1-10）．神経細胞には細胞から伸び出すと枝分かれを繰り返して次第に細くなる突起（樹状突起）があり，その表面と細胞体の表面が他の神経細胞からの興奮を受け取る．神経細胞にはまた軸索とよばれる突起もあり，これが離れたところにある他の細胞（神経細胞の場合も筋や腺の細胞の場合もある）に興奮を伝える．樹状突起はふつう細胞体から複数出ているが，軸索は 1 本だけである．細胞体と樹状突起と軸索を含めた 1 個の神経細胞の全体をニューロンとよぶ．神経系の構成単位という意味である．

神経組織には神経細胞の他に，神経細胞の活動を支える細胞が存在する．脳や脊髄ではそうした細胞をグリア細胞とよぶ．末梢神経ではシュワン細胞や衛星細胞といった細胞が存在する．

10　基本的な用語

人体を学ぶうえで最も基本的な用語を本章で見ておこう．人体は頭部，体幹，左右の上肢と下肢に分けられる．頸部は頭部とまとめて頭頸部などとよばれることもあるが，構造

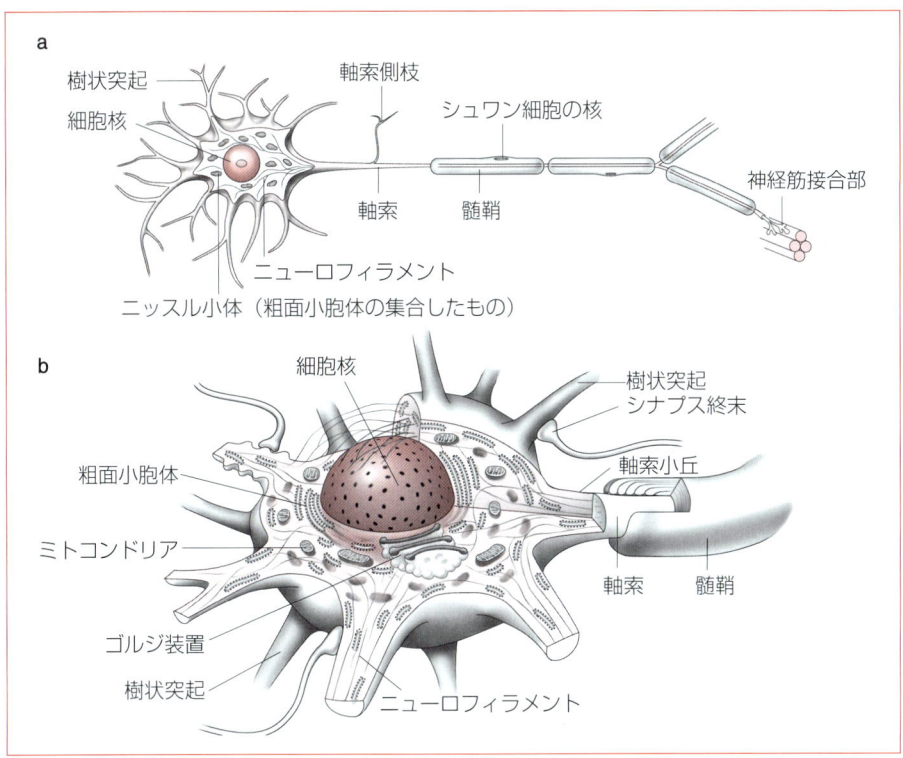

図1-10 神経細胞
　a. 骨格筋に興奮を伝える運動神経細胞．神経細胞にはふつう複数の樹状突起と1本の軸索がある．樹状突起と細胞体の表面で他の神経細胞からの興奮を受け取り，軸索を通して離れた部位の他の細胞に興奮を伝える．運動神経細胞の場合は骨格筋細胞に興奮が伝わる．軸索の途中は髄鞘で覆われていて興奮の伝導が速やかに行われる
　b. 神経細胞に特有の構造として，ニューロフィラメントとよばれる細胞骨格成分がある．粗面小胞体も豊富に存在し，集まって光学顕微鏡でも見えるニッスル小体という顆粒を形成する

のうえでは体幹の続きである．体幹は細い頸部を除くといわゆる胴体のことを指し，さらに胸部と腹部に分けられる．背部という言葉は胸部と腹部の後面に近い部分を意味する．

　上肢は肩の関節で体幹とつながっている．下肢は股関節で体幹とつながっている．ただし骨格に関しては，第2章で述べるように上肢・下肢の範囲が少し広い．

　肩から肘までを上腕，肘から手首までを前腕，手首から先を手とよぶ．一般には「手」という言葉で上肢全体を指すことがあるが，医学用語の「手」とは異なるので注意しよう．同じように股関節から膝までを大腿，膝から足首までを下腿，足首から先を足とよぶ．

　人体の各部分を説明する際に，そのからだが立っていたり寝ていたり姿勢がまちまちだと位置関係を記すのに不便である．そこで解剖学において標準とする人体の姿勢を決めてある．これを解剖学的正位とよぶ．これは通常の「気を付け」の姿勢から，てのひら（手掌）を前に向けた状態である．前腕には骨が2本存在するが，解剖学的正位をとることでこの2本が平行に並び，記述が平易になる．

　解剖学的正位をとった人体に対して，基準となる面（**図1-11**）や方向を示すための用語（**表1-1**）が決められている．解剖学的正位は直立した状態であるが，その足下にある地面や床に平行な平面を水平面とよぶ．また，からだの左右を半分に分けるような面を正中面とよぶ．正中面に平行な平面は無数に考えられるが，それらすべてを矢状面とよぶ．

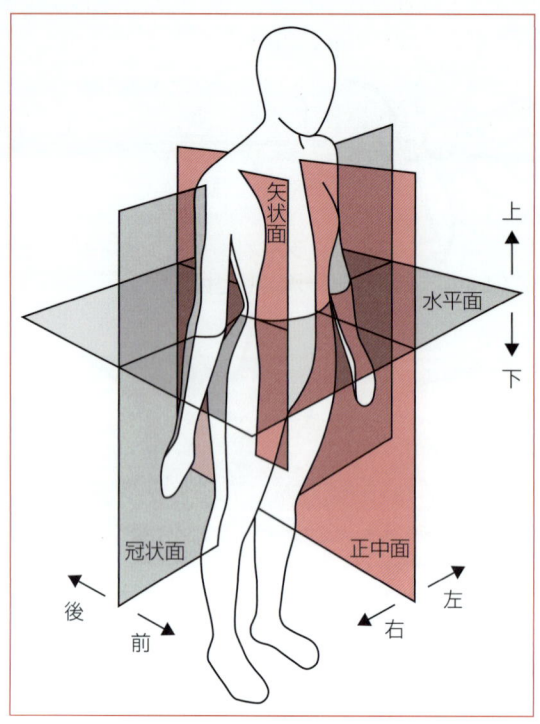

図 1-11 からだの基準面[1]
　水平面，冠状面，矢状面はそれぞれ無数に存在する．正中面は矢状面の一つであり，からだをちょうど左右半分に分ける面である．正中面に垂直な方向として右と左が区別される．また，水平面に垂直な方向として上と下を，冠状面に垂直な方向として前と後が区別される

表 1-1　方向語

（正中面に近い側）内側	⟷	外側（正中面に遠い側）
（主に体幹で「上」と同じ）頭側	⟷	尾側（主に体幹で「下」と同じ）
（ヒトの場合「前」と同じ）腹側	⟷	背側（ヒトの場合「後」と同じ）
（上下肢で体幹に近い側）近位	⟷	遠位（上下肢で体幹に遠い側）
（上肢において小指側）尺側	⟷	橈側（上肢において母指側）

　水平面にも矢状面にも垂直な面，すなわち身体の前面や額の面に平行な平面を冠状面（前額面・前頭面）という．
　正中面を境に左右が区別される．からだの任意のある点から見て正中面に近い側を内側，遠い側を外側という．たとえば目は耳よりも前かつ内側に位置するというように用いる．任意の水平面をとって，それより頭側を上，地面の側を下という．また，顔の向いている方向を前，反対を後という．
　頭側と尾側，腹側と背側という用語がある．これらは解剖学的正位をとった人体では，それぞれ上，下，前，後に他ならないが，どんな姿勢をとっていても，からだに即して方向を示すことができるのでしばしば用いられる．
　上下肢は体幹に対して様々な方向に動かすことができる．どのような位置をとっていて

も，上下肢の中で体幹に近い方を近位，遠い方を遠位とよぶ．解剖学的正位をとった上肢の内側にあたる方向を尺側，外側にあたる方向を橈側という．前腕の2本の骨を尺骨と橈骨とよぶので，それらの骨のある側を意味している．この用語によって，上肢，特に前腕から先を大きくねじれるように動かしても，小指のある側と親指（医学用語では母指）のある側とを区別して示すことができる．

確認問題

1. 空欄を埋めなさい．
   a. [　　] は複数の器官が関連しあって，あるまとまった機能を営むものである．
   b. 細胞の核には遺伝子をなす [　　] が入っている．
   c. リボソームは [　　] の合成を行う．
   d. [　　] は細胞のエネルギー生産を行う．
   e. 陽イオンのうち細胞外に多いのは [　　]，細胞内に多いのは [　　] である．
   f. すべての組織は [　　] 組織，[　　] 組織，[　　] 組織，[　　] 組織の4つの種類に分類される．
   g. 細胞と細胞の間隔が開いていて，その間に細胞が分泌した基質が多く存在するのは [　　] 組織である．
   h. 収縮能をもつ組織を [　　] 組織とよぶ．
   i. 正中面に平行なすべての面を [　　] 面とよぶ．
   j. からだの任意の点を基準にして，正中面から遠い側を [　　] とよぶ．

第2章
骨格系

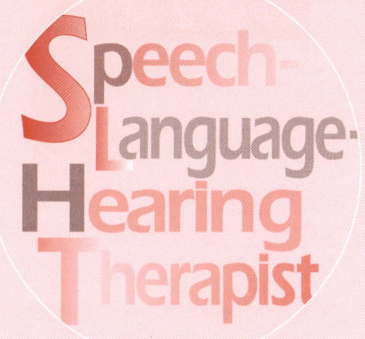

　骨格系は骨，軟骨，骨をつなぐ靱帯などからなる．骨は軟骨や靱帯を介して互いに連結し，骨格をつくっている．骨は全身で約200個存在するが，ばらばらに暗記するのではなく相互の関連をよく理解して勉強しよう．

第2章

骨格系

1 骨格系のはたらき

骨ならびに骨格には，以下の4つのはたらきがある．

a. からだの形を維持する：からだの内部に固い芯をつくったり，臓器の周りを取り囲んだりすることによって，からだの形を一定に保っている．

b. からだの効率良い運動を可能にする：固い骨によって筋の収縮力が効率よく伝えられ，大きく迅速な運動が可能となる．

c. カルシウムを貯蔵する：骨の基質にはリン酸カルシウムのかたちでカルシウムが大量に貯蔵されていて，必要に応じて血液に動員したり回収したりして，血中や細胞間液のカルシウム濃度を調節している．

d. 内部に骨髄を入れ，血液細胞を産生する：骨には内部に空洞が存在するが，その中に血液細胞を産生する（造血作用を営む）骨髄組織を入れる．

2 全身の骨格

からだを頭部，体幹，上下肢に分けたように，骨格も分かれる（図2-1）．体幹は椎骨が縦に並んだ脊柱，肋骨，胸骨からなる．

上肢の骨格には，外表面から見た場合と異なり肩関節より近位の骨，すなわち体幹の骨格と上腕を結ぶ鎖骨と肩甲骨も含まれる．この2つの骨を上肢帯とよび，肩関節より遠位を自由上肢とよぶ．さらに上腕に上腕骨，前腕に尺骨と橈骨，手に8つの手根骨，5つの中手骨，14の指骨がある．

下肢の骨格にも体幹の骨格と大腿を結ぶ骨，すなわち寛骨が含まれる．これを下肢帯とよび，股関節より遠位を自由下肢とよぶ．さらに大腿に大腿骨，下腿に脛骨と腓骨，足に7つの足根骨，5つの中足骨，14の趾骨［「趾」は「指」と同じ意味だが，手の指と区別する意味で用いる］がある．

頭部の骨はその多くがしっかり結合しているので，まとめて頭蓋とよばれる．頭蓋には，15種類23個の骨が存在する．この他にきわめて小さな耳小骨が存在するが，これは第11章で扱う．

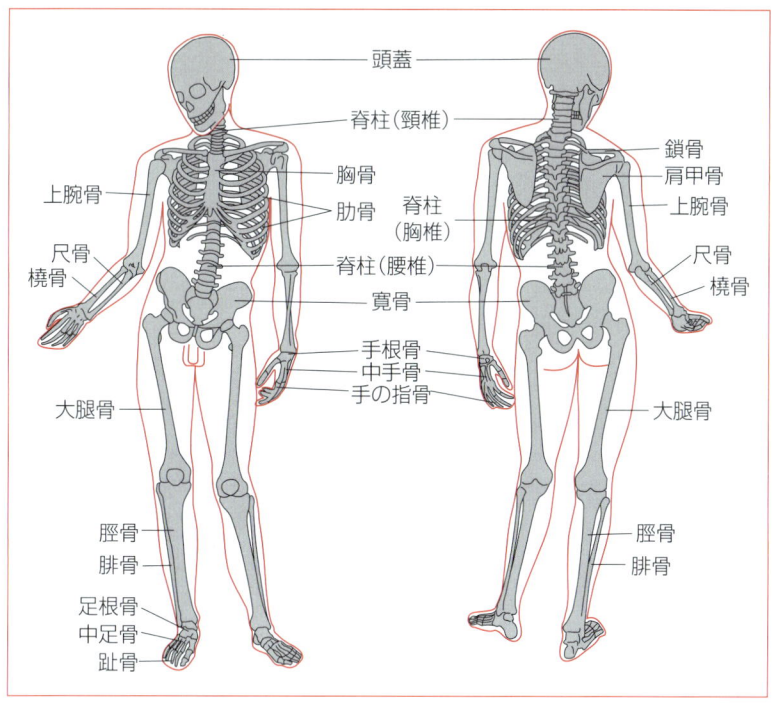

図 2-1　全身の骨格[1]
　代表的な骨の名称のみ示す．体表から見たときには体幹に含まれているが，鎖骨と肩甲骨は上肢帯，寛骨は下肢帯とよばれ，それぞれ上肢と下肢に含まれる

3　骨の構造

　骨はその外形によって長骨，短骨，扁平骨に区別される．長骨はその中央の細長い部分を骨幹，両端のやや太くなっている部分を骨端とよぶ．上腕（**図 2-2**），前腕，大腿，下腿の骨は代表的な長骨であり，手根骨や足根骨は短骨である．扁平骨の代表的なものとしては頭蓋の上部で脳を取り囲んでいる部分がある．

　骨は均質な骨組織でできているのではなく，力学的に十分な強度をもちながら最小限の重量ですむような構造をとっている．すなわち表面に近い部分は密な骨組織（緻密質）だが，内部は細かなスポンジ状（海綿質）になっている．また長骨の場合は内部に広い空間（髄腔）があって全体としてパイプ状の構造をとる．海綿質の内腔や髄腔には骨髄組織が入っていて血液細胞を産生する．加齢と共に骨髄組織は減少し，余ったスペースは脂肪組織に置き換わる．

　骨の表面は骨膜とよばれる膜状の組織が覆っている．骨膜から新しい骨細胞が供給されるので，骨折の際などにはその部位に骨膜が温存されているかどうかが重要である．骨表面のうち，他の骨と関節をつくる部分には骨膜が無く，かわりに軟骨が覆っている．

　緻密質には骨の長軸に沿った同心円状の構造がみられる．その中心には腔所（ハヴァース管）があって骨内部に分布する血管が通る．その周りは板状の骨組織が同心円を描くように配列しており，その板状の組織をハヴァース層板とよぶ．層板と層板の間に骨細胞が点在している．骨細胞が骨基質をつくる一方で，骨を少しずつ吸収していく細胞（破骨細胞）も存在する．こうして骨は少しずつ改変を受けている．

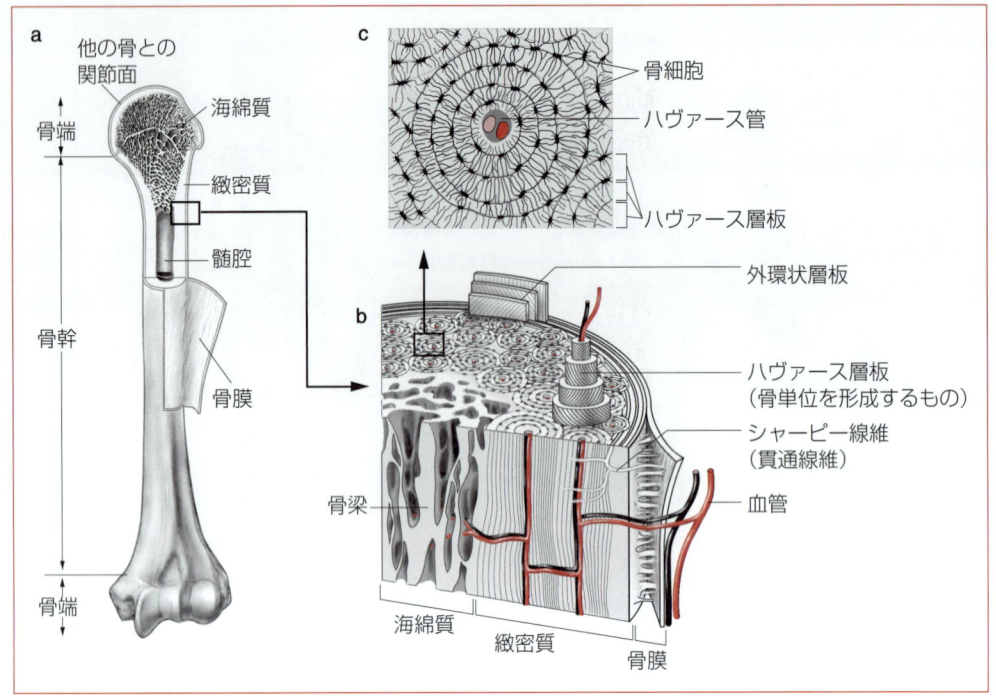

図 2-2　骨の構造
上腕骨を例に，a，b，c の順で拡大率をあげて示す

4　骨の連結

骨が何らかのかたちで隣の骨とつながっている場合，これを骨の連結とよぶ．骨の連結には不動性連結と可動性連結がある．

1　不動性連結

骨と骨の間が線維や軟骨でつながっていて，骨同士の動きが制約されている連結．線維でつながっている例として，頭蓋の骨の間にみられる縫合，尺骨と橈骨，脛骨と腓骨にみられるような靱帯結合，歯とあごの骨の間の釘植がある．軟骨でつながっている例として，後述する恥骨結合や椎間円板，成長途上の長骨の骨幹と骨端の間の結合などがある．

2　可動性連結

いわゆる関節のことである（図 2-3）．隣接する骨の相対する面（関節面）がそれぞれ軟骨に覆われていて，滑らかな軟骨面同士が大きく角度を変えたり滑ったりできる連結である．関節は周囲を袋状の組織（関節包）で覆われて閉じた空間をつくっている．その空間の中には滑液という少量の液体が入っていて，軟骨同士の摩擦をさらに低くしている．また，関節包の内面や関節内に面する骨表面は滑膜という滑らかな膜で裏打ちされている．
関節包はさらに丈夫な膠原線維に富む靱帯で補強されていて，骨が離れてしまわないように，また一定の範囲以上に動かないようになっている．関節は内部に軟骨の板（軟骨板）が挟まっている場合（胸鎖関節や顎関節）や，関節内に靱帯があって相対する骨の間をつないでいる場合（股関節や膝関節）がある．

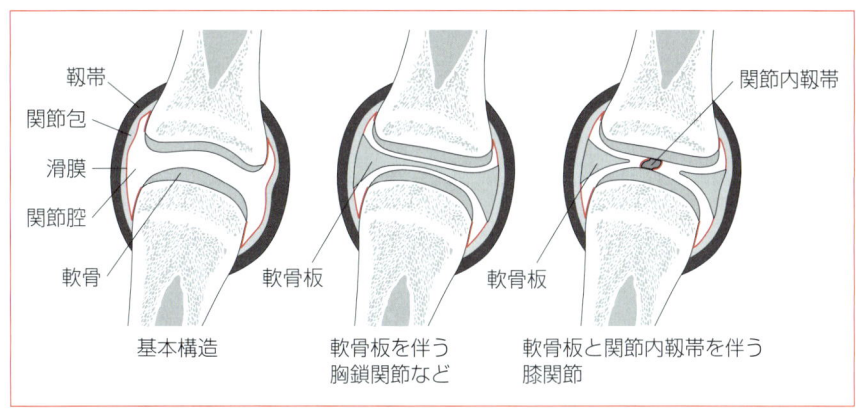

図 2-3 関節の構造
　長骨の先端同士が関節をつくる場合を例に模式的に示したもの．代表例としてあげた関節の形態はこれとは異なる場合がある

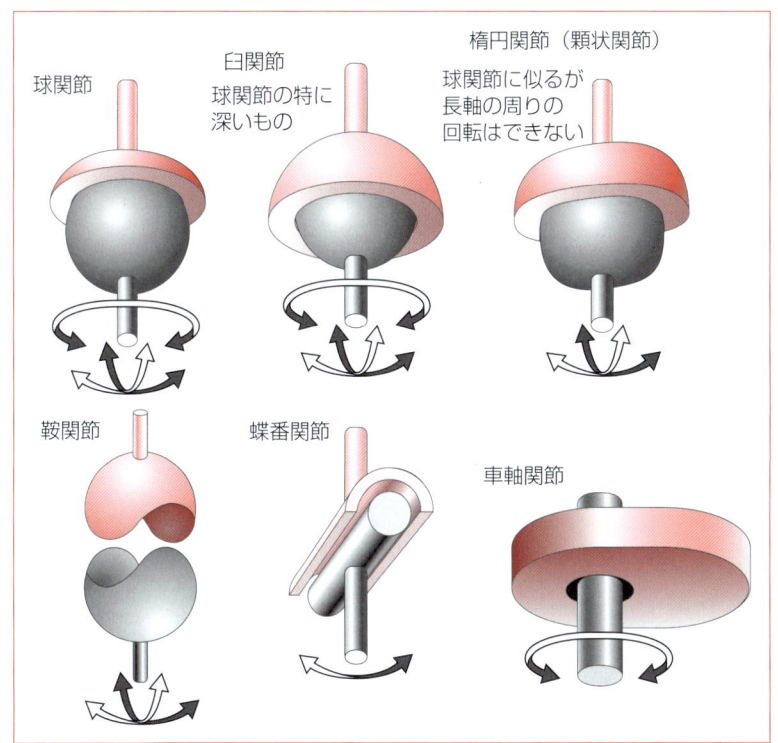

図 2-4 関節の形状と可動性

　関節の動く方向は関節面の形で決められている（**図 2-4**）．最も自由に動くことができるのは球関節である．関節面の一方が球面の一部，他方がそれに対応した凹面になっているので，どちら側にも曲がるだけでなく，長軸の周りに回転することも可能である．典型例として肩関節があげられる．

　球関節に似ているが，より関節が深く食い込んでいるものに臼関節がある．自由度が求められるが同時に大きな重量を支えなければならない股関節が代表例である．

　その他に，関節面が楕円体の面の一部をなす楕円関節（顆状関節），馬の鞍のような形状が組み合わさった鞍関節，ちょうつがいのように一つの軸の周りにのみ曲がる蝶番関

節，一方の骨がその長軸の周りに回転するのみの車軸関節などがある．
　関節は前述のように関節包や靱帯などで補強されているが，強い外力が働くと関節面の位置が離れてしまうことがある．これを脱臼という．

5　体幹の骨

　体幹の骨は脊柱と肋骨と胸骨からなる．脊柱は椎骨とよばれる骨が上下に一列に並んでつくられる．肋骨は一部の椎骨と胸骨を結び，胸郭とよばれるかご状の骨格を形成する．

1　脊柱

(1) 脊柱の概要

　脊柱を構成する椎骨は30個あまり存在する（図2-5）．上から順に7個の頸椎，12個の胸椎，5個の腰椎，5個の仙椎，3～5個の尾椎である．頸椎は頸部に位置する．胸椎は肋骨と関節をつくるのが特徴である．腰椎は肋骨と連結しないが，実は肋骨に相当する骨が融合している．仙椎は5個が融合して仙骨を形成する．尾椎は1個ないし2，3個にまとまって尾骨となる．頸椎，胸椎，腰椎，仙椎，尾椎はそれぞれ上から順に番号をつけてよばれる（たとえば一番上の頸椎は第1頸椎，一番下の腰椎は第5腰椎）．
　脊柱は前後から見るとまっすぐ積み重なっている．椎骨の大きさは下に向かうほど大き

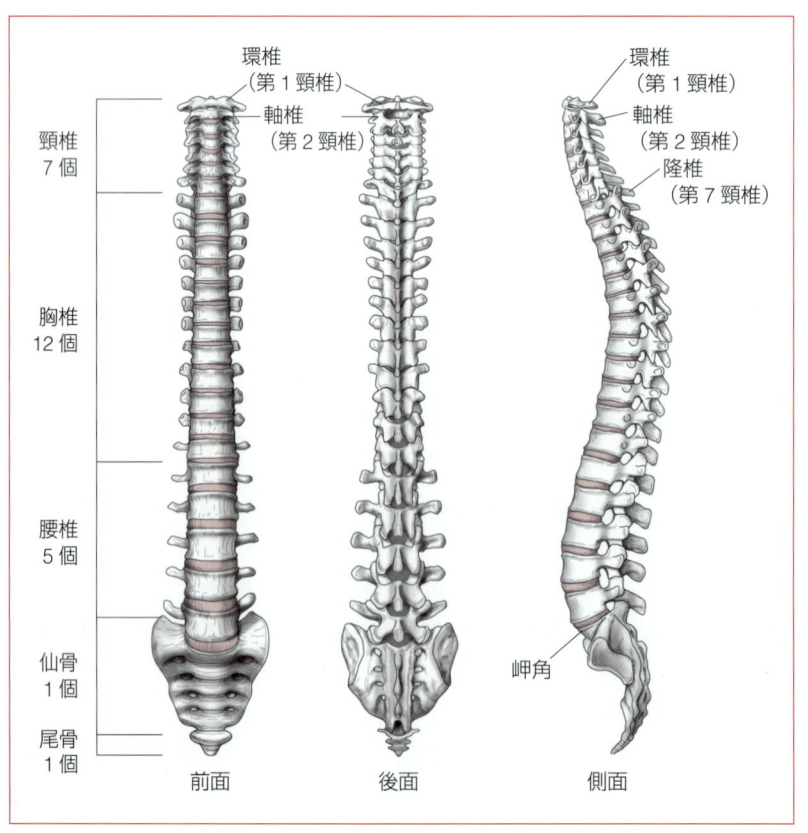

図2-5　脊柱
　連結した頸椎から尾骨までを前，後，左から見たところ

くなっていく．下ほどより多くの重量を支えなければならないからである．脊柱は側面から見るとなだらかなカーブをつくっている．前に凸なカーブを前弯，後ろに凸なカーブを後弯という．頸椎は前弯，胸椎は後弯，腰椎から仙骨の最上部は前弯，仙骨は後弯を示す．

これらのカーブは成長と共にこのような形になる（図 2-6）．胎児の段階は頸椎から腰椎まで後弯を示す．これを一次弯曲という．生まれてしばらくして首がすわる頃になると頸椎が前弯した状態になる．さらに生後1年が近づいて立ち上がる頃になると腰椎も前弯を示す．4本足で歩く動物は生涯腰椎が後弯したままなので，腰椎の前弯は人類の2足歩行に伴って発達したものと考えられる．

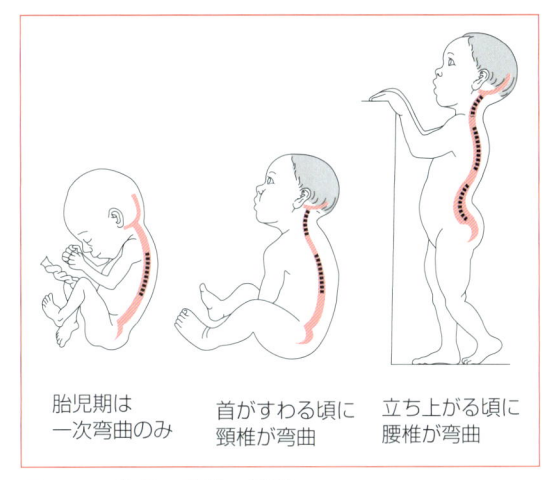

図 2-6 脊柱の弯曲の発達
胎児期の弯曲を一次弯曲，生後できる弯曲を二次弯曲とよぶ

(2) 椎骨の基本形：胸椎

椎骨は部位によって形が大きく異なるが，基本形は胸椎にある．そこで胸椎をまず詳しく見て，その後で他の椎骨にみられる変化を理解しよう．

椎骨は前方にある円柱状の椎体と，後方にあるアーチ状の椎弓からなる（図 2-7）．椎体は重量を支えるのに適した形をしており，下のものほど大きいことはすでに述べた．上下に隣り合う椎骨の椎体は，椎間板とよばれる組織が間に入って軟骨性の連結をつくっている（図 2-8）．椎間板の中心は髄核とよばれるゼリー状の組織で，その周囲が線維輪とよばれる丈夫な「さや」で覆われている．線維輪は上下の椎体をしっかりとつなぎ止めて髄核を密閉している．そのため上からの重量は髄核がクッションとなって柔軟に受け止められ，なおかつ上下の椎骨の間がある程度曲がるようになっている．

椎体と椎弓でできた椎孔という孔は，椎骨が上下に積み重なると上下に細長い管をつくる．これを脊柱管とよび，そこに脊髄が収まっている．椎弓にはいくつかの突起が伸び出している．突起は筋の付着面積を増加させることと，梃子の作用をもつことによって，脊柱の運動を効率的に行えるようにしている．正中面で後方に伸び出す棘突起，外側後方に伸び出す横突起，ならびに上下に突き出した上・下関節突起がある．

ある椎骨の上関節突起と，すぐ上の椎骨の下関節突起とが関節をつくる．胸椎の場合はこの関節面がほぼ冠状面に近いので，胸椎は横に曲がりやすいが前後に曲げる動き（屈曲と伸展）やひねる動き（回旋）には制約がある．連結した上下の関節突起，ならびに椎弓の根元と椎間板によってできる孔（椎間孔）は，脊柱管の内腔と脊柱の外部との間を連絡する．生体では脊髄から全身に向かう神経がここを通る．

肋骨は胸椎の椎体の側面と横突起の側面の2個所で関節をつくる．椎体との関節は，多くの場合上下の椎体にまたがって形成されるが，横突起はそれぞれが1本の肋骨と関節をつくる．肋骨はこの2つの関節を結ぶ軸の周りに少し回転することができる．

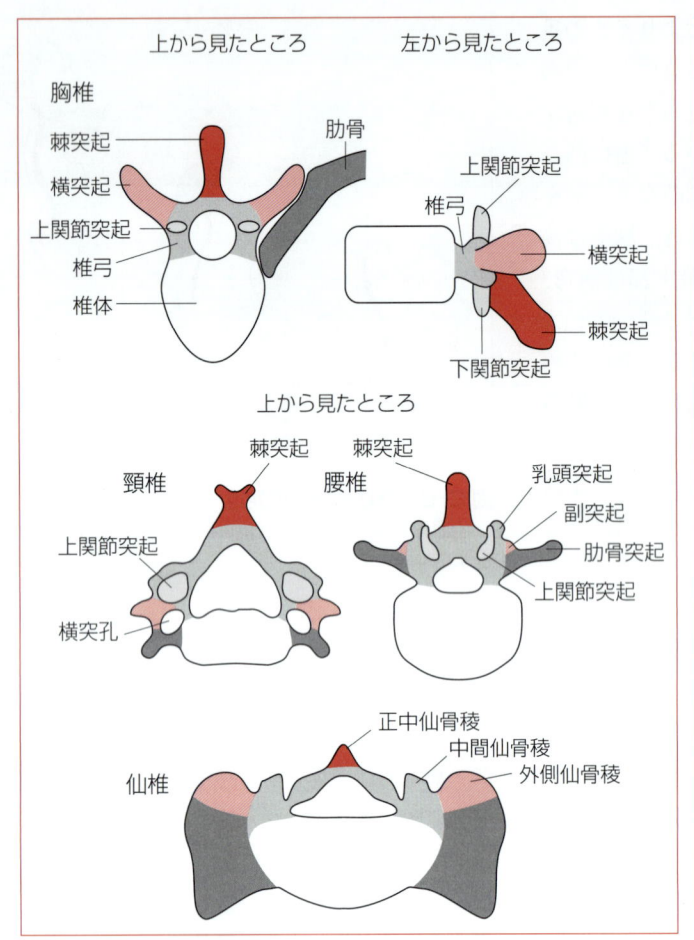

図2-7　椎骨の基本構造
胸椎は上と左から見たところ，その他は上から見たところ．胸椎における椎体，椎弓，横突起，棘突起，肋骨が，他の椎骨でどの部分に相当するかを同じ色で示す

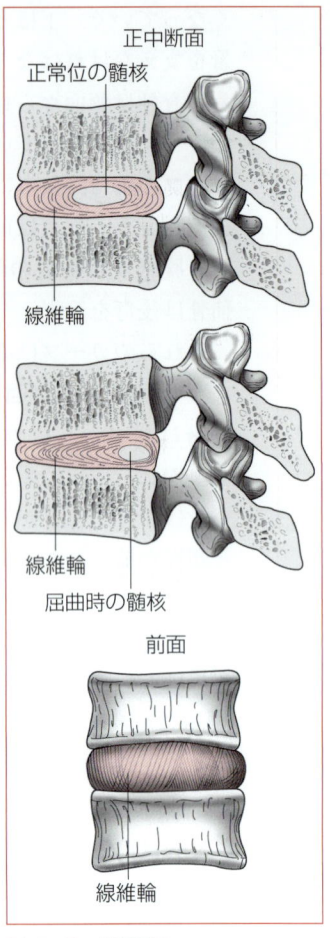

図2-8　椎間板
椎間板は髄核が線維輪によって取り囲まれている．線維輪にすき間ができて髄核の一部が脱出した状態を椎間板ヘルニアとよぶ

2　その他の椎骨の特徴

　頸椎は胸椎に比べて全体的に扁平である（**図2-9**）．また横突起を上下に貫く孔が開いている．頸椎の横突起の前半部分は，実は小さくなった肋骨が融合したものである（**図2-7**）．頸椎の関節突起がつくる面は水平面に近く面積が広い．そのため頸椎はとりわけ回旋運動の可動域が広い．第1頸椎と第2頸椎は特殊な形をとる（**図2-10**）．第1頸椎は椎体に当たる部分がほとんどない大きな環形をしていて，外側の関節部分が最も太く厚い．それに対して第2頸椎は椎体の上に歯突起という突出部があり，これが第1頸椎の大きな椎孔の前方部分にはまり込んでいる．この歯突起は本来第1頸椎の椎体となるべきものが分離して第2頸椎に融合したものといわれる．歯突起を軸に第1頸椎は大きく回旋運動を行うことができる．第1頸椎と第2頸椎はその特徴的な形態と動きから，それぞれ環椎と軸椎ともよばれる．
　腰椎は胸椎より大きく，横突起に見える突出が胸椎より大きい（**図2-9**）．この突起は

図 2-9 各椎骨の特徴

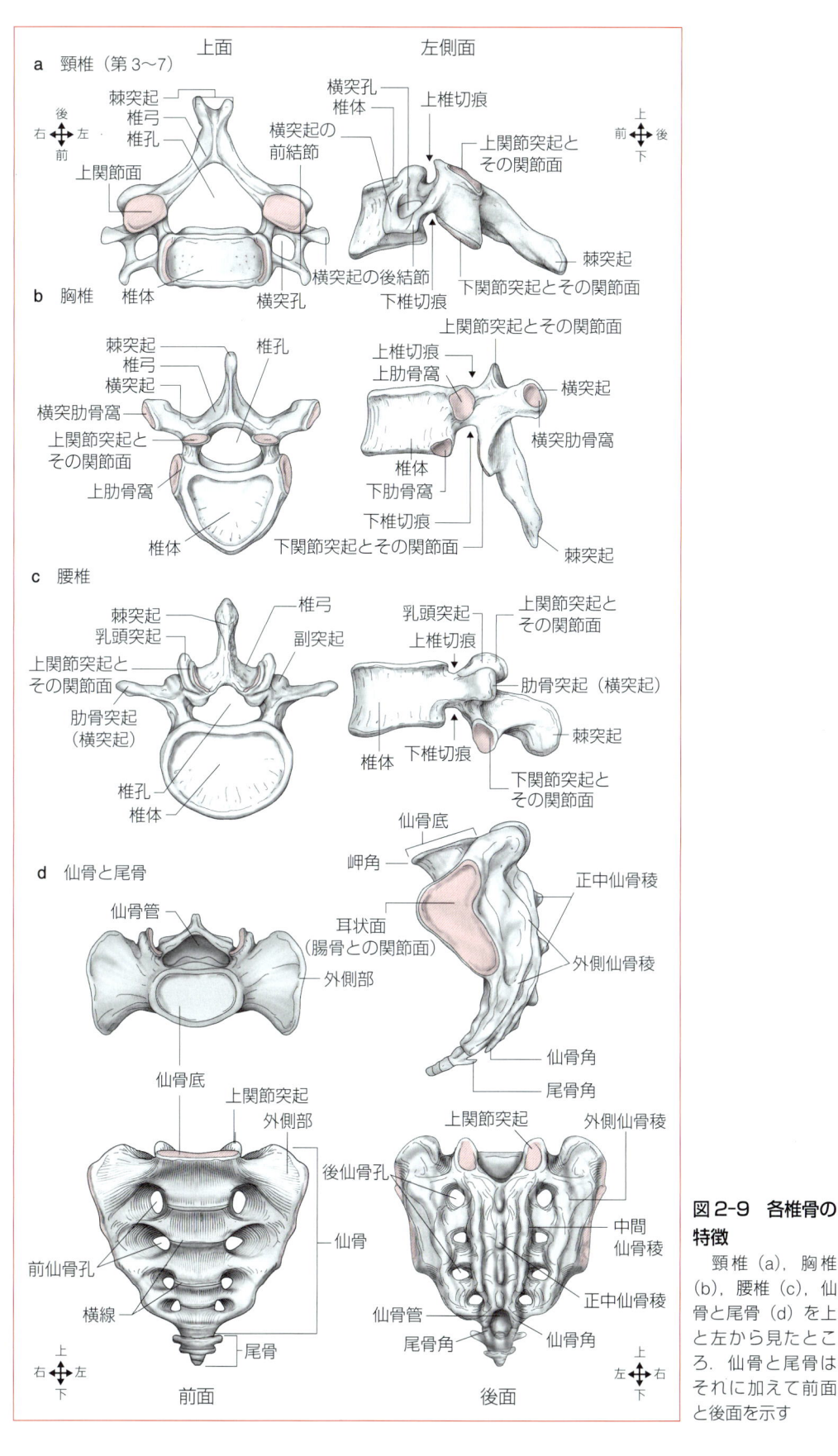

頸椎 (a)，胸椎 (b)，腰椎 (c)，仙骨と尾骨 (d) を上と左から見たところ．仙骨と尾骨はそれに加えて前面と後面を示す

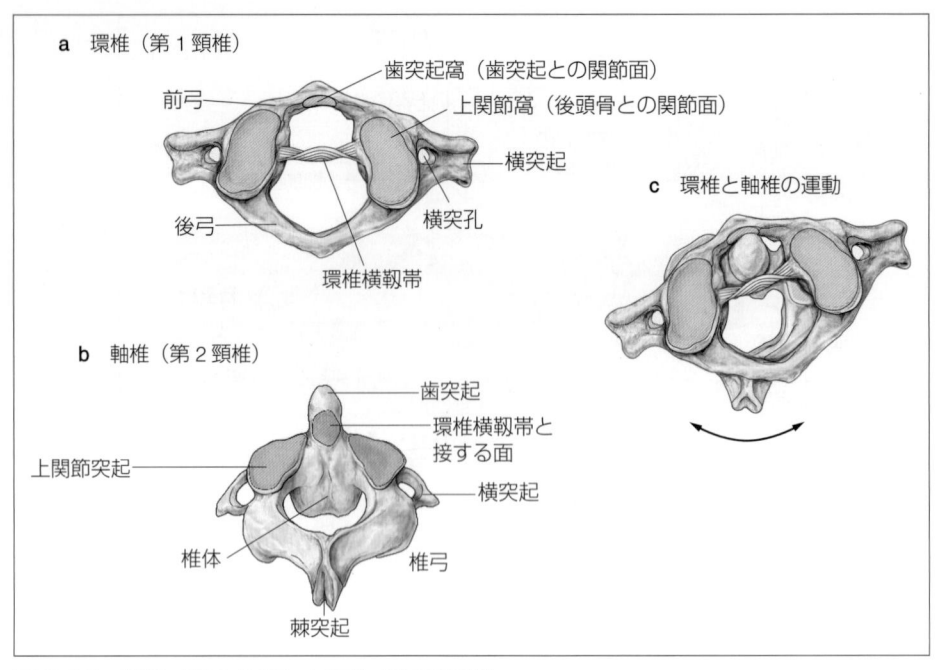

図2-10 環椎（第1頸椎）と軸椎（第2頸椎）
環椎には椎体がなく，前弓と後弓という2つのアーチで囲まれる大きな孔が開いている．これは途中を横断する環椎横靱帯で前方の小さなスペースと後方の大きなスペースに2分される．環椎横靱帯より前に軸椎の歯突起が入り込む

頸椎の場合に似て，小さくなった肋骨がやはり融合したものなので，肋骨突起とよばれる．肋骨突起の根元の後方に乳頭突起と副突起という突起があるが，これが本来の横突起の一部とされる．腰椎の関節突起の面は矢状面に近い方向を向いている．そのため腰椎は屈曲（前に曲げる運動）と伸展（後ろにそらせる運動）の可動域が大きい．

　仙椎は5個が融合して仙骨を形成する．仙骨全体がおおよそ逆三角形に見えるので，その上の辺を仙骨底，下の頂点を仙骨尖とよぶ．仙骨底の中央部は第5腰椎と，仙骨尖は尾骨と関節をつくる．仙骨底前面の正中に近い部分は鋭く前方に突出している（岬角）．仙骨の後面には正中に1列，外側に2列の断続的な突出があり，正中仙骨稜，中間仙骨稜，外側仙骨稜とよばれる．それぞれ棘突起，上・下関節突起，横突起が上下に連なったものである．仙椎の椎孔が連結した仙骨管は脊柱管の最下部をつくる．仙骨には前面と後面それぞれに4対の孔があいている．これは椎間孔が前後2つに分割されたもので，この孔を脊髄から出る神経が通る．仙骨の外側部には耳状面という関節面がある．これは下肢帯の骨である寛骨の同名の関節面と関節をつくる（仙腸関節）．

3 肋骨

　肋骨は緩やかにカーブした扁平で細長い12対の骨である（図2-11）．後方で胸椎と関節をつくり，そこから前方に回って胸骨に向かう．肋骨は上のものほどカーブが急なので，順に並べればどれが何番目なのか判別できる．肋骨の長さは上から順に次第に長くなり，第8肋骨以下は再び少しずつ短くなる．

　第1から7肋骨は前端部に軟骨が続き（肋軟骨），それを介して胸骨と関節をつくっている．第8から10肋骨はその肋軟骨が上位の肋軟骨に合流し，第11から12肋骨は胸骨

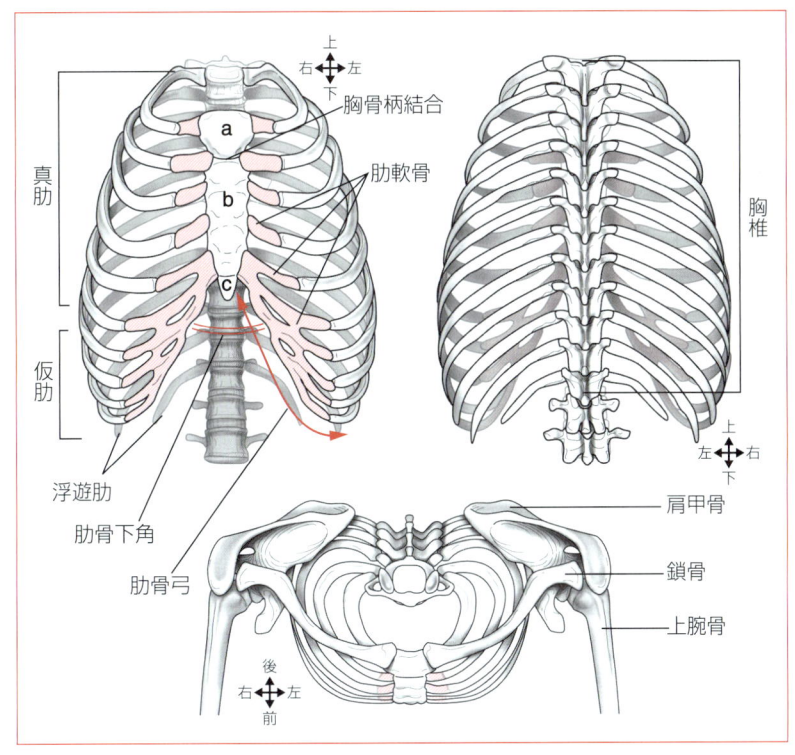

図2-11　胸郭
胸骨は胸骨柄（a），胸骨体（b），剣状突起（c）からなる

にまったく届かずに終わる．この胸骨への接続様式から，第1から7肋骨を真肋，それ以外を仮肋という．また第11から12肋骨を特に浮遊肋とよぶ．

4　胸骨

　胸骨は胸部前面の正中部に位置する縦長の骨で，3つの部分（胸骨柄，胸骨体，剣状突起）からなる．胸骨柄には鎖骨との関節面と第1肋骨の肋軟骨との関節面がみられ，下端は胸骨体と線維連結している．この連結部（胸骨柄結合）は皮膚表面から触れると前方に突出している．この突出を胸骨角という．胸骨柄結合の外側には第2肋骨の肋軟骨が連結する．第2肋骨は心音の聴診をする部位などを決める際に重要なので，それを見つけるのに胸骨角は良い目印となる．また，胸骨角を通る水平面を胸骨角平面とよび，胸部内臓の区画を決めるのに重要である．

5　胸郭

　胸椎，肋骨，胸骨で形成されるかご状の骨格を胸郭とよぶ．胸郭の内部の空間を胸腔とよぶ．胸腔には肺と心臓をはじめ重要な器官が入っており，胸郭によって保護されている．胸郭の上下の開口部を胸郭上口，胸郭下口とよぶ．胸郭下口は生体では横隔膜という筋で閉鎖されている．
　肋骨が胸椎とは関節をつくっていて，胸骨とは軟骨を介して連結して可動性があるため，胸郭全体が胸骨と肋骨を上下に動かすように運動することができる．胸骨が持ち上がった状態では胸腔の容積が増加するので，それに伴って肺に空気が送り込まれる．逆に胸骨が

下がった状態は胸腔容積が減少するので，肺から空気が出ていくことになる．このように胸郭の運動で行う呼吸を胸式呼吸とよんでいる．

6 上肢の骨

　上肢の骨格は上肢帯，上腕，前腕，手に分かれる．上腕から遠位を上肢帯と対比して自由上肢とよぶ．上肢と下肢は四つ足で歩く動物では前肢と後肢にあたり，どちらも歩行に使われる点で類似点が多いが，霊長類，特にヒトになって下肢とは大きな違いが現れた．その重要なものとして，関節の自由度が下肢に比べて大きいこと，指が長いことなどがあげられる．そうした違いを考えながら上肢と下肢をみていこう．

1 上肢帯の骨

　上肢帯の骨は鎖骨と肩甲骨からなる（図2-12）．鎖骨は内側端（胸骨端）で胸骨と関節をつくり（胸鎖関節），外側端（肩峰端）で肩甲骨の肩峰とよばれる突起と関節（肩鎖関節）をつくる．肩甲骨はその外側端で上腕骨と関節をつくる．すなわち胸骨-鎖骨-肩甲骨の順で連結していて，肩甲骨は胸郭の表面を滑るように広い範囲に動かすことができる．これによって，肩の関節をつくる肩甲骨の関節窩の位置や方向が大きく変化して，上腕骨の可動域をより大きくしている．下肢帯がほぼ仙骨に固定されているのと大きく異なる．

　鎖骨はゆるやかなS字状の骨であり，内側半が前に凸になっている．上面は平滑で皮

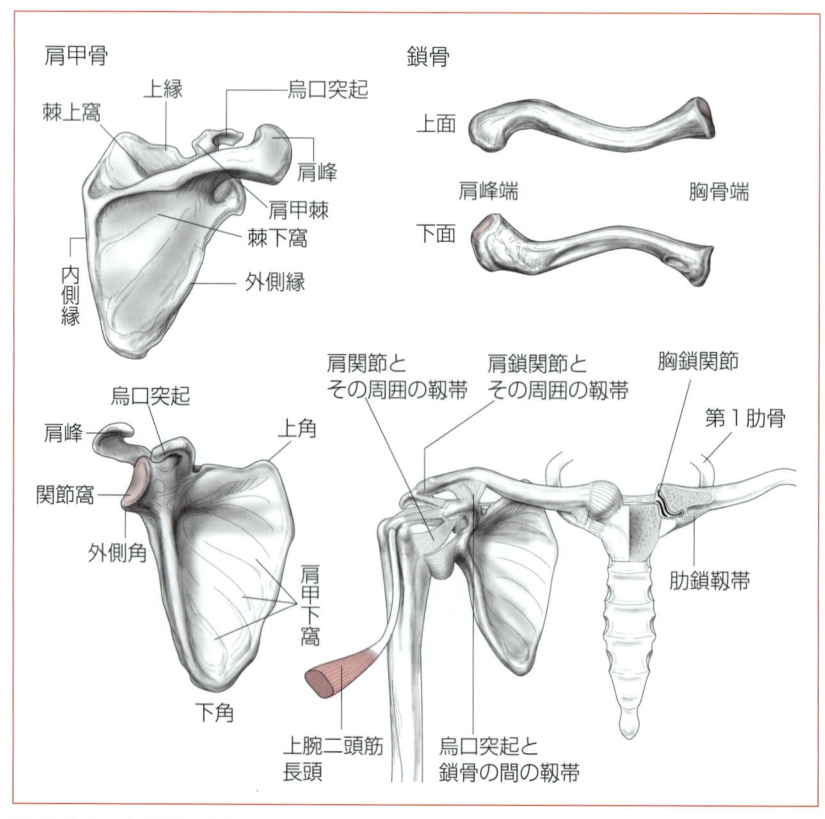

図2-12　上肢帯の骨
　右下の図は胸骨-鎖骨-肩甲骨-上腕骨の連結を示す．第2肋骨以下は省略してある

下に触れることができるが，下面は第1肋骨や肩甲骨烏口突起との間に靱帯が張っている．

肩甲骨は逆三角形の平らな骨に肩甲棘と烏口突起という突出部がある．肩甲棘の外側端は烏口突起に覆い被さるように曲がって肩峰とよばれる突起をつくる．これらは筋の付着部位をふやして上肢の効率的な運動に役立っている．三角形の外側端には関節窩があり上腕骨と連結する．この関節面は非常に浅い凹面で，相対する上腕骨の関節面（上腕骨頭）の広い球面とあいまって，きわめて可動域の大きい球関節を形成する．

解剖学的正位から上腕骨を前と後に動かすのをそれぞれ屈曲と伸展，上腕骨を外側と内側に動かすのをそれぞれ外転と内転，上腕骨を長軸の周りに回転させるのを回旋（右上腕骨を上から見た場合に時計回りの動きを外旋，反時計回りの動きを内旋）とよぶ．

2　上腕と前腕の骨

上腕骨は典型的な長骨で，パイプ状の骨幹である上腕骨体と上下の骨端からなる（図2-13）．上の骨端である上腕骨頭は半球状の関節面をなす．この関節面の辺縁を解剖頸とよぶ．上腕骨頭と上腕骨体の境界という意味である．ただし実際に少し細くなって首のように見える部分はもう少し下にある．骨折が起こりやすいのもこの部位なので，外科頸という名称が与えられている．下の骨端はやや複雑な形状をしている．下端には滑車とよばれる円柱の側面がややくぼんだ形の関節面と，小頭とよばれる球面に近い関節面がある．それぞれ尺骨と橈骨の上端が関節をつくる．上腕骨頭の周囲には大結節と小結節，上腕骨体には三角筋粗面，下部には内側上顆，外側上顆といった突出部がある．これらは筋の付着部となっている．

前腕の骨は尺骨と橈骨である．尺骨の上部には大きくえぐられたような関節面があり（滑車切痕），上腕骨滑車と関節をつくる．滑車切痕の後方は大きく隆起していて肘頭とよばれ，肘のでっぱりをつくっている．橈骨の上端には浅くくぼんだ関節面があり，上腕骨小頭と関節をつくる．つまり肘の関節の主体は上腕骨と尺骨の間で形成される．肘関節の動きは屈曲と伸展の2方向である．肘関節と異なり，手首の関節は橈骨の方がより大きく関与している．橈骨は手根骨と直接関節をつくるが，尺骨は関節円板を介して接しているに過ぎない．尺骨と橈骨の間は骨間膜とよばれる靱帯で連結されている他に，両者の上端同士と下端同士が上橈尺関節と下橈尺関節という車軸関節をなしている．そのため橈骨が尺骨に対してねじれるように回転することができる．たとえば，解剖学的正位の状態は手のひら（手掌）が前を向いているが，そこから前腕をひねって母指を内側に向かわせて手掌を後ろに向けることができる．この動作を回内，逆の動作を回外という．こうして手の向きを大きく変えることができるが，これは下肢にはないはたらきである．

3　手の骨

手根骨は8つの骨からできている（図2-14）．そのうち4つは前腕側に並び，残りの4つは中手骨側に並ぶので，それらを近位列と遠位列という．近位列には橈側から順に舟状骨，月状骨，三角骨，豆状骨が，遠位列には橈側から大菱形骨，小菱形骨，有頭骨，有鈎骨がある．豆状骨は尺側手根屈筋という筋の腱の中にできた骨である．このような腱の中に生じる骨を種子骨とよび，膝の前面にある膝蓋骨がもう一つの代表例である．

手根骨の遠位には5本の中手骨がある．手根骨と中手骨とで手掌あるいは手の甲（手背）の奥にある骨格をつくっている．手根骨と中手骨の間の関節は手根中手関節とよばれる．

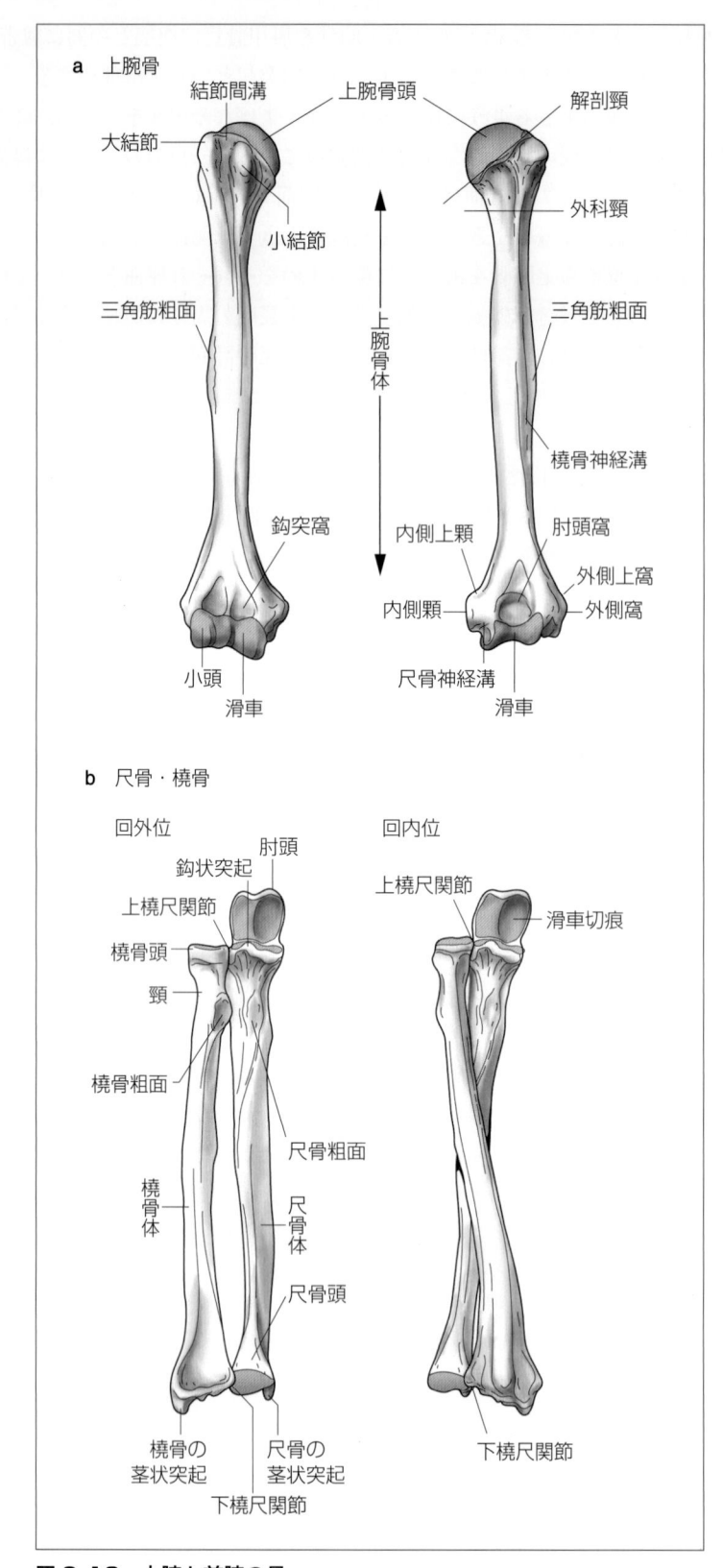

図2-13 上腕と前腕の骨
　a. 右の上腕骨を前と後から見たところ．b. 尺骨と橈骨を前から見たところ（回外位と回内位）を示す

その中で，特に母指の手根中手関節のみが大きな可動域をもつ．この関節は鞍関節に分類される．第1中手骨は他の中手骨が並ぶのと同じ面の中で，第2中手骨に近づいたり離れたりすることもできれば，その面から大きく離れて手掌側に移動することもできる．その際に中手骨は回旋（長軸の周りに回転）して，その結果母指が他の指に向かい合うような位置をとる．これを母指の対立とよぶ．母指が対立できるようになって，人類は様々な形の物を手に握って扱うことができるようになった．人類が道具を高度に使用できることの基盤の一つが手の構造にあると言ってよい．

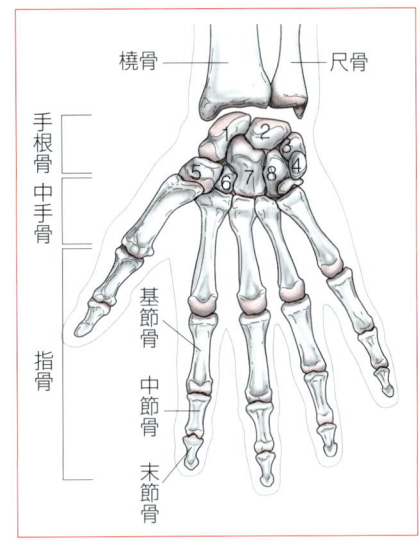

それぞれの指の指骨は3つの骨からなる．近位から順に基節骨，中節骨，末節骨という．母指のみ中節骨がないので指骨は合計14本存在する．中手骨と基節骨の間の関節は中手指節間関節（英語の略語をとってMP関節：metacarpophalangeal joint）とよばれる．この関節は楕円関節（顆状関節）に分類され，球関節に似て可動域が大きいが回旋運動はあまりできない．すなわち基節骨を手掌側に大きく曲げたり（屈曲），伸ばしたり（伸展）すると共に，指先を第3指から離すように横に広げたり（外転），第3指に近づけたり（内転）できる．この運動は第3指の本来の位置を基準にしているので，第3指に関しては，母指側に曲げても小指側に曲げても外転と称する．

基節骨と中節骨の間の関節は近位指節間関節（PIP関節：proximal interphalangeal joint），中節骨と末節骨の間の関節は遠位指節間関節（DIP関節：distal interphalangeal joint）とよぶ．これらは蝶番関節に分類され，指の屈曲と伸展にはたらく．

図2-14 手の骨
右手を手掌側から見たところ．手根骨には舟状骨（1），月状骨（2），三角骨（3），豆状骨（4），大菱形骨（5），小菱形骨（6），有頭骨（7），有鉤骨（8）がある

7　下肢の骨

下肢の骨は上肢と異なり大きな重量を支えながら，歩行運動などを行う必要がある．そのため，ある程度の自由度を確保しながらも，上肢より丈夫で安定した構造をとっている．

1　下肢帯の骨

下肢帯の骨である寛骨は，もともと腸骨，坐骨，恥骨という3つの骨から成り立っている（図2-15）．この3者ははじめ軟骨結合しているが，やがて完全に軟骨（Y字軟骨）が骨に置き換わって一体化する．完全に骨化するのは14～16歳頃である．

腸骨は寛骨の上2/3程度を占める大きく扁平な骨で，内側の耳状面で仙骨と関節をつくる．坐骨は寛骨の後下部をつくり，坐骨結節という大きな隆起部をもつ．恥骨は寛骨の前下部をつくり，正中で対側の恥骨と恥骨結合とよばれる線維軟骨結合を形成する．

このように左右の寛骨と仙骨，さらに尾骨が合わさって環形の大きな骨格をつくる．これを骨盤という（図2-16）．骨盤は骨格系の中でも男性と女性で差の著しい部分である．

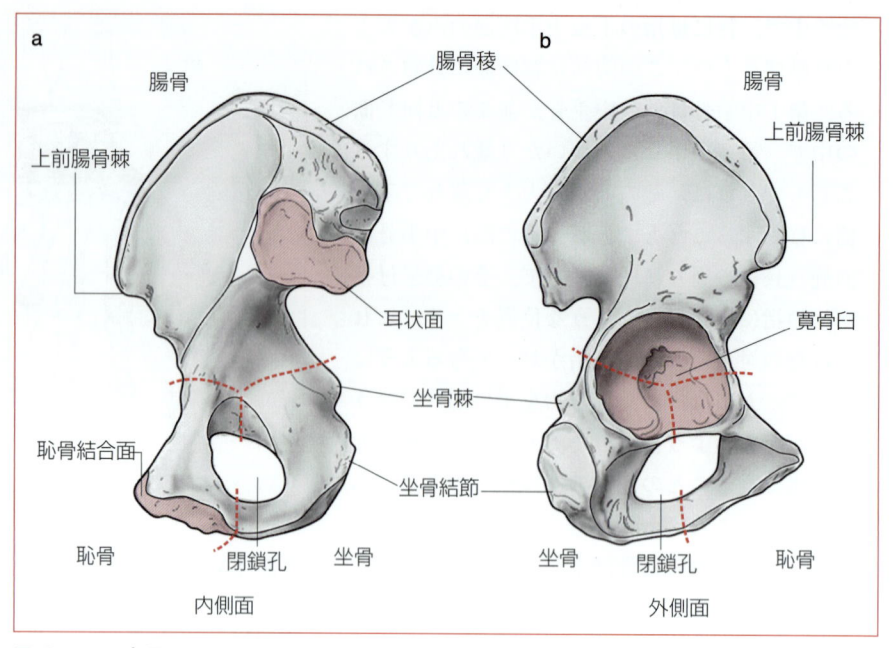

図 2-15 寛骨
　右の寛骨の内側面（a）と外側面（b）．破線は腸骨・坐骨・恥骨の境界で，もともと Y 字軟骨があった部位

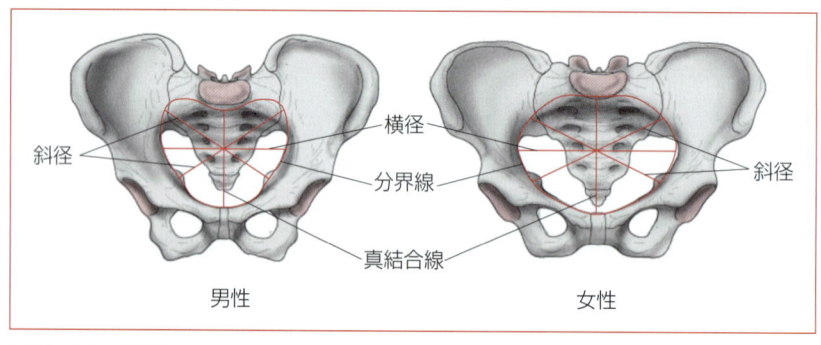

図 2-16 骨盤
　仙骨の岬角から腸骨と恥骨を通って恥骨結合の上縁に向かう分界線より上の部分を大骨盤，これより下の部分を小骨盤という．小骨盤で囲まれた空間を狭義の骨盤腔といい，分界線で囲まれた面を骨盤上口とよぶ

　男性の骨盤は上下に背が高いが幅は狭く，内腔（骨盤腔）も狭くなっている．骨盤腔の上縁はハート型に近い形をとる．それに対して女性の骨盤は浅くて幅広く，骨盤腔が広い．骨盤腔の上縁は横長の楕円形に近い．女性の場合には，胎児が出生の際に骨盤腔を通って体外に出てくる（分娩）必要がある．それに適応した性差である．
　寛骨の外側面には股関節をつくるための寛骨臼というくぼみがある．寛骨臼は肩甲骨の関節窩より深いが，軟骨（関節唇）や結合組織が周囲に盛り上がって大腿骨を覆うので，生体での関節窩は骨でみられるよりずっと深くなる．そこでこの関節を特に臼関節とよぶ．寛骨臼の下部から太い靱帯が起こり，大腿骨との間を結んでいる（大腿骨頭靱帯）．股関節において，大腿骨が前と後に動くのをそれぞれ屈曲と伸展，外側と内側に動かすのをそれぞれ外転と内転，大腿骨を長軸の周りに回転させるのを回旋（右大腿骨を上から見

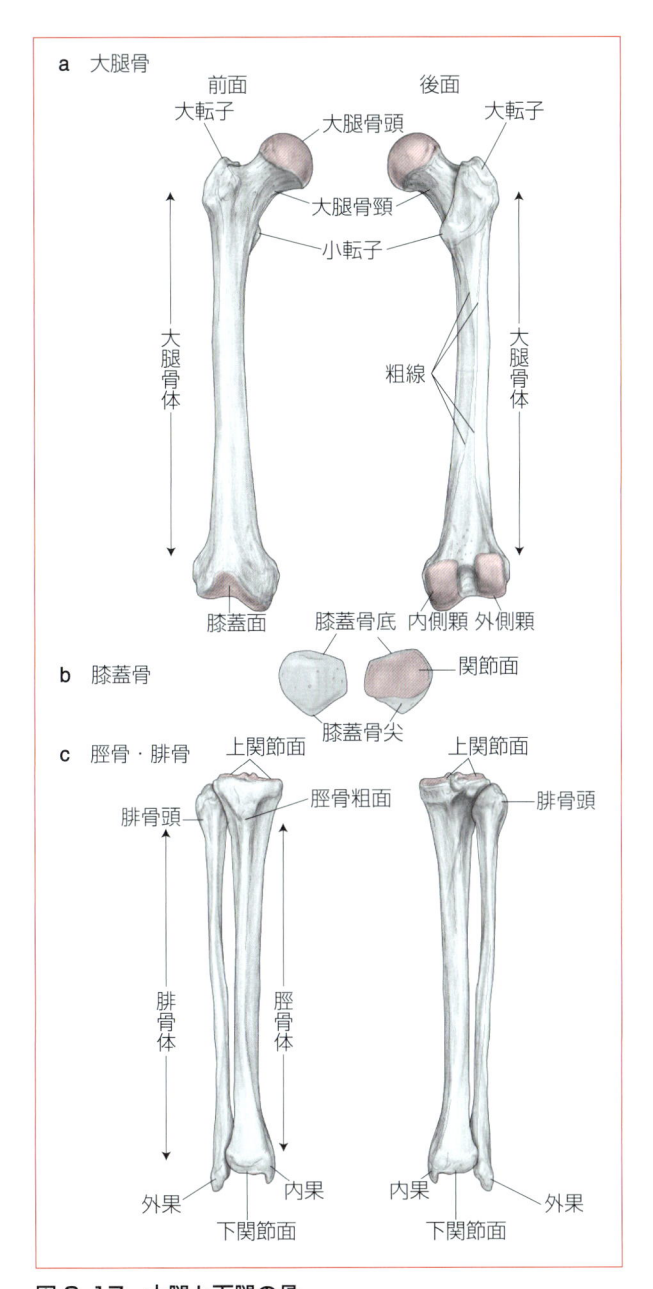

図2-17 大腿と下腿の骨
大腿骨（a），膝蓋骨（b），脛骨と腓骨（c）を前と後から見たところ

た場合に時計回りの動きを外旋，反時計回りの動きを内旋）とよぶ．

2　大腿と下腿の骨

　大腿骨も上腕骨と同じように骨幹部の大腿骨体と上部の大腿骨頭，下部の大腿骨顆からなる（図2-17）．大腿骨頭は上腕骨頭と異なり，頸部がやや細く斜めに伸びて，大腿骨体から骨頭が著しく突出している．この突出部が寛骨臼にはまってしっかりと体重を支えている．深い関節唇，大腿骨頭靱帯，丈夫な関節周囲の靱帯，豊富な周囲の筋などに支えら

7　下肢の骨　35

れて，股関節は肩関節に比べてはるかに脱臼しにくくなっている．

大腿骨頸の周囲には大転子，小転子とよばれる隆起やその他の粗面があり，筋の付着部位となっている．大腿骨の下端には内側顆と外側顆という大きな関節面があり，それらは上部前方で連続している．内側顆と外側顆はそれぞれ脛骨の内側顆と外側顆の上関節面に相対している．連続部分は膝蓋面とよばれ，膝蓋骨と関節をつくる．膝蓋骨は大腿前面の非常に強力な筋である大腿四頭筋の腱の内部にできた種子骨で，その腱（膝蓋靱帯）は脛骨上部前面の脛骨粗面に付着している．

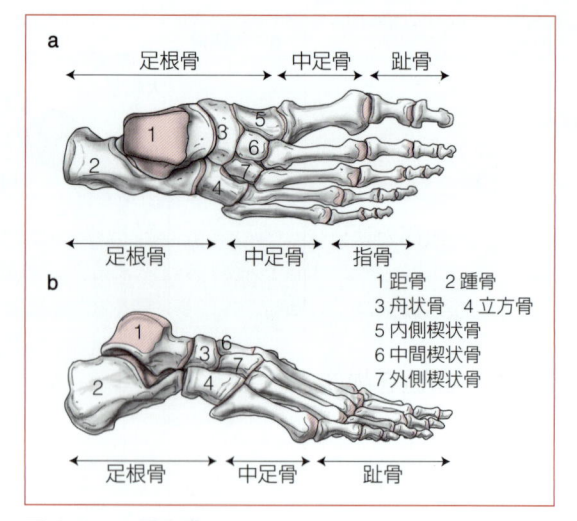

図2-18 足の骨
右足を上（a）と外側（b）から見たところ

1 距骨　2 踵骨
3 舟状骨　4 立方骨
5 内側楔状骨
6 中間楔状骨
7 外側楔状骨

膝関節は楕円関節（顆状関節）が2つ並ぶことによって，蝶番関節と同様の可動性をもっている．大腿骨の関節面の突出に対して脛骨の上関節面は平面に近いので，その間を補うように軟骨板が介在している．内側と外側の軟骨板をそれぞれ内側半月，外側半月とよぶ．膝関節はこのように，大腿骨，脛骨，膝蓋骨によってできる関節である．肘関節と異なる点は，下腿の2本の骨のうち脛骨としか関節をつくらず，腓骨は関与しない点である．膝関節はさらに内部に2本の関節内靱帯（前十字靱帯と後十字靱帯）をもっていて，大腿骨が脛骨に対して前後にずれないように補強している．内側と外側にある内側および外側側副靱帯も膝関節の重要な補強装置である．

下腿の骨は脛骨と腓骨であるが，ほとんどの重量を支えるのは脛骨である．脛骨が膝関節を形成するのに対して，腓骨は脛骨外側顆の下部に膝関節とは独立した関節をつくる．脛骨と腓骨は尺骨と橈骨のように骨間膜でつながっているが，前腕のように回内・回外運動は行えず，ほぼ同じ位置に固定されている．脛骨と腓骨の下端はそれぞれ内側と外側に突出し，足首の皮下に触れることができる．それらを内果，外果とよぶ．一般に内くるぶし，外くるぶしとよばれる部分である．脛骨と腓骨の下端は一緒になって足関節のコの字型の関節面をつくる．ただし腓骨は外果の内側面によってこの関節を外側から支えるに過ぎない．

3　足の骨

足根骨は7つあり，距骨がその後部上面に位置して足関節を形成する（**図2-18**）．距骨の上面にある距骨滑車は円柱を寝かせたような関節面をもち，その上に脛骨と腓骨の下部の関節面が乗って足関節をつくる．距骨の下，足根骨の後部下面をつくるのは踵骨で，その後端はかかとの突出を形成する．残りの足根骨5つは距骨と踵骨の前方にある．舟状骨，立方骨，内側・中間・外側楔状骨である．

手の場合と同様に足根骨の遠位には中足骨が5本存在する．足根骨と中足骨は前後方向と内側-外側方向にアーチ（縦足弓と横足弓）をつくり，体重を柔軟に支えている．ヒト

の足底に土踏まずがあるのはこのアーチのためである．趾骨は手の場合と同様に14本ある．手の指骨に比べていずれも短くて太い．また足の母趾は対立することができない．

8 頭蓋

頭部の骨格をまとめて頭蓋とよぶ．頭蓋は内部に大きな頭蓋腔をもち，その中に脳を入れる．その他に眼球の収まる眼窩，鼻の内部で空気の通り道をつくる鼻腔，口の内部の口腔が内部にある．

1 頭蓋を構成する骨

15種類23個あり，1個ずつしかないのは前頭骨，篩骨，蝶形骨，後頭骨，鋤骨，下顎骨，舌骨で，左右1対存在するのは頭頂骨，側頭骨，鼻骨，涙骨，上顎骨，頬骨，口蓋骨，下鼻甲介である（図2-19）．そのうちの多くは不動性の連結をして一塊をなしているが，下顎骨はその他の部分と関節（顎関節）をつくり，舌骨は完全に独立している．

頭蓋を上から見た際に見える，脳を上面と側面から覆う部分を頭蓋冠とよぶ（図2-20）．頭蓋冠は前頭骨，頭頂骨，後頭骨，および側頭骨の，薄い板状になった部分で構成される．それらの骨は縫合によって互いにしっかり連結されている．縫合は線維性の骨連絡であるが，骨の縁同士が互いにかみ合うようにして強度を増している．冠状縫合と矢状縫合の交点をブレグマ，矢状縫合とラムダ縫合の交点をラムダという．小児期まではまだ縫合が完成しておらず，間を結合組織が埋めている．特にブレグマとラムダの部位はある程度広い範囲で膜状の結合組織が覆っており，それぞれ大泉門と小泉門とよばれる．小泉門は生後1年以内に，大泉門は2〜3年以内に閉じる．出生時に縫合が完成していないことは，分娩の際に頭部が変形して産道を通りやすくなることに役立っている．

2 頭蓋腔とその内外を結ぶ孔

脳を収める頭蓋腔は8つの骨で構成される．前頭骨が前壁と底部の前方部分を，篩骨と

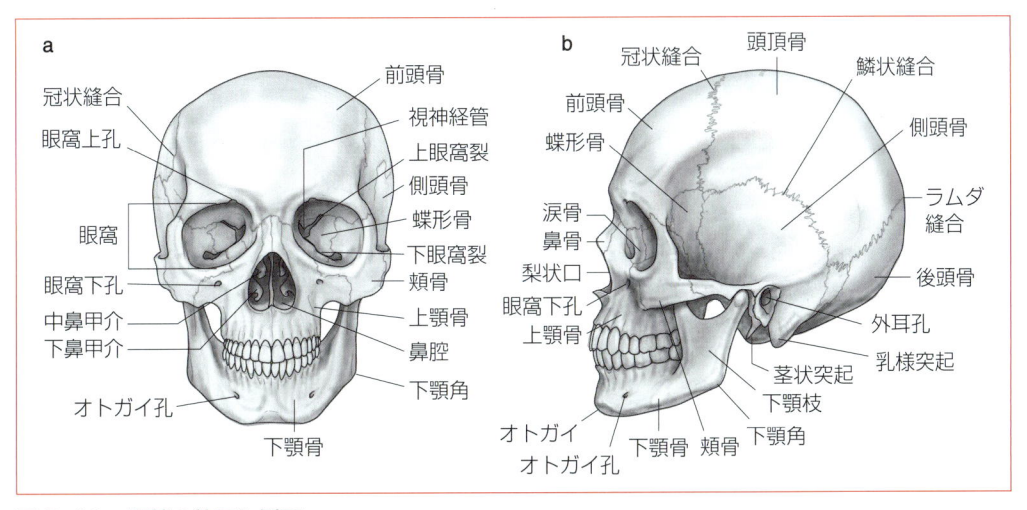

図2-19 頭蓋の前面と側面
頭蓋を前（a）と左外側（b）から見たところ．舌骨は示されていない

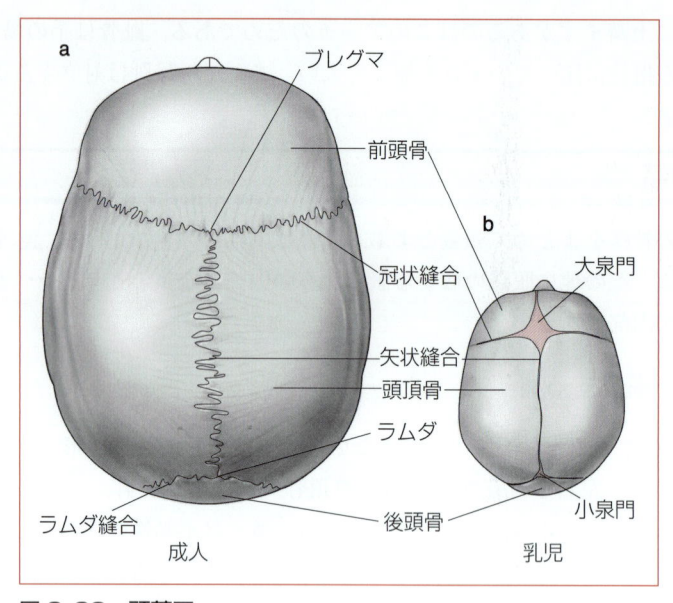

図 2-20　頭蓋冠
成人（a）と乳児（b）の頭蓋冠

蝶形骨がそれに続く底部を，左右の側頭骨はその後方と側壁の一部を，左右の頭頂骨は上壁と側壁の大部分ならびに後壁の一部を，後頭骨は底部の後方の最も深い部分と後壁の残りの部分をつくる．

頭蓋腔は後頭骨の底部にある大後頭孔という穴を通して脊柱管と連続しており，脳もこの穴を通して脊髄とつながっている．その他にも，神経*が頭蓋腔から末梢に向かうために，また脳やその周囲を養う血管が頭蓋腔に出入りするために，頭蓋に開いた様々な孔を通る（図2-21）．表2-1はその重要なものをまとめたものである．

3　眼窩

眼窩は頭蓋前面からくぼんだ左右1対の腔所で，その壁は7種類の骨，すなわち，前頭骨，篩骨，涙骨，蝶形骨，上顎骨，頬骨，口蓋骨で構成される．眼窩の内側壁をつくる篩骨はきわめて薄いが，内部が蜂の巣状の小部屋に分かれているため比較的丈夫である．それに対して下壁をなす上顎骨は，その下に上顎洞という大きな空洞があって支えがない．そのため眼にボールなどが当たって眼窩の内圧が上がった際に骨折を起こし，眼窩の内容物が下に変位しやすい．この骨折を吹き抜け骨折という．

眼窩の内容は眼球，眼球を動かす筋，涙腺，血管，神経，結合組織などである．眼球は視神経によって脳につながっていて，目で見たものの情報を伝えている．この他に眼球を動かす筋を支配する神経（動眼神経，滑車神経，外転神経）や，眼窩内や顔面の感覚を伝える三叉神経の枝などが眼窩を通る．

＊：脊柱のすき間（椎間孔など）を通る神経を脊髄神経とよぶのに対して，頭蓋の孔を通る神経を脳神経とよぶ．脳神経は12対あって，前から順に番号がついている．

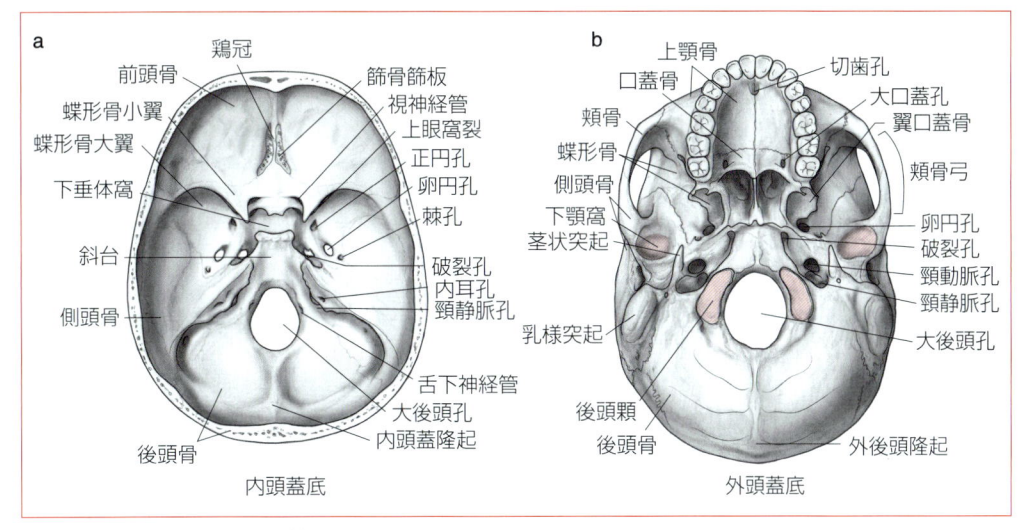

図 2-21 内頭蓋底と外頭蓋底
頭蓋腔の底を上から見たところを内頭蓋底 (a), 下から見たところを外頭蓋底とよぶ (b)

表 2-1 頭蓋腔と外部を連絡する孔

孔の名称	孔をつくる頭蓋骨	孔を通るもの
篩板孔	篩骨	嗅神経（I）
視神経管	蝶形骨	視神経（II），眼動脈
上眼窩裂	蝶形骨	動眼神経（III），滑車神経（IV），眼神経（三叉神経（V）第1枝），外転神経（VI）
正円孔	蝶形骨	上顎神経（三叉神経（V）第2枝）
卵円孔	蝶形骨	下顎神経（三叉神経（V）第3枝）
棘孔	蝶形骨	中硬膜動脈
頸動脈管	側頭骨	内頸動脈
内耳孔	側頭骨	顔面神経（VII），内耳神経（VIII）
頸静脈孔	側頭骨と後頭骨の間	内頸静脈，舌咽神経（IX），迷走神経（X），副神経（XI）
舌下神経管	後頭骨	舌下神経（XII）

ローマ数字は脳神経の番号

4　鼻腔・副鼻腔と口腔

　顔の前面の中央に開いた孔（梨状口）の内部が鼻腔である（図 2-22）．鼻腔は左右2つの通路に分かれていて，その間を隔てる鼻中隔は篩骨，鋤骨および軟骨でできている．外側壁は主に篩骨，上顎骨，口蓋骨，下鼻甲介で，下壁は上顎骨と口蓋骨からなる．外側壁には3つの棚状の突起（上・中・下鼻甲介）があり，鼻腔の壁の表面積を増やしている．鼻腔の壁には粘膜が張っているので，表面積が広がることで外気が通る際に湿度と温度を加えることができる．上鼻甲介と中鼻甲介は篩骨の突起，下鼻甲介は独立した骨である．鼻腔の後端は後鼻孔を通して咽頭につながる．

　前頭骨，篩骨，蝶形骨，上顎骨には腔所があって，その内腔は鼻腔につながっており，裏打ちする粘膜も鼻腔の粘膜と連続していて，副鼻腔とよばれる．それぞれ前頭洞，篩骨

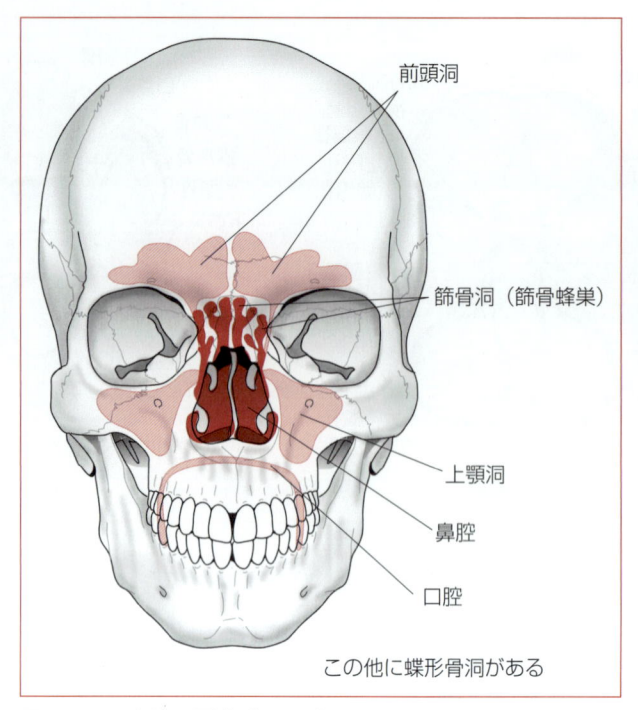

図 2-22　鼻腔・副鼻腔と口腔

洞，蝶形骨洞，上顎洞という．篩骨洞は蜂の巣状の小部屋に分かれているので篩骨蜂巣ともいう．鼻腔に感染や炎症が起こった際に副鼻腔に波及することがある（副鼻腔炎）．

　口腔は上あごと下あごの間の空間を指す．その天井をなす口蓋は上顎骨と口蓋骨でできている．口腔の側壁は骨ではなく頬から唇の軟部組織（皮膚，粘膜，筋，結合組織など）で構成される．口腔の底はやはり舌などの軟部組織でできている．上顎骨と下顎骨には歯槽突起というアーチ状の高まりがあって，そこに開いた歯槽に歯が収まっている．この上下の歯の並び（歯列）より内の空間を固有口腔，歯列より外で唇や頬の粘膜より内を口腔前庭とよぶ．爬虫類までの脊椎動物では口腔は歯列より内だけであったが，哺乳類になって母乳を吸うために頬と唇が発達して口腔の範囲が広がった経緯を表している．

　下顎骨は歯槽突起を含むアーチ状の下顎体とその後部から上に伸び出す下顎枝からなる．下顎枝には筋突起と関節突起という2つの突起がある．関節突起は側頭骨下面の下顎窩というくぼみと関節をつくる．筋突起にはあごを閉じるための強力な筋の一つである側頭筋が付着して，下顎を上に引き上げる．顎関節は開け閉めできるだけでなく，食物をすりつぶすように下顎骨を前後や左右にずらすこともできる．これらの運動を含めて咀嚼という．

　舌骨はどの骨とも関節をつくらず独立しているが，側頭骨の茎状突起と靱帯でつながっている他，多くの筋が付着していて舌骨の位置を変化させる．また舌骨から舌に至る筋もあり，食物を摂取したり言葉を発したりする際に重要である．

確認問題

1. 空欄を埋めなさい．
   a. 骨は［　　　］を貯蔵し，必要に応じて血中に放出したり血中から取り込んだりする．

b. 骨の内腔にあって造血作用を営むのは［　　　］である．
c. 椎体と椎弓で形成される孔を［　　　］とよび，それが上下に連なった空間を［　　　］とよぶ．
d. 頸椎は［　　］個，胸椎は［　　］個，腰椎は［　　］個，仙骨は［　　］個存在する．
e. 胸骨は［　　　］ならびに［　　　］と関節をつくる．
f. 上肢帯の骨は［　　　］と［　　　］からなる．
g. ヒトの手の運動の特徴は母指が［　　　］できることである．
h. 寛骨は［　　］，［　　］，［　　］の3つの骨からなる．
i. 骨盤は［　　］，［　　］，［　　］が連結してできる．
j. 膝関節は［　　］，［　　］，［　　］の3つの骨が連結した関節である．
k. 冠状縫合と矢状縫合の交点は，縫合が閉鎖する前は結合組織の膜が張っていて［　　　］とよばれる．
l. 視神経は［　　　］を通って眼窩から頭蓋腔に入る．
m. 顔面神経と内耳神経は脳から起こると［　　　］を通って側頭骨の内部に入る．

2. **簡潔に説明しなさい．**
   a. 脊柱の一次弯曲と二次弯曲とは何か．
   b. 骨盤の性差（男女間での差）には何があるか．
   c. 上肢と下肢はどのように異なるか．
   d. 鼻腔の壁はどの骨で構成されるか．

第3章
筋系

Speech-
Language-
Hearing
Therapist

　第1章で筋に平滑筋，心筋，骨格筋という3種の組織があることを学んだ．この章で扱うのは骨格筋の大部分である．骨格筋の中でも口蓋や咽頭，喉頭などに位置する細かな筋は，第6章と第7章で触れる．

第3章

筋 系

I 骨格筋のはたらき

　骨格筋は1つ以上の関節をまたいで異なる骨に付着している．そのため骨格筋が収縮すると関節が動くことになる．ある骨格筋が関節を動かした場合，それを元の位置に戻すには別の骨格筋が必要になる．なぜならば骨格筋は収縮するときにのみ力を発揮でき，伸長するときは受動的に引き伸ばされるしかないからである．つまり1つの関節には必ず複数の筋が作用する．ある筋に対してそれと同じ方向に関節を動かす筋を協同筋，反対の方向に動かす筋を拮抗筋とよぶ．ある筋とその拮抗筋が同時にはたらくとその関節が固定される．また，特殊な骨格筋として，一方は骨に他方は皮膚に付着するものがある．皮筋とよばれ，ヒトでは主に頭頸部にみられる．

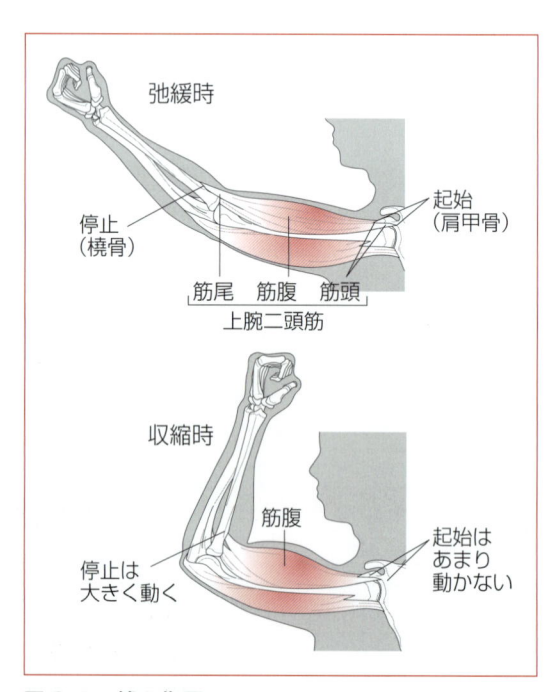

図 3-1　筋の作用
　多くの筋は中央部が太く（筋腹），両端が細く伸びて腱に移行し（筋頭・筋尾），骨に付着する．ある筋が収縮したときに，より大きく動く側を筋尾，動かない方を筋頭とよぶ．筋頭の側の付着部をその筋の起始，筋尾の側の付着部を停止という

2 骨格筋の構造

骨格筋には様々な形のものがある．紡錘状の筋，帯状の筋，扁平な筋，途中で複数に分かれている筋などである．これらはその筋のはたらきと密接に関わっている．多くの筋は中央部が太く，骨に付着する両端が細くなって腱に移行している．この太い部分を筋腹，細い両端を筋頭と筋尾という．ある筋が収縮したときに関節において骨が動くが，その際あまり動かない方を筋頭，より大きく動く方を筋尾とよぶ（**図 3-1**）．筋頭の骨に付着する位置をその筋の起始，筋尾の骨に付着する位置をその筋の停止とよぶ．より大きく動くかどうかは体幹の中心線を基準にするので，上下肢の筋の場合は近位の付着部が起始，遠位の付着部が停止となる．体幹の筋についてはそれぞれ決められている．

筋腹を横断するように切って断面を見ると，筋は多くの筋線維束からなりたっている（**図 3-2**）．線維束をさらに拡大して観察すると多くの筋線維がみられる．筋線維とはすなわち筋細胞のことである．すでに述べたように骨格筋細胞は多くの細胞が融合してできたも

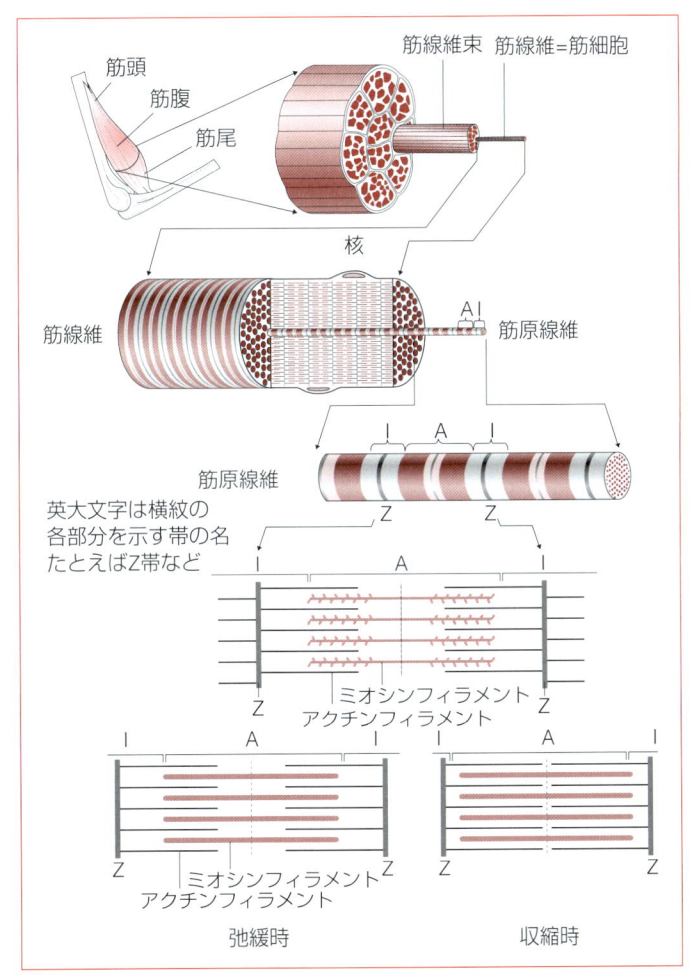

図 3-2 骨格筋の構造
骨格筋の断面を見ると多くの筋線維束がみられる．筋線維束は無数の筋線維（筋細胞）が並走して集まったものである．筋線維の細胞質はほとんど筋原線維で，主な成分はアクチンフィラメントとミオシンフィラメントである

のなので，1本の線維の中に多くの核がみられる．核は線維の周辺部に位置していて，線維の中央部のほとんどは筋原線維で占められる．この筋原線維が収縮を行う装置である．筋原線維を光学顕微鏡の高い倍率で観察すると，微細な縞模様が観察される．さらに電子顕微鏡で拡大を上げて見ると，その縞模様には性質の違う帯状構造が複数存在する．すなわちZ帯，A帯，I帯などである．これらは筋原線維の本態であるアクチンフィラメントとミオシンフィラメントが規則的に並んでできたもので，収縮を効率的に行う骨格筋や心筋にみられる構造である．

　神経細胞から興奮が伝わると，筋細胞内の小胞体からカルシウムイオンが放出される．これがシグナルとなって，アクチンフィラメントとミオシンフィラメントはATP[*1]のエネルギーを使いながら，筋原線維が収縮する方向に互いに滑り合うようにして位置を変える．筋細胞の興奮が終わるとカルシウムイオンは再び小胞体に回収されて，筋原線維は張力を発生しなくなる．アクチンフィラメントとミオシンフィラメントは逆方向（つまり伸長する方向）に能動的に位置を変えることはできないので，筋の伸長は重力や他の筋の力によって受動的に行われる．

3　速筋と遅筋

　骨格筋には素速い収縮が可能な代わりに疲労しやすい速筋と，収縮が遅いものの長時間活動しても疲労しにくい遅筋がある．速筋の筋線維はATP分解酵素の活性が高くグリコーゲンを多く含み，エネルギー供給能力が大きいが，無酸素的なエネルギー産生に頼っているため疲労が早い．それに対して遅筋は酸素を結合するミオグロビンを多く含みミトコンドリアも多いので，有酸素的なエネルギー産生に適していて疲労しにくい．速筋は肉眼的に白みを帯びているので白筋，遅筋はミオグロビンによって赤みが強いために赤筋ともよばれる．

　速筋は急激な運動に適していて，遅筋は姿勢の保持などを担っている．実際のからだの骨格筋は，速筋の性質をもつ筋線維と遅筋の性質をもつ筋線維が異なる割合で混在している．典型的な速筋と遅筋の例をあげれば，同じふくらはぎの筋のうちヒラメ筋が速筋で腓腹筋が遅筋である．同じ腱（アキレス腱）を通して足関節を底屈させる（足首を伸ばす）筋でありながら，異なる役割をもっている．

4　筋収縮の種類

　骨格筋は様々な状況で活動する．骨格筋の発生する張力（収縮力）と筋の長さの関係に注目して，等張性収縮と等尺性収縮という典型例を見よう（図3-3）．等張性収縮とは筋が一定の張力を発生している状態のことで，負荷（たとえば図のaに示したおもり）が張力よりも小さければ筋は収縮し，負荷が大きければ筋は張力を発生しながら伸長する．前者は同じ力をかけながら荷物をゆっくり持ち上げる場合，後者は同じ力をかけながら荷物

---

*1：ATP（アデノシン三リン酸）はRNAの構成要素でもあるアデノシンにリン酸基が3個結合したもので，リン酸基が1個はずれてADP（アデノシン二リン酸）に変化する際にエネルギーを放出する．ATPはミトコンドリアで産生されて，細胞の様々な場所でエネルギーを消費する際に使われるので，細胞のエネルギー通貨とよばれる．

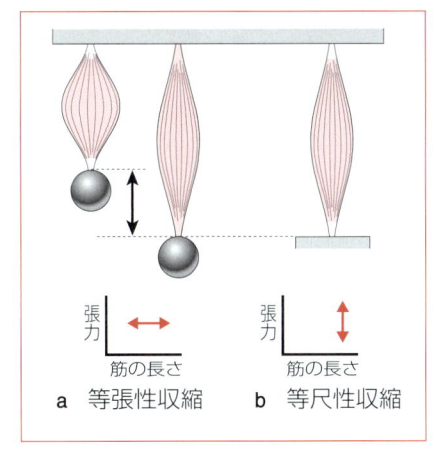

図3-3 筋の収縮
　筋の収縮の2つの極端な例をあげる．等張性収縮とは一定の重量をきわめてゆっくり持ち上げる場合にあたり，筋の長さにかかわらず張力はほぼ一定である．等尺性収縮とは，筋の両端が固定されている場合にあたり，筋の張力にかかわらず長さは一定である

をゆっくり下ろす場合に相当する．等尺性収縮とは，筋が長さを変えずに張力を発生するもので，関節の角度を変えないで力を入れる場合に相当する．筋に対する負荷は荷物にかかる重力であっても拮抗筋の収縮であってもよい．筋が収縮するということは，必ずしも筋の長さが短くなることを意味しないので，注意しよう．

5 筋系の付属器官

　筋の両端は筋線維が膠原線維に置き換わって骨に付着している．その膠原線維は密にまとまって丈夫な線維の束を形成する．これを腱という．腱はまた，薄い膜状に広がっていることもあり腱膜とよばれる．

　筋や腱は骨の近傍を通っていて収縮のたびに動くので，骨との間に摩擦を生じやすい．これを緩和するために筋と骨，腱と骨，または腱と腱の間に位置するのが滑液包である（図3-4）．滑液包は関節包と似た袋状の構造で，内部に少量の滑液が存在する．部位によっては関節包と連絡していることもある．滑液包はまた，骨や腱と皮膚の間，たとえば膝頭のように骨と表面の皮膚との位置がずれやすい部位にも存在する．腱がせまい部位を通り抜けるところには，腱を包むように腱鞘（滑液鞘）が存在する．

6 体幹の筋

　ここから，からだの各部の骨格筋を見ていこう．骨格筋を理解する際には，その筋の起始と停止，筋を動かす神経（支配神経），収縮した際にどんな運動が起こるか（筋の作用）が重要である．筋の作用はその筋の起始と停止の間にどの関節があるか，その関節のどちら側に位置するかでほぼ決まる．これらの点に注意して筋を理解しよう．

　体幹の骨格は脊柱，肋骨，胸骨からなり，そこに上肢帯を介して自由上肢が，下肢帯を

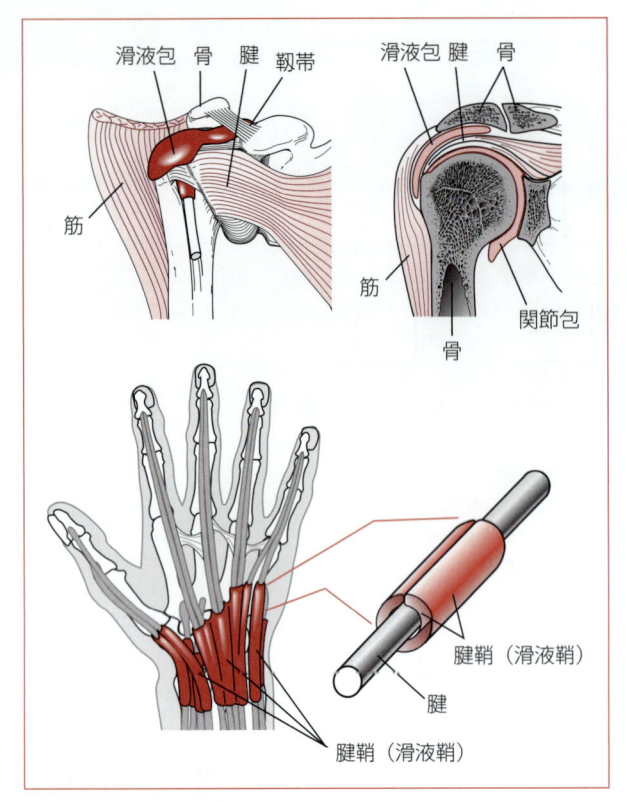

図3-4　滑液包と腱鞘
　筋が収縮する際に筋や腱は周囲の筋や腱，または骨と摩擦を生じる．これを軽減するために滑液包や腱鞘といった付属器官がある．どちらも滑膜と線維でできた薄い袋状の構造で，内部に少量の滑液が入っている．滑液包は筋や骨あるいは真皮の間に扁平な形で挿入されており，腱鞘はチューブ状に腱を取り巻いている

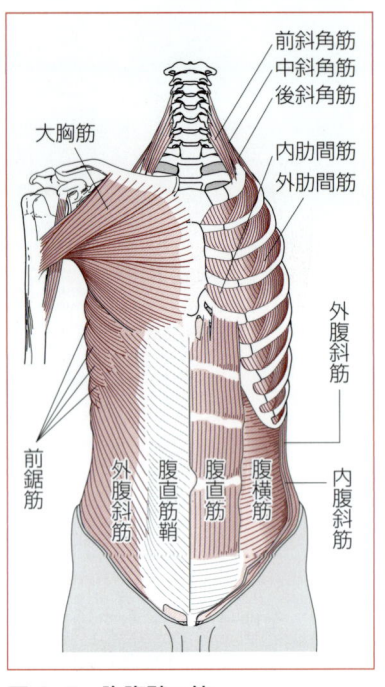

図3-5　胸腹壁の筋
　左側（図の向かって右）は表層の筋を取り除いて深部が見えるようにしたところ

　介して自由下肢が連結している．体幹の筋はこれらの間を結んでおり，体幹の骨格自体を動かしたり，上下肢の近位部を動かしたりする．体幹の筋の多くは，それぞれの筋の存在する高さを担当する脊髄神経の枝で支配されるが，一部の筋は頭頸部に起こる神経に支配される．こうした神経にはそれぞれ固有の名称がついている．神経に関しては第12章で詳しく扱うので，ここでは一部の名称をあげるにとどめる．
　体幹の前面から見える筋（図3-5）の中で，外肋間筋と内肋間筋（さらに奥に最内肋間筋もある）は上下の肋骨の間に張っていて，肋骨を動かす．外肋間筋は肋骨を持ち上げる（挙上する）方向に，内肋間筋と最内肋間筋は肋骨を引き下げる（下制する）方向に動かし，それぞれ胸式呼吸（「第2章⑤体幹の骨／⑤胸郭」参照）の吸息と呼息にはたらく．頸椎から起始して第1肋骨や第2肋骨に停止する前・中・後斜角筋も肋骨を挙上することによって胸郭を持ち上げるようにはたらくので，吸息に関わる．
　図には示されていないが胸腔と腹腔を隔てる横隔膜という筋も，呼吸に重要である．横隔膜は胸腔に向かって凸なドーム状の筋で，腰椎，肋骨，胸骨に起始して，横隔膜中央部の腱中心とよばれる丈夫な腱膜に停止する．横隔膜が収縮すると（筋の長さが短縮するので）ドームがやや平坦になる．このとき胸腔は底面が下がって容積が増加し，空気が肺に取り込まれる．横隔膜が下がった分，そこにあった腹部内臓が押されて腹壁が外に膨らむ

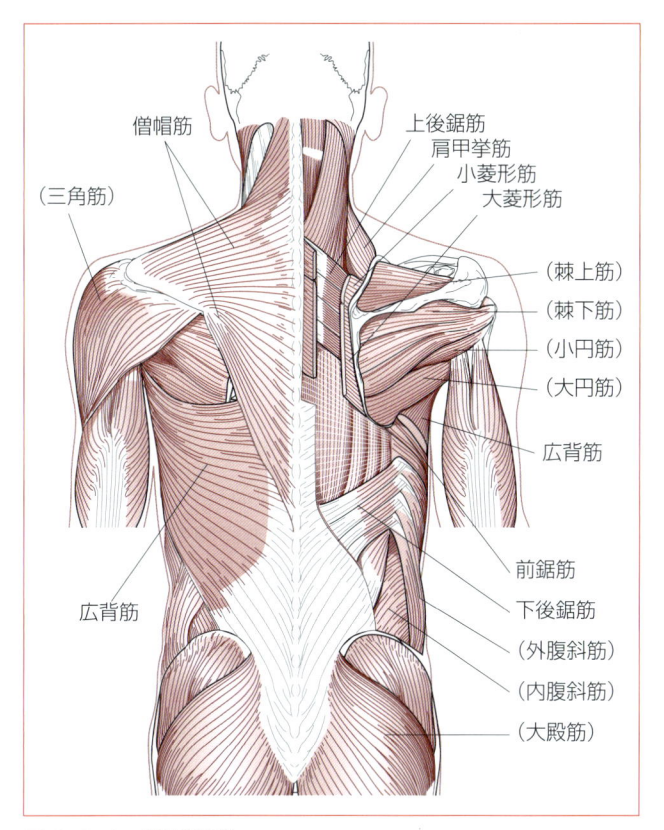

図 3-6-A　浅背筋群
　右側（図の向かって右）は表層の筋を取り除いて次に深い層が見えるようにしたところ

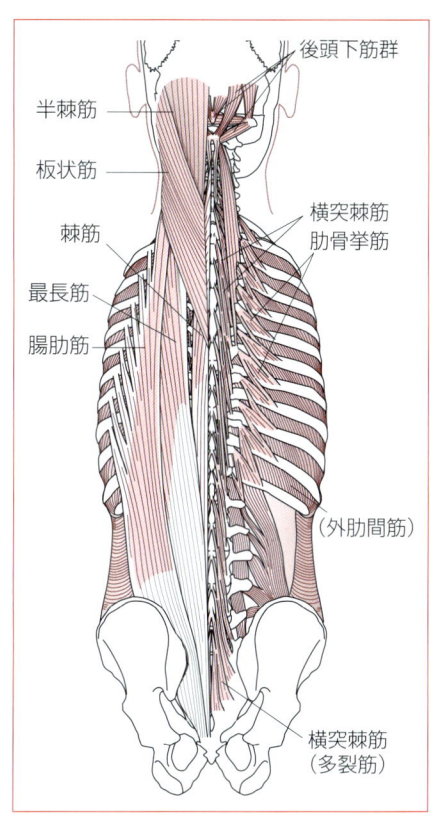

図 3-6-B　深背筋群
　右側（図の向かって右）は固有背筋の浅層を取り除いて深層が見えるようにしたところ

ので，この呼吸を腹式呼吸とよぶ．横隔膜は頸部から起こる横隔神経に支配される．これは横隔膜の筋細胞がもともと頸部で発生して，胸腔と腹腔の間まで移動してきたためである．

　腹壁をつくる腹直筋，外腹斜筋，内腹斜筋，腹横筋は，肋骨と寛骨，また腱膜を介して脊柱を結んでおり，体幹を前屈させたり側屈させたりする．また腹壁をへこませることもできるので，それによって押し上げられた腹部内臓が横隔膜を持ち上げて，腹式呼吸の呼息にはたらく．

　体幹の骨と上肢帯または自由上肢の骨とを結ぶ筋として，前鋸筋や大胸筋，小胸筋がある．前鋸筋は肋骨に起始して肩甲骨の内側縁に停止する筋である．肋骨ごとに起始部があって，それらが全体としてのこぎりの歯のようにギザギザに見えるので，この名前がついている．肩甲骨を前方に移動させるのが主なはたらきである．前鋸筋は長胸神経に支配される．大胸筋は起始部がきわめて広い筋である．その上部は鎖骨に起始して上腕骨に停止するので関節を2つまたいでいる．大胸筋の残りの部分は胸骨と肋骨ならびに腹直筋を包む結合組織である腹直筋鞘に起始して上腕骨に至るので，関節を3つ以上またいでいることになる．このように起始部が広い範囲にわたり，また多くの関節をまたいでいる筋の作用は複雑であるが，大胸筋は概ね上腕骨を内転・内旋させる．すなわち上腕骨を，腕組みをしたときのような方向に動かすことになる．小胸筋は肋骨に起こり肩甲骨の烏口突起に停止する．大胸筋と小胸筋は内側ならびに外側胸筋神経で支配される．

体幹の後面から見える筋の中で表層にあるものを浅背筋とよび（図3-6-A），その多くが体幹の骨と上肢帯や上腕骨を結ぶ．背部から頸部後面にかけて大きな三角形に見える僧帽筋は，後頭骨と頸椎・胸椎の棘突起に起始する（第7頸椎以外の頸椎の棘突起は僧帽筋の位置する浅層まで届かないので，実際にはその後方に連続する項靱帯とよばれる板状の結合組織に起始する）．そして鎖骨の外側部ならびに肩甲骨の肩峰と肩甲棘に停止する．後頭骨と項靱帯に起始する上部は肩甲骨を持ち上げるとともに関節窩が上を向くように回転させる．第1から第4胸椎に起始する中部は肩甲骨を後退させる．それ以下の下部は肩甲骨を引き下げると共に関節窩が下を向くように回転させる．僧帽筋の支配神経は頭部から起こる副神経である．

僧帽筋に隠れるように位置する筋のうち，肩甲挙筋と大菱形筋，小菱形筋は椎骨と肩甲骨を結ぶ．肩甲挙筋は肩甲骨を挙上し，大・小菱形筋は肩甲骨を内側に引く．肩甲挙筋と大・小菱形筋は肩甲背神経で支配される．肩甲骨の後面に起始する筋もいくつかあり（棘上筋，棘下筋，小円筋，大円筋），上腕骨に停止する．これらは上肢の筋の項で扱う．

僧帽筋と並んで大きな広背筋は，下部胸椎の棘突起，腰部の丈夫な腱膜（腰背腱膜）ならびに腸骨に起始し，上腕骨に停止する．広背筋は上腕骨を内転・内旋させる．広背筋の支配神経は胸背神経である．広背筋の起始の一部をなしている腰背腱膜は，これより深部にある固有背筋とよばれる筋群を包む筋膜（胸腰筋膜）の一部が特に厚く丈夫になったものである．この筋膜を剥がすと，上下方向に走行する固有背筋がみられる（図3-6-B）．

固有背筋は背部の内側寄りに位置していて，各椎骨の高さから起こる脊髄神経の後枝とよばれる枝で支配される筋のことである．固有背筋はいくつかのグループに分かれるが，表層に見えるのは脊柱起立筋というグループであり，外側から順に腸肋筋，最長筋，棘筋がある．腸肋筋は腸骨稜や仙骨と肋骨角や頸椎の横突起を結ぶ．最長筋は腸骨稜や仙骨と，腰椎の副突起や頸椎から胸椎の横突起，ならびに頭蓋とを結ぶ．棘筋は2つ以上離れた椎骨の棘突起を結ぶ．脊柱起立筋はその名の通り脊柱を後ろに反らせるはたらきをもつ．

脊柱起立筋のさらに深層に横突棘筋とよばれるグループがある．これは椎骨の横突起とそれより上位の椎骨の棘突起や後頭骨とを結ぶ．すぐ上や2つ上の椎骨に停止するものを回旋筋，3～5つ上の椎骨に停止するものを多裂筋，それより上に停止するものを半棘筋とよぶ．その作用は，近くの椎骨に停止するものほど椎骨を回旋（水平方向にひねる）させる作用が強く，遠くの椎骨に停止するものほど棘筋などの作用に近くなる．

横突棘筋は上内側に向かって走行する筋であるが，胸部から頸部には逆に棘突起から上位の椎骨の横突起や側頭骨，後頭骨に停止する，つまり上外側に向かって走行する筋のグループがあり，板状筋とよばれる．頸板状筋と頭板状筋がある．固有背筋の最も上部には，第1頸椎（環椎）や第2頸椎（軸椎）の後面ならびに後頭骨の間を結ぶ小さな筋が4種類あり，後頭下筋群とよばれる．また，胸椎の横突起に起始し，外側下方に向かって1つないし2つ下位の肋骨に停止する筋があり，肋骨挙筋という．これらも固有背筋の一種で，脊髄神経後枝支配である．

7 上肢の筋

体幹の骨から起こって上肢帯の骨に停止する筋，ならびに自由上肢骨に停止する大胸筋と広背筋は体幹の筋の項で述べたので，ここでは上肢帯の骨より遠位の筋をあげる（図

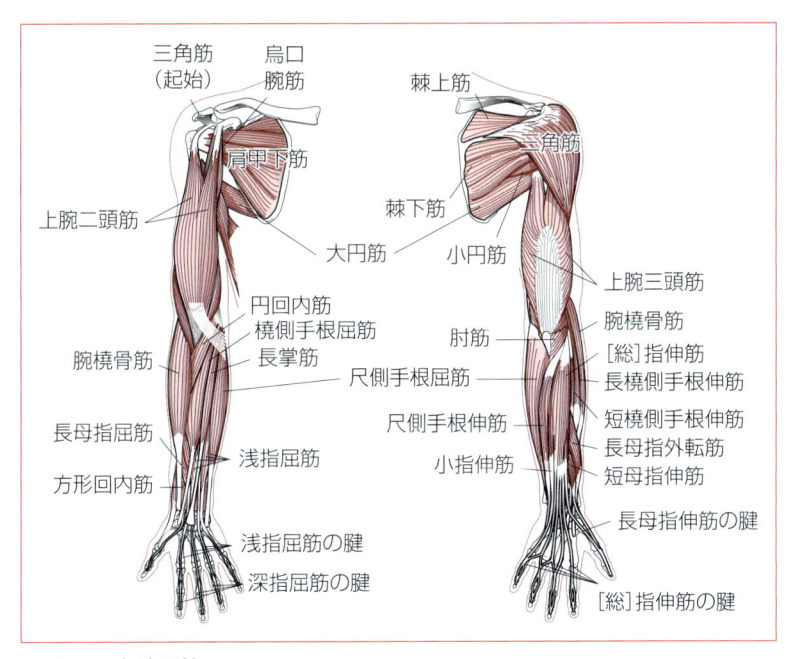

図 3-7　上肢の筋
左は右上肢の前面（三角筋は取り除いてある），右は後面

3-7）．
　肩関節は自由度の高い関節であるが，上腕骨の可動域はそれ以上に広い．上肢帯に停止する筋の作用で上肢帯の骨が動いて肩関節の位置や角度が変化することで，上腕がより広い範囲で動くことができる．肩関節において上腕骨は内転・外転，屈曲・伸展，内旋・外旋という動きが可能である．すでに述べた大胸筋と広背筋は内転と内旋にはたらく強力な筋である．外転にはたらく筋としては棘上筋と三角筋がある．棘上筋は，肩甲骨後面の肩甲棘より上から起こり，肩関節の上を通って上腕骨に停止する．上腕骨が下がった状態から外転を始めるときに重要な筋である．三角筋は鎖骨外側部，肩峰ならびに肩甲棘という広い範囲から起こり，肩関節を前・上・後ろから包むように走行して上腕骨の外側面に停止する．どの部分が収縮するかによって作用が異なるが，中央部は棘上筋によって少し外転した上腕骨を強力にさらに外転させる．
　その他に肩甲骨後面の肩甲棘より下から起始する棘下筋が外旋に，肩甲骨前面に起始する肩甲下筋が内旋に作用する．肩甲骨外側縁の下部から起こって上腕骨に停止する大円筋と小円筋は，いずれも内転にはたらくが，それに加えてそれぞれ内旋と外旋の作用をもつ．烏口突起から起こって肩関節の前面を通って上腕骨に停止する烏口腕筋は，屈曲と内転を行う．
　肘関節は屈曲と伸展のみが可能である．ただし前腕の2本の骨に生じる回内と回外という運動にも肘関節は関与する．上腕骨から起こり肘関節の前面を通って尺骨に至る上腕筋が肘関節の純粋な屈筋である．上腕二頭筋は起始部が2個所ある．長頭は肩甲骨の関節窩の直上から起こり，短頭は烏口突起から起こる．両者は一体となって前腕の筋膜と橈骨に停止し，屈曲と回外にはたらく．上腕に筋腹をもつ屈筋である烏口腕筋，上腕筋，上腕二頭筋は共に筋皮神経に支配される．
　肘関節において上腕骨を伸展させるのは上腕骨後面に筋腹のある上腕三頭筋である．こ

の筋は肩甲骨の関節窩直下と上腕骨に起こり，尺骨の肘頭に停止する．上腕三頭筋を含めて，上腕，前腕に筋腹があり肘から遠位の関節を伸展する筋はほとんどが橈骨神経支配である．

　前腕に筋腹のある筋は，前腕の回内・回外や手関節の動き，指の屈曲と伸展に作用する．それらは大きく2つのグループに分かれる．第1のグループは上腕骨の内側上顆や橈骨・尺骨・前腕骨間膜の前面に起始する筋で，主に回内と屈曲にはたらき，第2のグループは上腕骨外側上顆や橈骨・尺骨・前腕骨間膜の後面に起始する筋で，主に回外と伸展にはたらく．

　第1のグループのうち，回内にはたらく筋として円回内筋と方形回内筋がある．手関節の屈曲に関わる筋として長掌筋，橈側手根屈筋，尺側手根屈筋がある．また，指の屈曲にはたらく筋として長母指屈筋・浅指屈筋・深指屈筋がある．浅指屈筋と深指屈筋は役割が異なる．浅指屈筋が中節骨に停止し，深指屈筋が末節骨に停止するので，遠位指節間関節（DIP関節）まで屈曲させるには深指屈筋の収縮が必要である．母指の場合は長母指屈筋が末節骨に停止し，手の内部にある短母指屈筋が基節骨（母指には中節骨がない）に停止する．第1グループは正中神経または尺骨神経に支配される．

　第2のグループのうち，回外にはたらく筋として回外筋が，手関節の伸展に関わる筋として橈側手根伸筋と尺側手根伸筋がある．指の伸展にはたらく筋として長母指伸筋・短母指伸筋・長母指外転筋・示指伸筋・総指伸筋・小指伸筋がある．第2グループの筋の支配神経は橈骨神経である．

　指を動かす前腕の筋はすべて手関節の手前で腱となって停止部に向かう．手関節のすぐ遠位には屈筋支帯，伸筋支帯とよばれる結合組織の帯があって，それらの腱が関節から浮き上がらないように押さえている．そこでは狭いスペース（手根管）に多くの腱が走行するため，骨や支帯と腱が，あるいは腱同士が互いに摩擦を生じないように，腱鞘が発達している．

　手の内部にある筋は母指球筋，小指球筋，中手筋に分けられ，それぞれに数種類の筋がある．母指球筋は，母指の屈曲，内転（第3指に近づける），外転（第3指から遠ざける），対立（母指の腹が他の指の腹に向かい合うような位置をとる）に関わる．母指の対立は，他の霊長類と比べてヒトの手に特徴的な動きである．これによってヒトは物を精密につかむことができる．小指球筋は小指の屈曲，内転，外転に関わる．中手筋には虫様筋と骨間筋がある．虫様筋はMP関節のみ屈曲してPIP関節とDIP関節は伸展する．骨間筋は中手骨に起こって中節骨と基節骨に停止し，第2，4，5指を第3指に近づけ（内転し）たり，第3指から遠ざけ（外転し）たりする．また第3指を母指側や小指側に傾ける（外転）作用がある．手の内部にある筋は正中神経または尺骨神経に支配される．

8 下肢の筋

　下肢帯は上肢帯と異なりほとんど可動性がないので，下肢の運動は股関節から遠位の関節による．股関節は屈曲・伸展，内転・外転，内旋・外旋の運動が可能である．屈曲にはたらく最も強力な筋は腸腰筋である（図3-8）．この筋は腰椎から起こる大腰筋と腸骨窩から起こる腸骨筋が途中で一体となったもので，股関節の前方を通って大腿骨の小転子前面に停止する．伸展にはたらく最も強力な筋は大殿筋であり，直立二足歩行するようにな

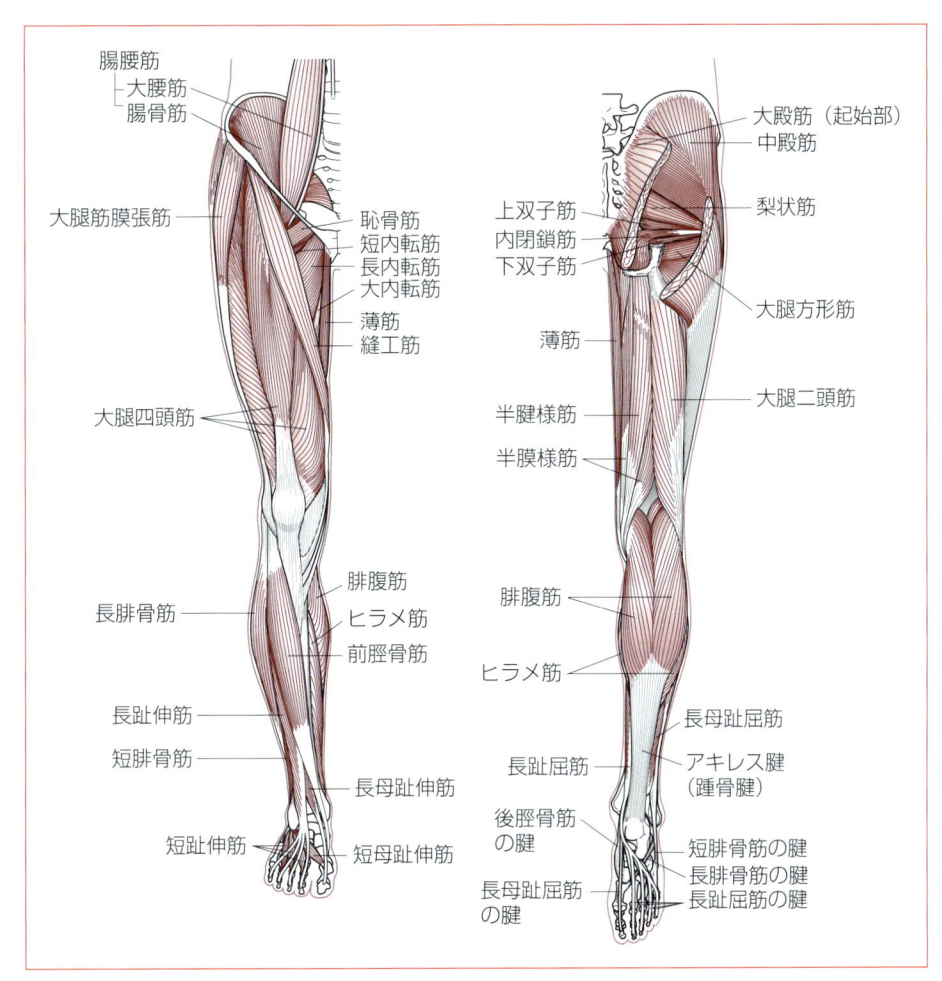

図3-8　下肢の筋
左は右下肢の前面，右は後面

ったヒトでよく発達している．この筋は腸骨と仙骨の後面から起こり外側下方に走行して股関節の後方を通り，大腿骨の殿筋粗面ならびに腸脛靱帯に停止する．大殿筋は伸展の他に外旋作用もある．大殿筋は下殿神経に支配される．

股関節において大腿骨を内転させる筋は内転筋群とよばれ，大腿の内側に位置して大腿骨を内側上方に引く．内転筋群には大内転筋，長内転筋，短内転筋，恥骨筋がある．脛骨に停止する薄筋も内転筋群に分類される．内転筋群の多くは閉鎖神経に支配される．外転にはたらく筋の代表は中殿筋と小殿筋である．ともに腸骨の外側面から起こって大腿骨の大転子に停止する．この他，大腿筋膜張筋とよばれる筋にも外転作用がある．これらの筋はいずれも上殿神経支配である．

股関節の外旋にはたらく筋は大殿筋以外に小さな筋がいくつかある．梨状筋，上双子筋，下双子筋，内閉鎖筋，大腿方形筋である．これらは股関節の後方を回って大腿骨上部後面に停止する．また，寛骨の上前腸骨棘から起こる縫工筋は大腿前面を斜めに走行して脛骨内側面に停止し，股関節の外旋と屈曲にはたらく．

膝関節はほぼ屈曲と伸展のみが可能である．大腿の後面に筋腹をもつ大腿二頭筋，半腱様筋，半膜様筋が屈曲にはたらく．大腿二頭筋の短頭以外は股関節と膝関節の両方をまた

いでいる．これらは坐骨神経に支配され，総称してハムストリングスとよばれる．

　膝関節の伸展に重要なのは大腿の前面に筋腹がある大腿四頭筋である．4つの筋頭は大腿直筋，内側広筋，中間広筋，外側広筋とよばれ，大腿直筋は寛骨の下前腸骨棘から，その他は大腿骨から起こり，合流して膝蓋骨を介して膝蓋靱帯につながり，脛骨の上部前面にある脛骨粗面に停止する．膝蓋骨は大腿四頭筋の腱（膝蓋靱帯）の中に形成された骨とみられている．こうした骨を種子骨とよぶ．大腿四頭筋の支配神経は大腿神経である．

　足関節は底屈と背屈が主であるが，足根骨と中足骨も合わせて，足底を内側に向ける内反，外側に向ける外反という運動にも関与する．伸展は主に踵骨腱（アキレス腱）が踵骨の後部を上に引くことによって起こる．踵骨腱は腓腹筋とヒラメ筋という，ふくらはぎのふくらみをつくる筋の停止腱が一体となったものである．腓腹筋は大腿骨の内顆と外顆から起こる内側頭と外側頭の2頭あるので，ヒラメ筋と合わせて下腿三頭筋ともよばれる．下腿三頭筋の奥（前方）にある後脛骨筋は足関節の内側から足底に回って足根骨と中足骨に停止する．そのため足関節の底屈と内反にはたらく．以上の下腿の後面にある筋はすべて坐骨神経の枝である脛骨神経に支配される．

　足関節の背屈は主に前脛骨筋によってなされる．前脛骨筋は下腿前面から起こって第1中足骨底に停止するので，足関節の内反にも作用する．前脛骨筋の外側にある長腓骨筋と短腓骨筋は足関節の外側を回って前者はさらに足底を斜めに通って第1中足骨などに，後者は第5中足骨に停止する．足関節を外反させる筋である．長・短腓骨筋は浅腓骨神経に，前脛骨筋と後述する足の趾の伸筋は深腓骨神経に支配される．これらはいずれも坐骨神経の枝である．

　足の指の屈筋は下腿後面から起こる長母趾屈筋と長趾屈筋，足底にある短母趾屈筋，短趾屈筋，短小趾屈筋などである．また，伸筋には下腿前面から起こる長母趾伸筋と長趾伸筋，足背から起こる短趾伸筋がある．足底には手掌と同様に，この他に母趾と小趾の外転筋，母趾内転筋，虫様筋，骨間筋などがある．これらの筋は脛骨神経の枝である内側および外側足底神経に支配される．

9　頭頸部の筋

　頸部には体幹の筋と同系統のものと，頭部の筋と同系統のものがある．後頸部には，すでに背部の筋のところで述べたように体幹から連続する固有背筋と僧帽筋がある．前頸部の浅層には腹直筋などと同系統の上下に走行する筋があり，舌骨下筋群とよばれる（図3-9）．胸骨舌骨筋，胸骨甲状筋，甲状舌骨筋，肩甲舌骨筋があり，舌骨を引き下げるはたらきがある．脳神経の一つである舌下神経と上頸部の脊髄神経に支配される．舌骨の上にある舌骨上筋群は舌骨と舌，下顎骨，その他の頭蓋骨とを結ぶ筋で，舌骨を引き上げる他に舌の運動や下顎の引き下げ（開口）にはたらく．舌骨上筋群は顔面神経，三叉神経などの脳神経の枝に支配される．咽頭・喉頭にも細かい筋があって，嚥下，発声などに関わっているが，それらについては第6章と第7章で述べる．

　側頸部には胸鎖乳突筋という強力な筋があり，胸骨と鎖骨から起こって側頭骨の乳様突起に停止する．一側が収縮すると頭部がそちらに傾きつつ顔が反対側に向く．両側が収縮すると顔面が上を向く．胸鎖乳突筋は僧帽筋と同じく副神経に支配される．

　顎を閉じるための筋は咀嚼筋とよばれ，側頭筋，咬筋，外側翼突筋，内側翼突筋の4つ

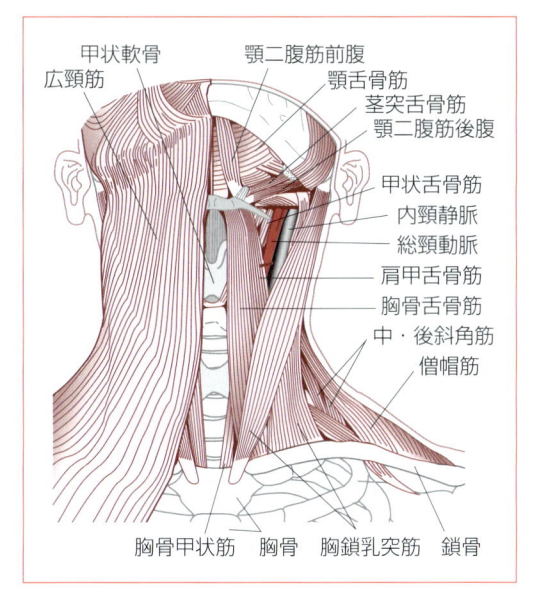

図 3-9 頸部前面の筋
　左側（図の向かって右）は広頸筋を取り除いて深部の筋が見えるようにしたところ

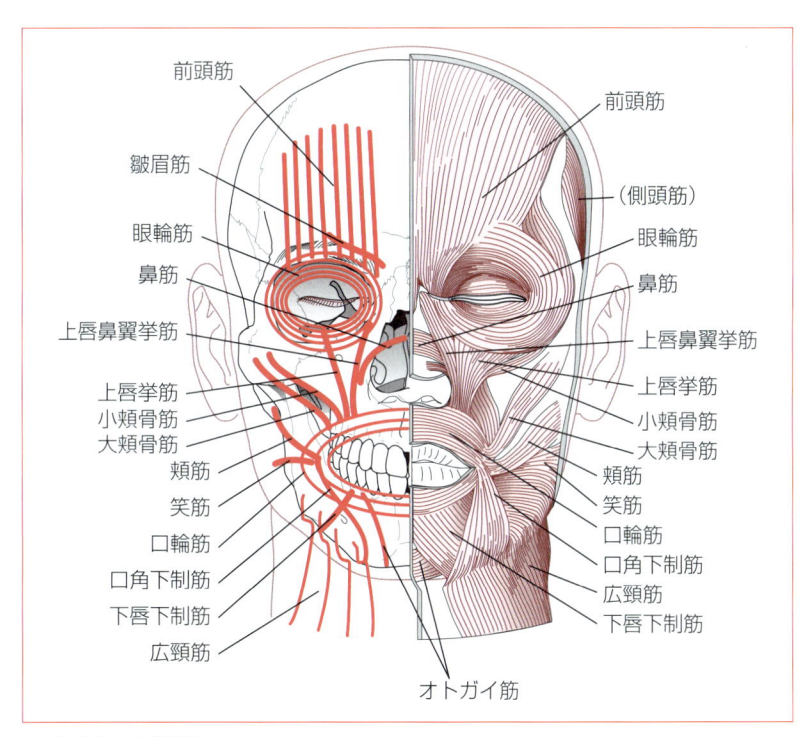

図 3-10 表情筋
　左側（図の向かって右）は筋の形状を，右側はその走行の概略を示す

がある．これらは三叉神経に支配され，顎を閉じる他に前後左右にすりあわせるような運動にもはたらく．

　顔面を中心として，皮膚を動かす筋が発達している（**図 3-10**）．これらは顔面筋または表情筋とよばれ，顔面神経に支配される．眼輪筋と口輪筋は眼裂と口裂という開口部を取

9　頭頸部の筋　55

り囲んで輪状に走行し，収縮するとまぶたと口唇を閉じる．また，上唇を上方に動かす（挙上する）筋として，上唇挙筋，口角挙筋，上唇鼻翼挙筋，大・小頬骨筋などがあり，下唇を下方に動かす（下制する）筋として下唇下制筋，口角下制筋などがある．口角を側方に引く筋には，頬筋と笑筋がある．その他に鼻，眉，耳介などに付着する筋や，頭皮を動かす後頭前頭筋がある．後頭前頭筋は，前方の前頭筋と後ろの後頭筋の筋腹が頭頂部の腱膜（帽状腱膜）によって隔てられている．

　この他に眼球の運動にはたらく筋などがあるが，それらについては第11章で触れることにする．

確認問題

1. 空欄を埋めなさい．
   a. 筋が両端で骨などに付着する部位のうち，その筋が収縮したときにより大きく動く側を［　　　］，あまり動かない側を［　　　］とよぶ．
   b. 筋原線維の主な成分は［　　　　　］と［　　　　　　］である．
   c. ミオグロビンを多く含み有酸素運動に適した筋を［　　　］，エネルギー供給力が大きく無酸素的なエネルギーに頼っている筋を［　　　］という．
   d. 滑膜と線維成分でできた袋状の器官で，腱をチューブ状に包むものを［　　　］という．
   e. 真皮に停止して皮膚を動かす筋を［　　　］という．ヒトでは頭頸部に多い．

2. 簡潔に説明しなさい．
   a. 上腕二頭筋と上腕三頭筋を例に，拮抗筋について説明しなさい．
   b. 呼息と吸息にはたらく筋について説明しなさい．
   c. 肩関節を内転する筋，外転する筋について説明しなさい．
   d. 肘関節を屈曲する筋，伸展する筋について説明しなさい．
   e. 股関節を屈曲する筋，伸展する筋について説明しなさい．
   f. 膝関節を屈曲する筋，伸展する筋について説明しなさい．

第4章 循環器系

Speech-
Language-
Hearing
Therapist

循環器系は血液を全身に巡らせることでからだの各部の組織に酸素や栄養を供給し，二酸化炭素や不要物を除去する役割を担う．循環器系は血液を送り出すポンプである心臓と血液の通り道である血管からなる．血管は，心臓から血液を送り出す動脈，酸素その他の物質を組織と交換する毛細血管，血液を心臓に戻す静脈に分かれる．本章ではこれらの器官のしくみについて学ぶ．

第4章

循環器系

I 体循環と肺循環

　循環器系は血液を全身に供給するのと並行して，全身から戻ってきた血液の二酸化炭素を除去し，酸素を満たさなければならない．そのため，全身に血液を循環させる経路と肺に血液を循環させる経路が存在する．前者を体循環または大循環，後者を肺循環または小循環とよぶ．哺乳類では両者が完全に分離しており，体循環から戻ってきた酸素濃度の低い血液（静脈血）[注]はすべて肺循環に回り，肺循環から戻ってきた酸素で飽和した血液（動脈血）[注]のみが体循環に回るようになっている（図4-1）．

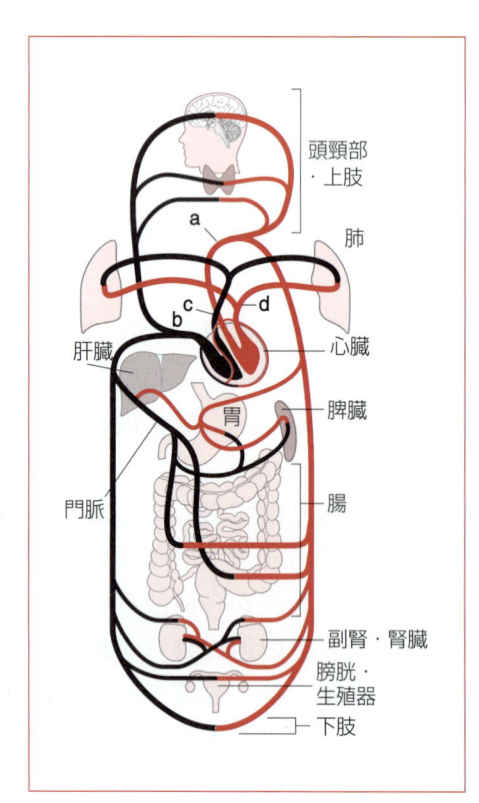

図4-1　循環器系の概要
　赤い血管は動脈血の流れる血管．黒色の血管は静脈血の流れる血管を示す．体循環においては，全身に血液を送る大動脈（a）に動脈血が，全身からの血液を心臓に戻す大静脈（b）に静脈血が流れる．反対に肺循環においては，肺へ血液を送る肺動脈（c）に静脈血が，肺からの血液を心臓に戻す肺静脈（d）に動脈血が流れる

注）静脈血と動脈血の用語は酸素濃度のみで定義されたもので，静脈を流れるか動脈を流れるかを問わない．

2　心臓の基本構造

　体循環も肺循環も血液を動かす動力源は心臓である．心臓は胸腔内で左右の肺に挟まれて位置する（図4-2）．左右の肺の間の空間を縦隔という．縦隔を胸骨角の高さの水平面（胸骨角平面）で2分し，それより上を上縦隔，下を下縦隔とよぶ．心臓は下縦隔の前後中央にあたる部位（中縦隔）に位置している．心臓の上部から後部には太い動静脈が接続し，下部は左下方に突出する．動静脈の接続する側を心基部，左下方の先端を心尖とよぶ．

　心臓は主に心筋でできた袋状の器官で，体循環から戻ってきた血液を肺循環に送り出す右心系と，肺循環から戻ってきた血液を体循環に送り出す左心系に分かれている．それぞれに心房と心室という2つの部屋があり，右心系の方は右心房と右心室，左心系の方は左心房と左心室とよばれる（図4-3）．静脈から心臓に戻ってきた血液はまず心房に入り，そこから心室に送られて動脈へと押し出される．

　右心房には上大静脈と下大静脈という太い静脈が接続しており，それぞれ上半身と下半身からの血液を心臓に戻している．心臓自体の組織を流れた血液も，冠状静脈洞という血管から右心房に戻る．右心房には静脈に直接つながる内面の平滑で収縮しない部分と，前方にポケット状に突出して，内面に心筋でできた櫛の歯状の凹凸（櫛状筋）があって収縮することのできる部分があり，後者を右心耳とよぶ．右心房と右心室の間には逆流を防ぐ弁がある．3枚の薄い膜状の組織（弁尖）からなり，三尖弁とよばれる．

　右心室は厚い心筋の壁でできた部屋で，内面には心筋でできた凹凸（肉柱）がある．心筋の一部は三尖弁の方に向かって棒状に突出しており，これを乳頭筋とよぶ．乳頭筋の先端には腱索という糸状の組織が続いていて，三尖弁の先端につながっている．乳頭筋と腱索は右心室が収縮したとき，三尖弁が心房側に反転して血液が逆流しないように引っ張

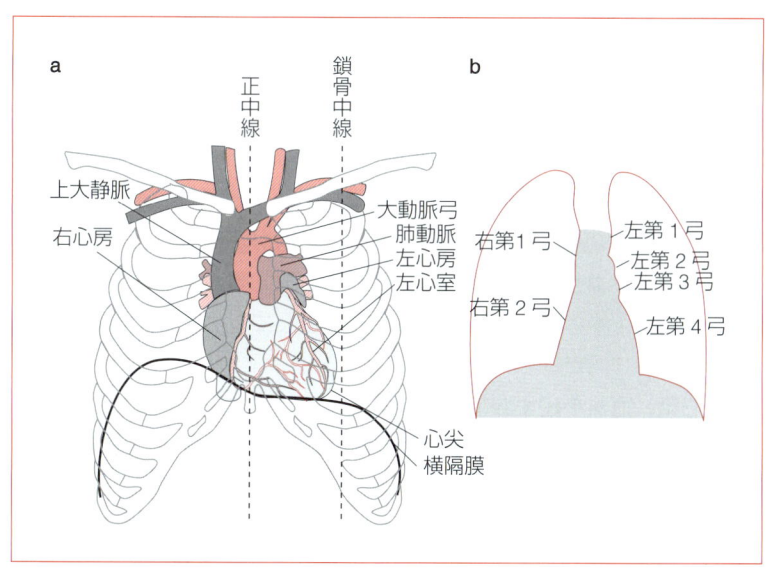

図4-2　心臓の位置と胸部X線
　aは胸郭の中の心臓とそれに接続する血管の位置を示す．心臓は胸部のほぼ中央にあり，心尖が左に偏っていることに注意．bは胸部のX線写真に写る心臓と大血管の陰影を示す．右に2つ，左に4つのアーチが区別される．右第1弓は上大静脈，右第2弓は右心房，左第1弓は大動脈弓，左第2弓は肺動脈幹，左第3弓は左心房，左第4弓は左心室に対応する

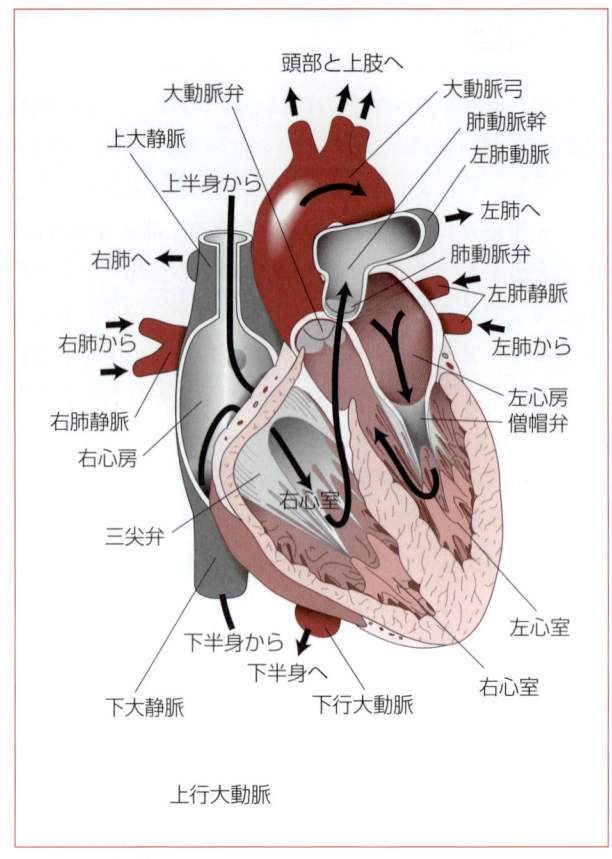

図 4-3　心臓の構造
　心臓とそれに接続する血管の前面を一部取り除いて内部を見たところ．左心室の壁と心室中隔（右心室と左心室の間の壁）は厚いが，右心室の壁は薄い．全身と比べて肺は血管抵抗が低いので，低い血圧で血液を送り込むことができる．赤で示した血管には動脈血が，灰色で示した血管には静脈血が流れる

っている．右心室は三尖弁より左前方で上に細長く伸び出して肺動脈につながっている．肺動脈の起始部にも弁（肺動脈弁）がある．これは三尖弁と異なりポケット状に深くくぼんだ3枚の弁からなる．肺動脈から心室側に血液が逆流しようとすると，ポケットがふくらんで弁が閉じるようになっている．そのため腱索のように弁を引っ張る組織はない．肺動脈は，最初は1本の太い動脈（肺動脈幹）として右心室から出るが，すぐに左右の肺動脈に分かれて肺に向かう．
　肺から心臓に血液を戻す肺静脈は左右2本ずつが左心房に接続する．左心房にも右心房と同様に，肺静脈に直接つながる内面の平滑な部分と，前方に突出して内面に櫛状筋がみられる左心耳がある．左心耳が収縮することで血液を左心室に送り出す．左心房と左心室の間には弁尖を2枚もった僧帽弁とよばれる弁があり逆流を防いでいる．僧帽とは，ローマ教皇がかぶるミトラとよばれる帽子のことで，英語では mitral valve という．
　左心室は右心室とよく似るが，右心室よりさらに厚い心筋の壁からなる部屋で，肉柱や乳頭筋も同様に存在する．乳頭筋の先端には同じく腱索がついていて僧帽弁の弁尖を心室側に引っ張っている．左心室と右心室の大きな違いは心筋の厚さである．肺に比べて距離が遠く，血管の抵抗も大きい全身に血液を送るために，左心室はより高い圧で血液を送り

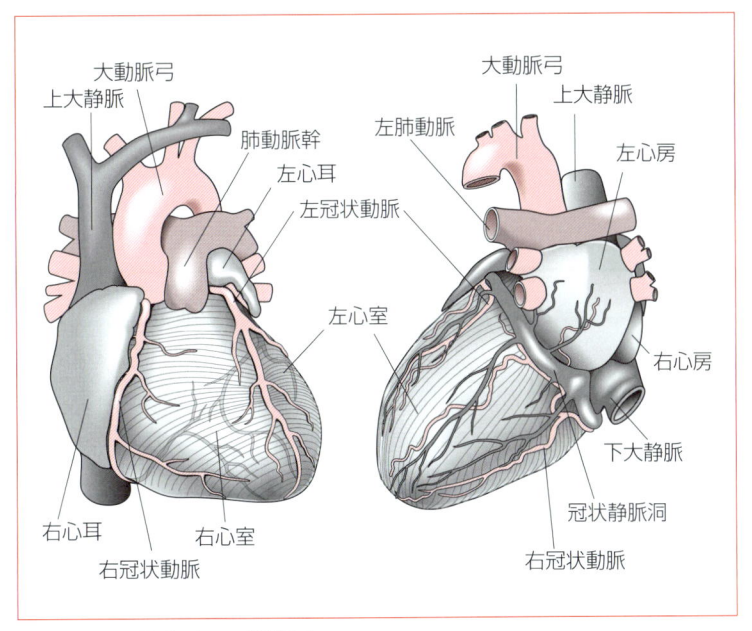

図 4-4　冠状動脈と冠状静脈
　冠状動脈は大動脈弁のすぐ下流で上行大動脈から分岐する．太い枝は室間溝（右心室と左心室の間で前後にある）と房室間溝（心房と心室の間の溝）を通って心室全体に枝を送る．心臓の静脈は最終的に多くが左の房室間溝に集まって，冠状静脈洞を形成して右心房に注ぐ

出せるようになっている．左心室の上部は僧帽弁より右前方で上に細長く伸び出して，大動脈に接続する．大動脈の起始部には大動脈弁があり逆流を防いでいる．大動脈弁の構造は肺動脈弁と同様である．

　胸部の通常のX線撮影（胸部単純撮影）では，空気に富んだ左右の肺が黒っぽく写るのに対して，心臓やそれに接続する血管は内部に組織や血液が詰まっているのでX線を吸収して白っぽく写る（骨はさらに白く写る）．その心臓の影の左右の縁は，心臓の各部分や血管の辺縁で構成されるので，その凹凸を見ることで心臓や血管の異常がわかる場合がある．右側の縁には2つのなだらかなふくらみがあり，上から右第1弓，右第2弓という．それぞれ上大静脈と右心房に相当する．左側の縁には4つのふくらみがあり，左第1弓から第4弓とよぶ．上から順に大動脈弓，肺動脈幹，左心房，左心室に相当する．

3　冠状動脈（冠動脈）と心臓静脈

　心筋は発生の途中から死までの間，絶え間なく収縮と弛緩を繰り返している．そのため常に豊富な酸素と栄養を供給しなければならない．そこで心臓には心筋自体を養うための血管系がある．これを冠状動脈（臨床では冠動脈の用語がよく用いられる．以下括弧内は同様に臨床で慣用的に用いられる名称）という（図4-4）．冠状動脈は左右2本あり，大動脈の起始部，大動脈弁のすぐ上，すなわち下流で分岐する．左冠状動脈は 前室間枝（前下行枝）と回旋枝に分かれる．前室間枝は心臓の前面で右心室と左心室の間の前室間溝を心尖に向かって下りていき，回旋枝は左心房と左心室の間の冠状溝を後方に回る．右冠状動脈は右心房と右心室の間の冠状溝を後方に回りながら，いくつもの枝を出す．心臓の後

面で右心室と左心室の間の後室間溝に沿って心尖に向かう枝を後室間枝とよぶ.

　心臓の組織を流れた血液は，いくつかの静脈にまとまって右心房に戻る．前室間溝と左の冠状溝を通る大心臓静脈，後室間溝を上行する中心臓静脈，右の冠状溝を通る小心臓静脈などは，心臓後面の冠状静脈洞を介して右心房に入る．この他に直接右心房に入る複数の細小心臓静脈がある．

4　刺激伝導系

　心臓はほぼ一定の周期で収縮と拡張を繰り返す．その際心房がまず収縮して心房内の血液を心室に送り，次いで心室が収縮して動脈に血液を送る．このような，心臓の収縮のペースと心房心室間の収縮の時間差を司っているのが刺激伝導系である．心臓の収縮のペースは上大静脈と右心房の移行部にある洞房結節が整えている（図 4-5）．洞房結節の細胞はほぼ一定の周期で興奮を繰り返し，それが伝わって心房が収縮する．

　心房の興奮によって心房と心室の間に位置する房室結節（日本人の田原淳（たわらすなお）によって1905年に発見されたので田原の結節ともよばれる）に伝わる．ここで心房から心室への興奮の伝導が約 0.1 秒遅れる．ここから興奮は房室束（ヒス束）を通って心室に広がっていく．ヒス束は右心室に向かう右脚と左心室に向かう左脚に分かれる．右脚と左脚の枝が心筋層に入っていくと，興奮はプルキンエ線維とよばれる特殊な心筋線維を経て心室全体の心筋に伝えられ，心室が一斉に収縮する．刺激伝導系の一部が不調を来して，興奮のペースが狂ったり伝わらなくなったりして収縮が不規則になることを不整脈という．

5　心周期

　心臓は規則的に収縮と拡張を繰り返す．その周期を心周期とよび，1回の心周期を収縮期と拡張期に分ける（図 4-6）．収縮期は心室の筋の収縮開始と共に始まる．すぐに心室の圧が上昇して房室弁（三尖弁と僧帽弁）が閉鎖する．次に動脈弁（肺動脈弁と大動脈弁）が開いて血液が動脈に送り出される．心室が収縮を終えると動脈弁が閉鎖して心室の筋の弛緩が始まる．これが拡張期の始まりである．心室の圧が急激に低下して心房より低くなると，房室弁が開いて心房から心室に血液が流入する．ふたたび心室の筋が収縮を開始するときに次の収縮期が始まる．

　収縮期の最初，動脈弁が開くまでは血液が動脈に送り出されない．この期間は心室圧が上昇するものの心室の容積が変わらないので心室等容性収縮期とよび，収縮期の残りは動脈に血液が送り出されるので心室駆出期という．拡張期の最初，房室弁が開くまでの心室容積がほぼ変わらない期間を心室等容性拡張期，残りを心室充満期と心房収縮期に分ける．

　図 4-6 を見ると，大動脈弁が閉じた後に左心室の圧は急激に下がるが，大動脈の圧は徐々にしか低下していないことがわかる．後で述べるように，大動脈をはじめとする太い動脈の壁は弾力があって，収縮期に心臓からの圧を受けて径が広がり，大動脈弁が閉鎖した後はこの広がりが元に戻ることである程度の圧を保ちながら，さらに細い動脈へとスムーズに血液を送っている．そのため心室の圧は拡張期にはほぼ 0 まで下がるが，動脈の圧は半分にまでしか下がらない．

　拡張期に動脈の圧が保たれることは，冠状動脈への血流を確保するうえでも重要である．

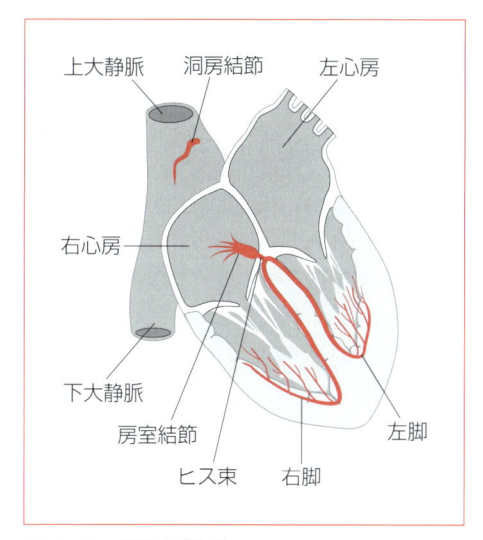

図4-5　刺激伝導系
模式的な心臓の図に刺激伝導系の位置を示す

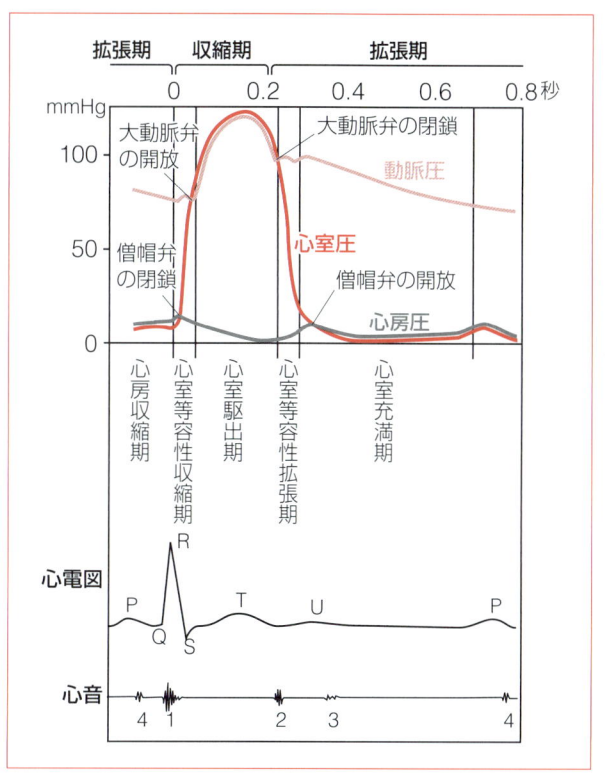

図4-6　心周期
　黒線は左心房の内圧，赤線は左心室の内圧，ピンクの線は大動脈の内圧を表す．僧帽弁は，左心室圧が左心房圧を上回ると閉鎖し，左心室圧が左心房圧を上回ると開放する．大動脈弁は，左心室圧が大動脈圧に追いつくと開放し，左心室圧が大動脈圧を下回ると閉鎖する．心電図には心房の収縮時になだらかなP波，心室の収縮開始時に鋭いR波が上向きに現れる．心室駆出期にはなだらかなT波がみられる．聴診すると弁の閉鎖時にははっきりした音が聞こえる．房室弁の閉鎖時を第1音，動脈弁の閉鎖時を第2音という

　収縮期には大動脈の圧も高いが心室の筋も収縮して圧が高まっている．そのため収縮期には心筋の組織への血液の流入は非常に少なく，心筋内にあった血液は右心房に向かって押し出される．それに対して拡張期には心筋が弛緩して圧が下がり，大動脈の方がはるかに高い圧を保つ．そこで冠状動脈からの血液が心筋組織に行きわたるのである．冠状動脈が大動脈弁の下流から起こる意味はそこにある．

6　心電図

　刺激伝導系を伝わる電気的な興奮は周囲の組織に電位変化を起こす．そのため体表に電極をつけて測定すると，心周期に一致した電位変化を記録することができる．これを心電図（electrocardiogram；ECG），その測定器を心電計とよぶ．
　通常は右足首にアースを，左足首，左右の手首，胸部前面に電極を取り付ける．これらの特定の組合せの間での電位変化を見ることを誘導とよぶ（図4-7）．標準肢誘導は，左足首と左右の手首の中からいずれか2つを選び，その間の電位差を計測することをいう．

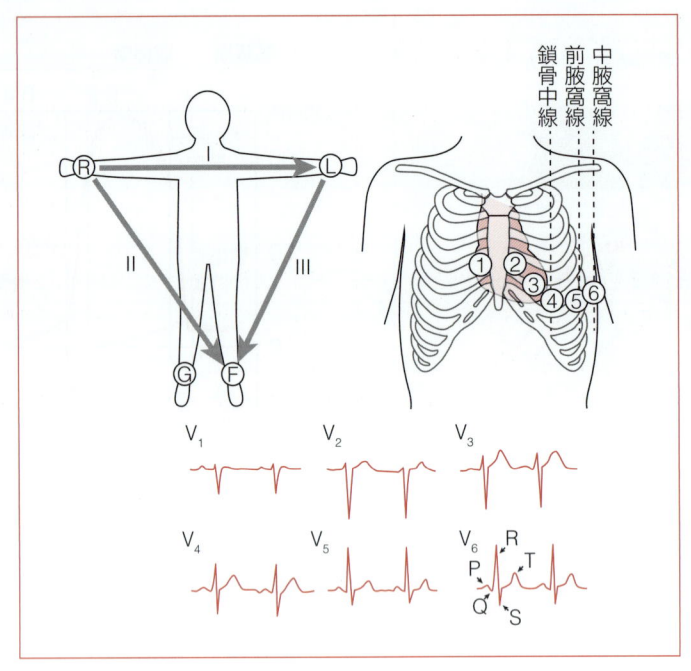

図 4-7　心電図
　文字を付した丸印は電極の位置を示す．R：右上肢，L：左上肢，G：右下肢（アース），F：左下肢，1から6：対応する胸部誘導．腋窩は腋の下のくぼみで，その前縁は大胸筋が，後縁は広背筋が境界となる．前腋窩線と後腋窩線は，それぞれこの前縁と後縁を通る垂直線．中腋窩線は，両者の中央に位置する垂直線

組合せによってI, II, III誘導とよぶ．単極肢誘導とは3肢からの電位のうちどれか1つと，他の2つの平均との間の電位差を計測することをいう．選んだ1つの電極によってaVR，aVL，aVF誘導とよぶ．胸部の電極を使用する胸部誘導の場合には，胸部の6個所の電極のうちの1つの電位と，3肢の平均電位との差を計測する．胸部の電極の番号によってV_1からV_6誘導とよぶ．

　正常の心電図では，電位変化にP，Q，R，S，T，Uといった名称がつけられている．心房の興奮による変化をP波，その0.12～0.2秒後の急激な変化をQRS群とよぶ．Q波の始まりが心室筋の興奮開始に相当する．T波は心室筋の興奮が収まっていく時期に対応する．PR時間は心房筋から心室筋への興奮の伝導時間（房室伝導時間）を，QT時間は心室筋が収縮している時間を表す．これらの時間や向きを調べることで，刺激伝導系のはたらきをはじめとした心機能とその異常を知ることができる．

7　血管の構造と機能

　血管には動脈，毛細血管，静脈の3種類がある．動脈は心臓から全身の組織の毛細血管まで血液を届ける．毛細血管では血中の酸素や栄養が組織に拡散し，逆に二酸化炭素や不要物が血管に入る．静脈は毛細血管の血液を心臓まで戻す．3者の役割の違いが構造に現れている（図4-8）．

1 動脈，静脈，毛細血管の特徴

　動脈は心臓からの高い圧を受けるために壁が厚い．動脈の壁は3つの層から成り立っており，内腔側から順に内膜，中膜，外膜とよぶ．内膜は内皮細胞と基底膜と少量の結合組織でできていて薄い．中膜は細い動脈では輪状に走行する平滑筋が主体であるが，太い動脈では弾性線維も豊富である．外膜は細い動脈ではごく薄い結合組織であるが，太い動脈では結合組織の他に血管も含む．中膜に弾性線維の多い太い動脈を弾性動脈，平滑筋の多い細い動脈を筋性動脈とよぶ．心臓から拍出された血液の圧は弾性動脈によって一部吸収され，それが拡張期に開放されることによって収縮期の動脈圧との差が大きくなりすぎないようになっている．細い動脈は，平滑筋が神経のはたらきで収縮すると動脈の径が細くなってその下流の血流が減り，拡張すると径が太くなって下流の血流が増加する．このように血管の平滑筋の作用によって局所の血流が調節される．毛細血管につながる手前の細動脈は内皮細胞の外に薄い平滑筋細胞の層（中膜）があり，外膜はきわめて薄いか欠けている．

　毛細血管は動脈と静脈の間をつなぎ，血液と間質液（組織の細胞間の水分）の間で酸素と二酸化炭素，栄養と不要物といった物質の交換を行っている．直径は赤血球がようやく通ることができる程度のものが多い．壁は内皮細胞と基底膜のみからなり，組織によって内皮細胞に孔が開いているものや，孔がなく壁が連続しているものがあり，物質の透過性が異なる．

　静脈は毛細血管に接続する非常に細いものから，心臓につながる上・下大静脈まで次第に合流して太くなる．静脈の壁は動脈と同様に3層構造を示すが，同じ太さの動脈の壁に

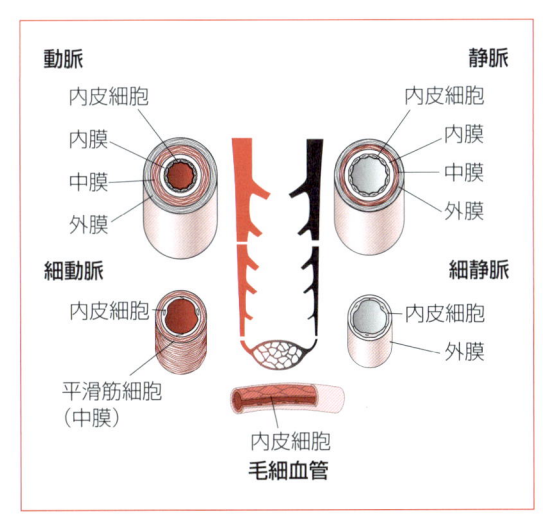

図4-8　血管の構造
　動脈も静脈も壁の基本は3層構造である．細動脈，細静脈になると一部の層を欠く場合がある．毛細血管の壁はほぼ内皮細胞のみで形成される

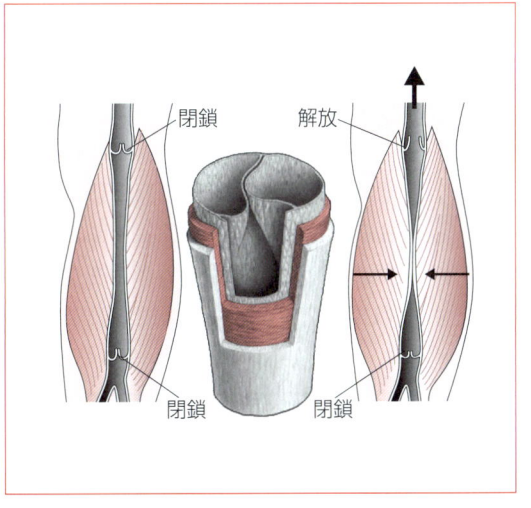

図4-9　静脈弁
　弁は四肢の静脈に数多く存在し，重力によって血液が下がるのを防いでいる．静脈が骨格筋に隣接している場合，筋が収縮して静脈が圧迫されると血液は弁で規定された方向，すなわち心臓に向かって移動する．静脈が動脈に伴行している場合も，静脈と動脈が共通の結合組織のさやで覆われているため，動脈の拍動によって静脈が圧迫されて同じように血液が心臓に向かって移動する

7　血管の構造と機能　65

比べてはるかに薄い．そのため，動脈と異なり血液が十分満ちていないときは扁平に虚脱している．また，動脈と異なり上流と下流で圧の差が少ないので血液が逆流しやすい．そのため四肢の静脈のように重力に逆らって血液を流さねばならない部位には，静脈弁が備わっていて逆流を防いでいる（図4-9）．

❷ 血圧

　血圧は心臓や血管内部の圧のことである．動脈においては，心臓から駆出される血液の量と血管の抵抗によって決まる．血管抵抗は血管の断面積の総和が大きいほど低くなる．大動脈は太いが1本しかないので総断面積は小さい（図4-10）．動脈が分岐するに従って1本の動脈の断面積は小さくなるが，分岐した動脈の総断面積はどんどん大きくなっていくので，血圧も下降する．毛細血管から静脈にかけての血圧は緩やかに下降していく．毛細血管の中でも動脈に近い側は血圧が高いので，組織との圧の差によって血液の成分が組織に出て行くが，毛細血管の静脈に近い側は圧の差が小さいので，浸透圧のより高い血液の方に組織の水分が移動する．

　動脈の血圧を測るには，動脈内にセンサーを挿入して測定する直接法（観血的測定）と，外から圧を加えて血流の変化を見る間接法（非観血的測定）がある．日常の臨床では間接法がよく用いられる（図4-11）．間接法で用いる血圧計にはカフないしマンシェットとよばれる帯状の袋がついている．これを上腕に巻いて内部に空気を送り込むことで上腕を圧迫し，圧の十分高い状態から徐々に圧を低下させながら，カフの少し遠位で動脈が通る部位を聴診する．圧が十分高いときは収縮期にも拡張期にも血液は流れないので無音である．圧が収縮期の最高圧よりも下がると，圧迫された血管の狭いすき間を通って収縮期のみ血液が流れ，その際に乱流による雑音（コロトコフ音）を生じる．圧が拡張期の最低圧よりも下がると収縮期も拡張期も血液がスムーズに流れるため，コロトコフ音がなくなる．コロトコフ音の聞こえる上限の血圧を収縮期血圧，下限を拡張期血圧とよんでいる．聴診の代わりに手首の動脈において拍動を触れることでもおおよその測定は可能である．両者をそれぞれ聴診法，触診法とよんで区別する．

　正常な成人の上腕動脈では収縮期血圧120 mmHg，拡張期血圧70 mmHgである（mmHgという単位は水銀柱の高さ何mmに相当する圧力かを表している）．これは座位において上腕を心臓とほぼ同じ高さにして測定した場合の圧であり，姿勢が変われば，また測定部位が変われば重力等の影響を受けて変化する．収縮期と拡張期の血圧の差を脈圧という．収縮期血圧，拡張期血圧，脈圧は様々な疾患の際にも変化する．

8　循環の調節

　からだのおかれた状況によって，各部に必要な血流量は変化する．ヒトの心臓が1回に駆出する血液の量（1回拍出量）は通常70 mL程度である．心拍数を1分あたり72回とすると，1分間に心臓は約5Lの血液を送り出していることになる（毎分心拍出量）．激しい運動をしているときは1回拍出量と心拍数の両方が増加して，毎分心拍出量はこの4〜6倍程度にまで増加する．その際，骨格筋に多くの血液を送らねばならないが内臓の血流は少なくてよい．反対にゆっくり休んでいるときは，骨格筋の血流は少なくてよいが内臓には血液を送って消化吸収等を進め，次の活動に備える必要がある．

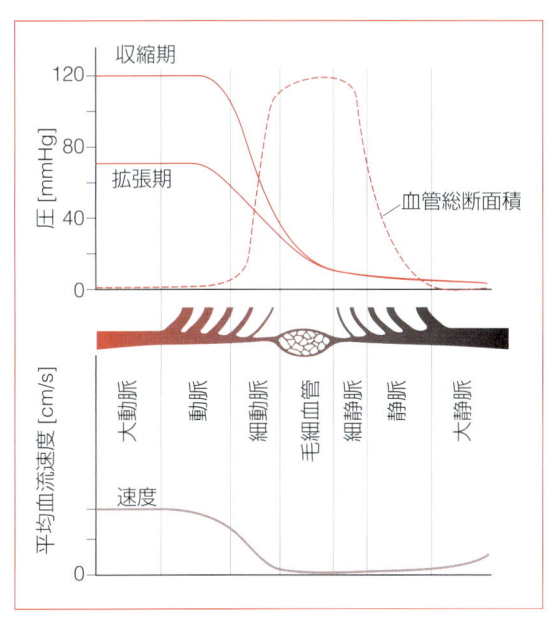

図 4-10　血管断面積と血圧
　大動脈の断面積は 5 cm² ほど．細動脈の断面積は 1 本では 700 μm² と小さいが本数が多いので合計すると 400 cm² となる．さらに毛細血管では，1 本の断面積は 8 μm² だが合計では 4,500 cm² に達する．このため毛細血管までで血圧は大きく下降する．動脈は血管抵抗の主因をなすので抵抗血管ともよばれる．静脈は細静脈から比較的太い静脈に至るまで総断面積が大きい．静脈はふつう正円に近い断面積の最大になる形をとらずに扁平である．したがって循環血液量が増加してわずかでも圧が上がると静脈が容量を増して，血液量増加分の大部分が静脈に分布する．そこで静脈は容量血管ともよばれる

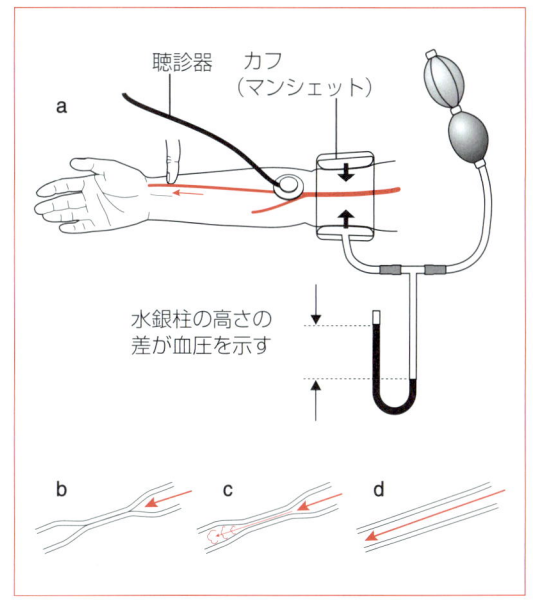

図 4-11　血圧測定
　上腕にカフを巻いて圧迫し，上腕動脈の血流を検知する（a）．圧迫部位のすぐ下流で聴診する方法と，橈骨動脈の拍動を触知する方法がある．圧が十分高いと血流が完全に遮断される（b）．圧が収縮期圧と拡張期圧の間にあると収縮期にのみ血液が流れて乱流によるコロトコフ音を生じる（c）．拡張期圧より低くなると常に血液が流れて再び無音となる（d）

　こうした状況に応じた全身の調節を行っているのが内分泌系と神経系である．詳しくはそれぞれの章に譲るが，内分泌系で分泌されたアドレナリンなどのホルモンが心臓の収縮力や心拍数を増大させる．アドレナリンは骨格筋と肝臓に対しては細動脈の平滑筋を弛緩させるので血流を増加させるが，その他の器官の細動脈は収縮させるので血流を減少させる．この他にもアンギオテンシンやエンドセリン，キニンといったホルモンが細動脈に作用する．神経系も心臓と血管系の両方に作用する．交感神経系とよばれる神経細胞の集団が興奮するとアドレナリンと同様の作用を示し，心臓の収縮力や心拍数を増加させ細動脈の収縮と拡張を制御する．副交感神経系とよばれる神経細胞の集団が興奮すると，心臓の収縮力や心拍数が低下する．

9　全身に分布する動脈

　心臓から出た大動脈は上に向かって少し走行したのち左後方に大きくアーチを描いて向きを変え，胸部と腹部を下行する．上に向かう部分を上行大動脈，アーチを描く部分を大動脈弓，下行する部分を下行大動脈という．下行大動脈は胸腔内を走行する胸大動脈と，腹腔内を走行する腹大動脈に区別される．

頭部と上肢に向かう血管は大動脈弓で分岐する（図4-12）．頭部に向かうのは総頸動脈，上肢に向かうのは鎖骨下動脈で，頸部には両方からの枝が分布する．右は総頸動脈と鎖骨下動脈が共通の幹として大動脈弓から分岐し，その後で両者が分かれる．この共通部分を腕頭動脈という．左は総頸動脈と鎖骨下動脈が独立して大動脈弓から分岐するので腕頭動脈はない．
　総頸動脈はほぼ第4頸椎の高さで外頸動脈と内頸動脈に分かれる．外頸動脈は主に頭蓋の外に，内頸動脈は頭蓋腔内に血液を送る．鎖骨下動脈から分岐する椎骨動脈は，第6頸椎以上の横突孔を通りながら上行し，大後頭孔から頭蓋内に入る．鎖骨下動脈の枝でありながら脳に分布している．脳の血管については神経系の章で詳しく扱う．
　鎖骨下動脈は椎骨動脈を分岐させたのち，頸部に分布する枝を出し，第1肋骨の外側縁を越えたところで腋窩動脈と名前を変える．腋窩動脈は上肢帯付近にいくつかの枝を出したのち上腕動脈となる．自由上肢の血流はほとんどが上腕動脈で供給される．上腕動脈は橈骨動脈，尺骨動脈などに分かれる．手首の橈側で体表から拍動を触れることができるのは橈骨動脈である．
　下行大動脈からは多くの枝が起こる．胸壁や腹壁に分布する動脈は，各椎骨の高さに一致してほぼ一定の間隔で両側に分岐する．第12肋骨までの高さで分岐したものは肋骨の下縁近くに沿って前方に回る．これを肋間動脈という（第12肋骨の下を走る動脈は，それより下に肋骨がないので肋下動脈とよぶ）．第1から4腰椎の高さでも両側に枝が分かれる．これを腰動脈という．腹大動脈からは内臓を養う太い動脈が前方に3本分かれる．横隔膜直下で分岐するのを腹腔動脈，そのすぐ下の第1腰椎の高さで分岐するのを上腸間膜動脈，第3腰椎の高さから分岐するのを下腸間膜動脈という．腹腔動脈は胃から十二指腸上部，肝臓，脾臓，膵臓の一部を養う．上腸間膜動脈は十二指腸下部から先の小腸，大腸の約半分を養う．下腸間膜動脈はそこから先の大腸を養う．腹大動脈からはその他に第2腰椎の高さで左右に1対出る腎動脈，複数の副腎動脈，性腺動脈（男性では精巣動脈，女性では卵巣動脈）などが分かれる．
　腹大動脈は第4腰椎の高さで左右の総腸骨動脈に分かれて終わる．総腸骨動脈は仙腸関節の付近で内腸骨動脈と外腸骨動脈に分かれる．外腸骨動脈は下肢に，内腸骨動脈は主に骨盤内の臓器に血液を送っている．精巣や卵巣を養う精巣動脈と卵巣動脈が腹大動脈から起こるのは，それらの器官が発生の際に腰部で生じて骨盤の方に下行してきたためである．
　大腿動脈は大腿前面を下行して周辺の皮膚や筋を養う．途中で分かれる大腿深動脈は深部や大腿後面に分布する．大腿動脈もやがて後面に回り膝窩動脈となる．さらに下腿に入ると前脛骨動脈と後脛骨動脈に分かれ，様々な枝を出す．

10　全身に分布する静脈

　全身の組織を流れた血液は静脈に集まって心臓に戻る（図4-13）．静脈の走行は動脈に比べて個体差が大きい．静脈には四肢や頭部に向かう動脈に伴行するものと，動脈と異なる走行を示すものがある．前者は比較的個体差が少なく，伴行する動脈と同じ名称がつけられている．後者には上大静脈，下大静脈のように心臓に直結する静脈や後述する門脈のような血管と，皮下組織などを網目状に走る静脈がある．皮下組織を走る静脈は皮静脈とよばれ，とりわけ個体差が大きいので個体認証（手掌や指先の皮静脈のパターンをコンピュ

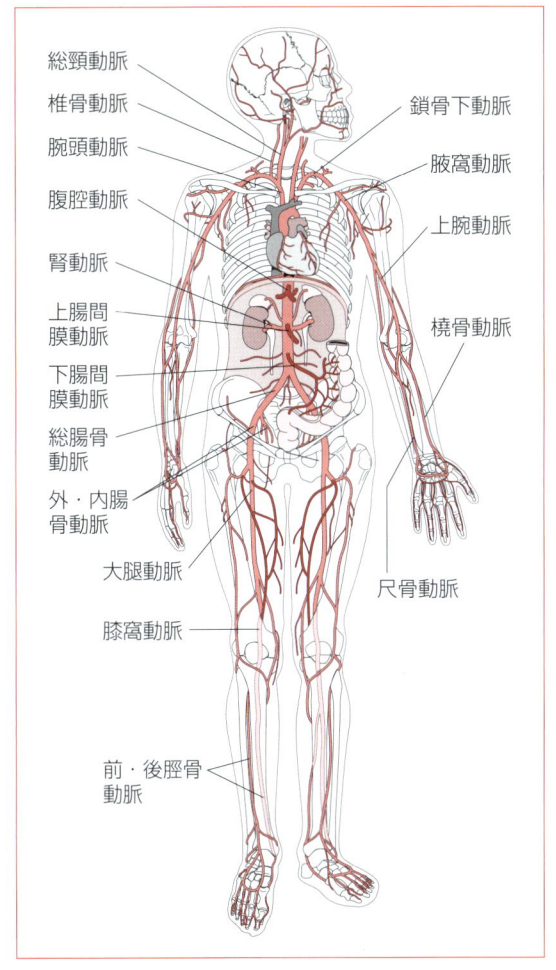

図4-12 全身の動脈
　前胸壁と前腹壁，ならびに肺や消化器系の大部分を取り除いて見たところ

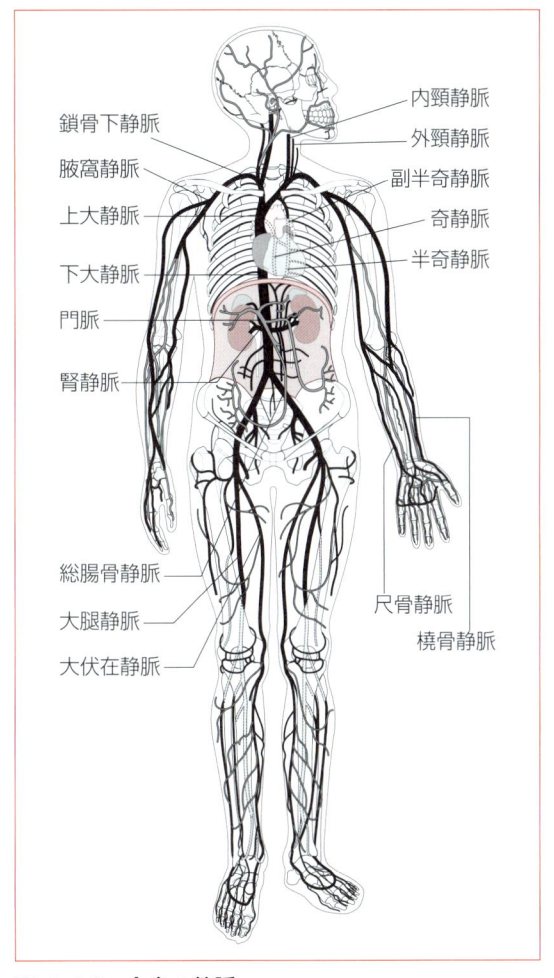

図4-13 全身の静脈
　前胸壁と前腹壁，ならびに肺や消化器系の大部分を取り除いて見たところ

ータで識別して個人を特定する）に使われるほどである．
　頭部からの血液は内頸静脈と外頸静脈を通って心臓に向かう．上肢からの血液は橈骨静脈，尺骨静脈，上腕静脈のように動脈に伴行する静脈や，橈側と尺側の皮静脈などから腋窩静脈を経て鎖骨下静脈に注ぐ．外頸静脈は鎖骨下静脈に合流する．内頸静脈と鎖骨下静脈が合流して腕頭静脈（動脈の場合と異なり左右に存在する）となる．左右の腕頭静脈は合流して上大静脈をつくる．胸腹壁の血液を導く肋間静脈，肋下静脈，腰静脈は，椎骨の両側で上下に走行する静脈（奇静脈・半奇静脈・副半奇静脈・上行腰静脈）に合流する．これらの静脈血は最終的にすべて奇静脈に集まってから上大静脈に注ぐ．
　下肢からの血液は前脛骨静脈，後脛骨静脈などの動脈に伴行する静脈や，小伏在静脈，大伏在静脈などの皮静脈から大腿静脈を経て外腸骨静脈に注ぐ．外腸骨静脈は骨盤内の静脈血を集める内腸骨静脈と合流して総腸骨静脈をつくる．左右の総腸骨静脈が合流して下大静脈となる．下大静脈には腎静脈が左右から接続する．
　胃から直腸の途中までの消化器系と脾臓からの血液は，胃からの数本の静脈，上腸間膜静脈，下腸間膜静脈，脾静脈などに集まって，門脈という特殊な血管を通って肝臓に注ぐ

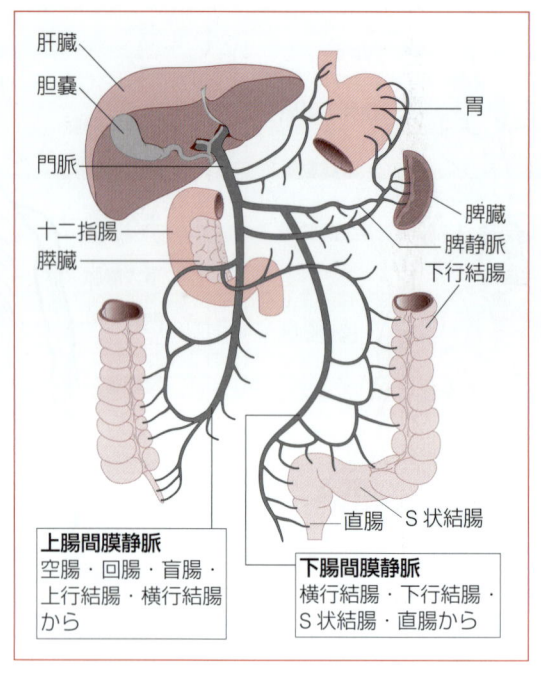

図 4-14 門脈
胃，小腸，膵臓，大腸の一部を取り除いて，消化管と脾臓からの静脈と門脈を見たところ

（図 4-14）．門脈は消化器系からの静脈血を肝臓に送る．門脈は肝臓で再び分岐を繰り返し毛細血管につながっている．つまり門脈は 2 つの毛細血管系の間を結ぶ血管である．

11 胎児期の血液循環

　私たちが生まれてからの血液循環は前述の通りであるが，出生前の循環はこれとは大きく異なっている（図 4-15）．ヒトを含む哺乳類の胎児は胎盤と臍帯を通して母体から酸素と栄養を受け取り，母体に二酸化炭素と不要物を渡している．

　胎盤は母体の子宮内にできる組織で，母体からの血液と胎児からの血液が薄い膜を介して隣接して循環している．ここで酸素や栄養が母体の血液から胎児の血液に移行し，二酸化炭素と不要物が胎児の血液から母体の血液に移行する．すなわち胎盤は胎児の肺と消化器系の機能を代行していると考えることができる．

　そのため，胎児の内部の血液循環は出生後と大きく異なる．1 つめの違いは臍動脈と臍静脈の存在である．臍動脈は胎児の左右の内腸骨動脈から 1 本ずつ分岐し，腹壁に沿って上に進み臍を通って臍帯に入り胎盤に至る．臍静脈は 1 本のみで，胎盤から臍帯を経て臍を通って腹腔内に入り，上方に転じて肝臓に至る．

　生後の消化管からの血流と異なり，臍静脈からの血液は酸素に富んでおり，有害物も含まれない．そこで生後の門脈のように肝臓に血液を送るよりも，肝臓を経ないで全身に循環させた方がよい．そのための経路が静脈管である．静脈管は臍静脈と下大静脈を連絡しているので，臍静脈からの血液は大部分がそのまま右心房に向かう．

　胎児期はガス交換を胎盤で行い，肺呼吸はしていない．そこで生後のように肺に大量の

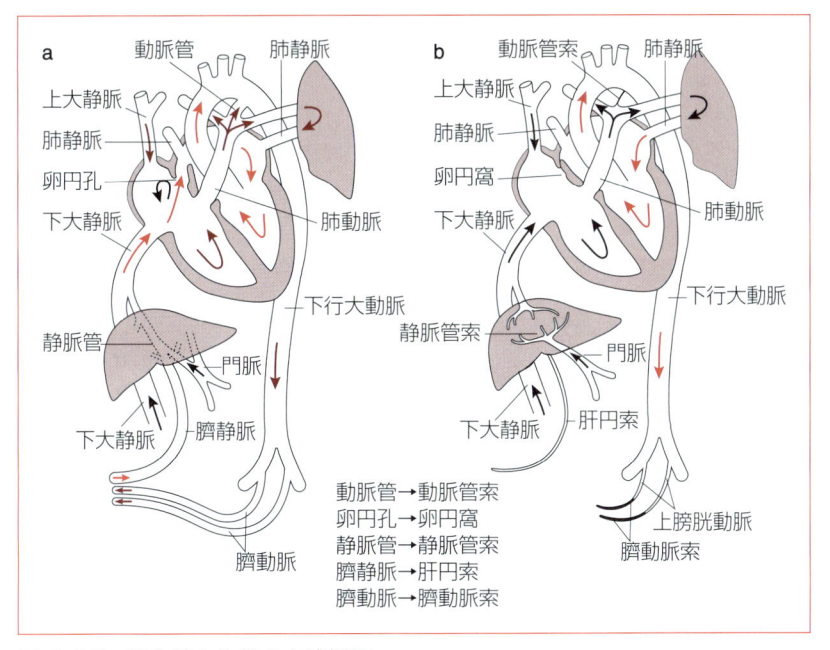

図4-15 胎生期と生後の血液循環
　胎生期（a）に存在する臍動脈，臍静脈，静脈管，動脈管，卵円孔は，生後（b）閉鎖して臍動脈索，肝円索，静脈管索，動脈管索，卵円窩となる

　血液を送らなくても，肺の発生に必要な血流があればよい．そのため右心系の血液を，肺を通さずに全身に送るための経路がある．その1つである卵円孔は左右の心房の間に開いており，臍静脈から下大静脈を経て流入してきた酸素に富んだ血液の多くが右心房から左心房へ流入し，左心室から大動脈へと送られる．

　もう1つの経路が動脈管である．上半身を流れた血液は上大静脈から右心房に入るが，この血液の大部分は卵円孔を通らず三尖弁から右心室に入る．右心室から出た肺動脈と大動脈弓の間に動脈管という血管があり，肺動脈の血液の多くはこれを通って大動脈弓，下行大動脈を経由して下半身に向かう．

　以上のように，臍静脈から返ってきた酸素に富む血液の多くは卵円孔を通って左心系に入り，大動脈弓から上半身を巡る．上半身から戻ってきたやや酸素の少ない血液は動脈管を通って下行大動脈から下半身に向かう．その一部が臍動脈へと入っていく．生後時間をかけて成長する下肢よりも，胎生期に細胞分裂の大半を終える脳の方に酸素の多い血液を優先的に循環させる機構となっている．

　胎生期に特有のこれらの血管は出生と共に閉塞する．臍動脈と臍静脈のうち，胎盤から臍帯までの部分は臍帯が脱落すると共に失われ，残った腹腔内の臍動脈は臍動脈索，臍静脈は肝円索というひも状の結合組織となる．静脈管と動脈管も同様に生後内腔が閉じて，静脈管索，動脈管索というひも状の結合組織となる．卵円孔は閉じて卵円窩というくぼみが残るのみとなる．

12 リンパ系

　毛細血管から浸み出した血液成分は組織間液（間質液）となって細胞に酸素や栄養を供

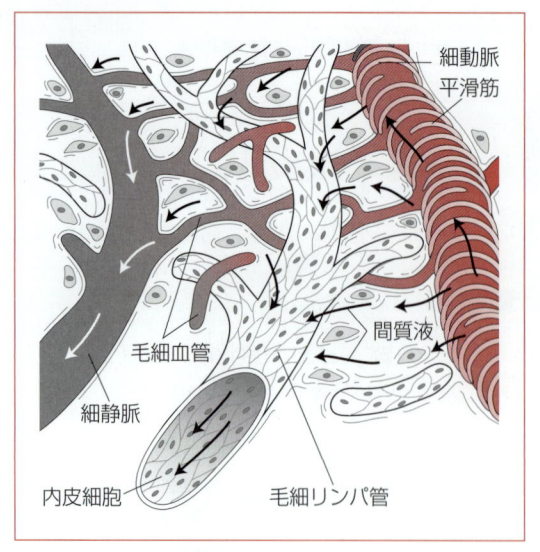

図 4-16　リンパ管
　毛細リンパ管の壁は薄く，内皮細胞1層からなる．組織からこの中に入った間質液をリンパとよぶ．間質液と共に病原体や異物も侵入する可能性があるため，下流のリンパ管の途中にリンパ節があって，病原体や異物に対する障壁をつくっている

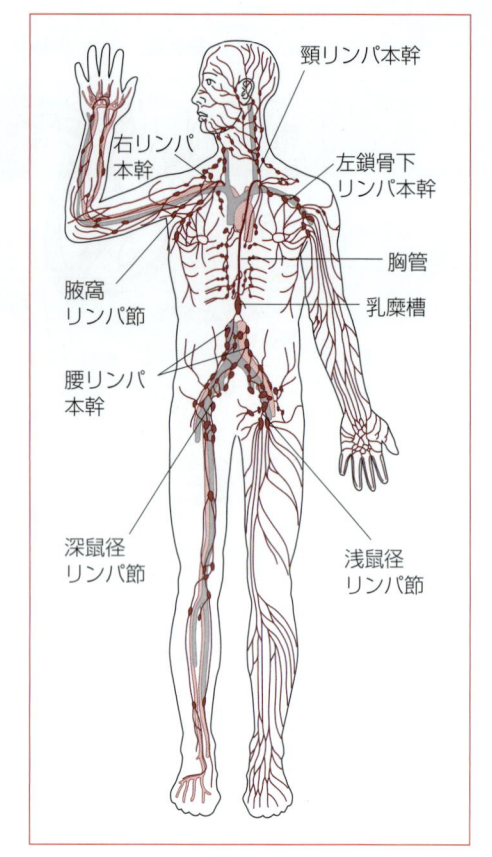

図 4-17　リンパ系
　様々な組織にある毛細リンパ管は集まってリンパ管を形成する．リンパ管はさらにリンパ本幹にまとまる．下半身と左上半身からのリンパ本幹は最終的に胸管に接続して，左静脈角に注ぐ．右上半身からのリンパ本幹は右リンパ本幹を形成して右静脈角に注ぐ

給する．間質液は毛細血管から一部は吸収されるが，残りはリンパ系を通して回収される．リンパ系にはリンパ管，リンパ節，リンパ本幹と胸管，脾臓が含まれる（図4-16）．

1　リンパ管

　リンパ管の内部を流れる液体をリンパとよぶ．リンパは回収された間質液である．リンパ管は血管と異なり，心臓から組織を巡って心臓に戻るという閉じたループをなすのではなく，組織からリンパを回収する部分だけからなる．組織内には毛細リンパ管とよばれるきわめて細い管があり，血管内皮と同様の細胞1層の壁からなる（図4-17）．この壁を通してリンパが回収される．毛細リンパ管は次第に合流して，より太いリンパ管となる．リンパ管は静脈に似た壁の薄い管である．リンパ管にも弁があり，周囲の筋の収縮などを駆動力としてリンパが移動する．

2　リンパ節

　リンパ管の合流部位にはリンパ節がみられることがある．リンパ節はリンパを濾過する

器官である．リンパ節には皮質と髄質がある．皮質には数本のリンパ管（輸入リンパ管）が入り，髄質から1，2本のリンパ管（輸出リンパ管）が出ていく．輸出リンパ管が出る部位はリンパ門とよばれ，血管も出入りする．リンパ節にはリンパ球をはじめとした免疫系の細胞が多く集まっている．組織に侵入してリンパの中を流れてきた異物や病原体は，ここで免疫細胞に貪食され，また特異的な抗原を認識される．それによってその抗原に対する抗体を産生する細胞が増殖して抗体産生を増加させる．後述するリンパ本幹に入った物質は，そのまま静脈血に入ることが可能なので，その前段階でリンパ節が障壁をつくっていることが重要である．そのため，皮下を通ってきたリンパ管が深部に入ってリンパ本幹へと合流する手前にリンパ節が多い．頸部，腋窩（上肢の付け根），鼠径部（下肢の付け根）がそうである．免疫系のはたらきについては第5章で詳しく学ぶ．

3　リンパ本幹と胸管

　下肢からのリンパを導くリンパ管は集まって腰リンパ本幹を形成する．消化管からのリンパ管は腸リンパ本幹を形成する．これらは乳糜槽という袋状の器官に集まって，そこから胸管を形成して胸部を上行する．その途中で左の胸部内臓からのリンパを集める気管支縦隔リンパ本幹が合流する．消化管から吸収された脂肪は，微細な粒となってリンパの流れに入る．そのため食後に小腸からの吸収が盛んなときには，腸リンパ本幹，乳糜槽，胸管のリンパは白く濁って見える．この状態のリンパを乳糜とよぶ．

　上肢からのリンパは鎖骨下リンパ本幹に集まり，頭頸部からのリンパは頸リンパ本幹に集まる．左では，これらのリンパ本幹は胸管に合流する．胸管はその後すぐに左の内頸静脈と鎖骨下静脈の合流点（静脈角）に注ぐ．右では，鎖骨下リンパ本幹と頸リンパ本幹，ならびに気管支縦隔リンパ本幹が合流して右リンパ本幹を形成し，右の静脈角に注ぐ．こうしてリンパは静脈血に合流する．

　全身のリンパの流れをまとめると，右の上半身からのリンパは右リンパ本幹を経て右の静脈角に注ぎ，左の上半身と両側の下半身からのリンパは胸管を経て左の静脈角に注ぐことになる．

13　脾臓

　脾臓は腹腔の左上部，ほぼ第10肋骨の高さで，胃の後外側に隠れるようにして存在する重さ100g前後の器官である（**図4-18**）．右側に脾動脈と脾静脈が出入りする脾門がある．内部は赤脾髄と白脾髄からなる．大部分は赤脾髄で占められ，白脾髄が赤脾髄の中に小塊状に散在する．

　赤脾髄は赤血球を貯蔵したり，古くなった赤血球を破壊したりする．破壊された赤血球の中のヘモグロビンからヘムが取り出され，脾静脈

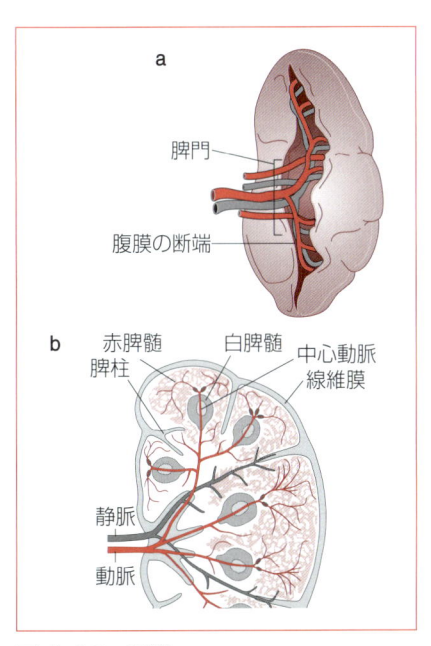

図4-18　脾臓
脾臓の外観（a）と内部構造（b）

と門脈を通って肝臓に運ばれてビリルビンに変換され，胆汁中に排泄される．古くなった赤血球の破壊は脾臓だけでなく肝臓や骨髄でも起こる．白脾髄にはリンパ球が集まっており，免疫反応を担っている．

確認問題

1. 空欄を埋めなさい．
   a. 酸素の豊富な血液を［　　］血，酸素の乏しい血液を［　　］血という．
   b. 全身からの血液を右心房に導く静脈は［　　］と［　　］である．
   c. 右心房と右心室の間の弁は［　　］弁である．
   d. ［　　］動脈は心筋を養う．
   e. 心臓の収縮期と拡張期では［　　］の方が短い．
   f. 心房の興奮は［　　］からヒス束を経て心室に伝わる．
   g. 通常使用される心電図の胸部誘導には［　　］から［　　］までがある．
   h. 聴診法で血圧測定する際に聞こえる，血液の乱流による雑音を［　　　］音とよぶ．
   i. ［　　］動脈は大動脈弓から分岐して，右上肢と右頭頸部に向かう血液を通す．
   j. 消化管からの血液を肝臓に運ぶ血管を［　　］とよぶ．
   k. 胎盤からの血液は［　　］を通って胎児に戻り，［　　］によって肝臓をバイパスして下大静脈に入る．
   l. 胸管は左の［　　］において静脈に合流する．

2. 簡潔に説明しなさい．
   a. 体循環と肺循環について説明しなさい．
   b. 右心室と左心室にはどのような違いがあるか．
   c. 胎児期の循環器系にはどんな特徴があるか．
   d. 静脈やリンパ管にはなぜ弁が必要か．

第5章 血液と免疫系

血液は体重の約1/13の重量を占め（体重65kgの成人の場合約5L存在する），仮に1つの器官とみれば皮膚と並んで最も重量の大きい器官の一つである．血液は細胞成分である血球と，液体成分である血漿でできている．本章では血液の細胞成分と液体成分について学ぶと同時に，血液内だけでなく他の組織にも分布する免疫細胞のはたらきを理解しよう．

第5章

血液と免疫系

1 血液のはたらき

　血液は細胞成分である血球と液体成分である血漿からなる．液体成分を基質とみなすと，細胞と細胞の間に基質が多い点が結合組織や骨，軟骨などと共通しているため，血液は便宜上支持組織に分類される．ただし，細胞と細胞の間に一定のつながりはなく，全体として液体のようにふるまう．血液は心臓と血管の中を流れて，酸素と二酸化炭素，栄養や不要物，無機イオンなど，様々な物質を運搬する作用がある．同時に免疫系の細胞が豊富に存在し，全身を異物や病原体，がん細胞から守っている．

2 血液の成分

1 血球・血漿・血清

　血液を遠心分離器にかけると，比重の重い血球成分は下に沈んで集まる．その容積の血液全体に対する百分率をヘマトクリット値（Ht, Hct）という．通常男性で40〜50％，女性で35〜45％である．血球の中では赤血球が圧倒的に多いので，ヘマトクリット値は実質的には赤血球の血液全体に対する容積比である．

　遠心分離後の血球成分の上には，黄色みがかった透明な液体がみられる．これが血漿である．血漿の約90％は水で，7〜8％が蛋白質，その他に無機イオンも多く含まれている．

　遠心分離しないで血液を静かに置いておいても，血液は凝固して上澄みの液体と血球の塊に分離する．このとき血漿の蛋白質の一部（凝固蛋白）が血球をからめ取るようにして固める．これを血液の凝固という．そうしてできた血球成分と凝固蛋白のかたまりを血餅，上澄み液を血清という．すなわち，血清とは血漿からさらに凝固に使われる蛋白質を除いたものである．

2 血球の分類とその由来

　血球には赤血球，白血球，血小板がある．白血球はさらにその形態や染色性から顆粒球，リンパ球，単球に分類される（図5-1）．顆粒球はその染色性から好中球，好酸球，好塩基球に，リンパ球はその分化[*1]様式と機能からB細胞，T細胞，NK細胞などに分類されている．血球はすべて骨髄に由来するが，T細胞はさらに分化のために胸腺が必要である．リンパ球は血液中にも存在するが，それ以外にも多くが全身のリンパ性器官に集まっ

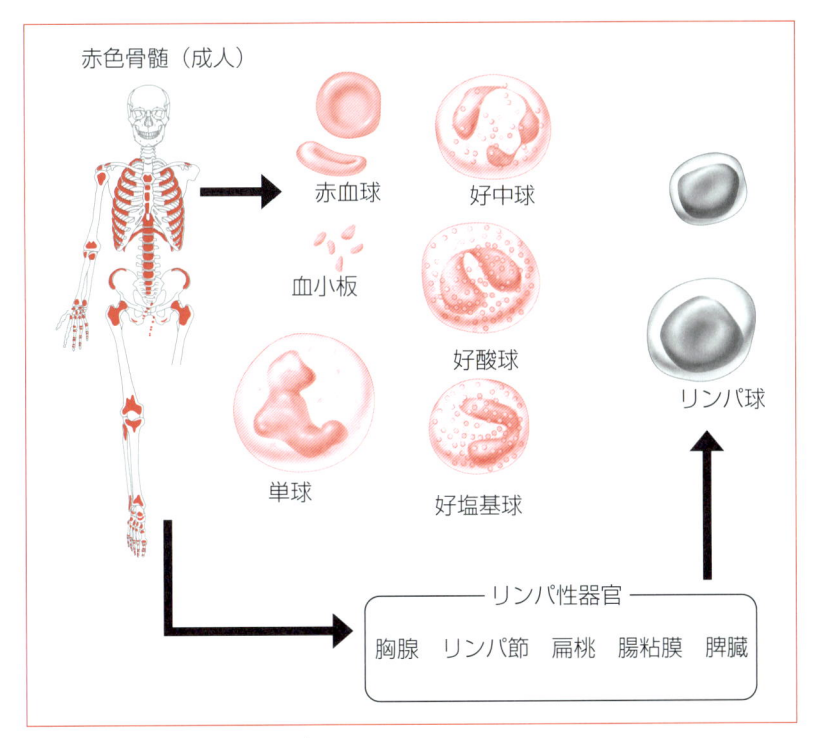

図 5-1 血球の分類と分化[1]
骨格の中の髄腔や海綿質の内部には赤で示した骨髄があり，血球を産生する．リンパ球は大部分が血液ではなくリンパ性器官に分布している

てはたらいている．

3 赤血球と酸素の運搬

　赤血球は正常の場合血液 1 μL 中に 400～500 万個程度存在し，血球のほとんどを占める．赤血球は骨髄の赤芽球とよばれる細胞から分化する直径 7～8 μm の円板状の細胞である．中央部がへこんだ形をしており，それによって体積あたりの表面積を広げて酸素の移動を効率よく行っている．赤血球には核がなく，細胞質にはヘモグロビン（Hb）が詰まっている．寿命は 120 日ほどで，最後は肝臓か脾臓で壊される．

　ヘモグロビンはグロビンとよばれる蛋白質にヘムという分子が結合したもので，そのヘムの中には鉄イオンがあって，そこに酸素が結合する（図 5-2）．1 個のヘモグロビン分子は 4 つのグロビンとそれぞれに結合したヘムからなり，4 個の酸素分子を結合させることができる．酸素の結合したヘモグロビンを酸素化ヘモグロビン（オキシヘモグロビン），酸素を放出したヘモグロビンを還元ヘモグロビン（デオキシヘモグロビン）とよぶ．

　ヘモグロビンは酸素濃度の高いところでは酸素を結合させるが，低いところでは急激に酸素を放出する．そのため，血液が肺の毛細血管を通るときは酸素を吸収し，組織の毛細血管を通るときには酸素を放出する．酸素は血漿にも溶けることができるがその量は非常

---

*1：元になる，未だ特殊化していない細胞から，様々な機能をもつ特殊な細胞に分かれていくことを分化とよぶ．未だ分化していない状態を未分化とよぶ．胚性幹細胞（ES 細胞）や人工多能性幹細胞（iPS 細胞）は様々な細胞に分化する能力をもった未分化な細胞の代表である．

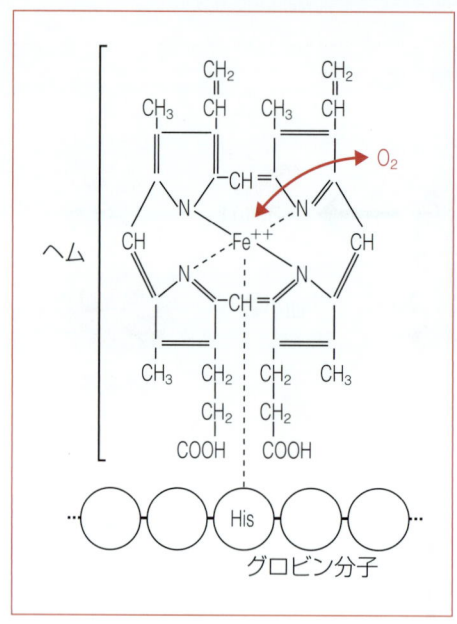

図 5-2 ヘムの構造
　ヘムは，グロビンをつくるアミノ酸の中の特定のヒスチジン（His）に結合している．ヘムには鉄原子（Fe）が含まれ，そこに酸素（O_2）が結合する

に限られているので，血液はヘモグロビンの存在によって，はるかに大量の酸素を運搬することができる．仮にヘモグロビンが赤血球の内部ではなく血漿中に溶解していたとすると，血液の浸透圧がきわめて高くなってしまうという難点がある．赤血球の中にヘモグロビンが包まれているのにはこうした必要性がある．

　大気中の酸素分圧は約 150 mmHg[*2] であるが，肺の奥まですべての空気が毎回入れ替わるわけではないので，肺胞内のガスの酸素分圧は約 100 mmHg である．この状態でヘモグロビンはほぼ 100% 酸素を結合させる．その際に血液 100 mL 中には酸素が 20 mL 含まれる．組織で酸素を放出した静脈血は酸素分圧が約 40 mmHg であり，このときの酸素含有量は約 15 mL である．したがって，血液はこの差の 5 mL 分の酸素を肺から組織へ運搬していることになる．

　血液中にヘモグロビンが少ない状態を貧血という．貧血には赤血球の数が少ないもの，1 個の赤血球に含まれるヘモグロビンの量が少ないもの，両者が合併したものがあり，それぞれ原因が異なっている．ヘモグロビンが半分しかなければ，血液が運搬できる酸素の量も半分となって組織に十分な酸素が供給できず，各器官のはたらきが妨げられることになる．

[*2]：大気圧が 760 mmHg である．体温と同じ温度において水蒸気が飽和している場合，大気圧に水蒸気が寄与している部分，すなわち水蒸気分圧は 47 mmHg あり，残りを窒素と酸素が占める．そのうち酸素が寄与している部分は 21% なので，(760 − 47) × 0.21 ≒ 150 mmHg となる．

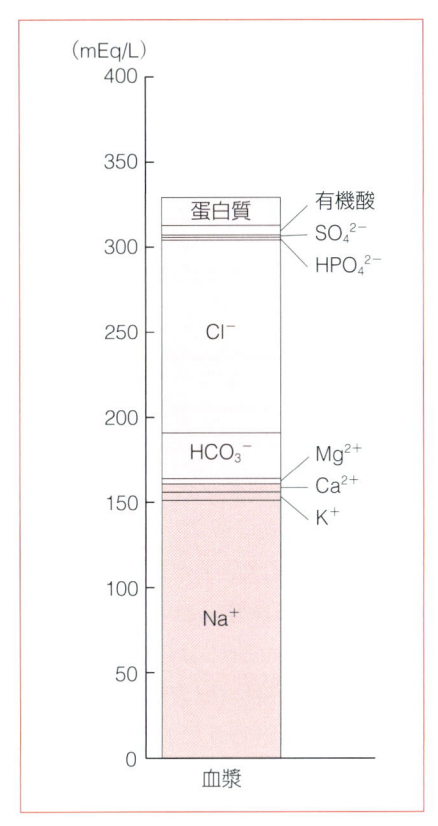

図 5-3 血漿の成分

血漿は，水の中にナトリウム（Na⁺）をはじめとした陽イオンと塩化物イオン（Cl⁻）や炭酸水素イオン（HCO₃⁻）のような陰イオンが溶けている．蛋白質も多くは陰イオンとして溶解している．mEq/L は電解質の濃度を表す単位．重量比をとると1個あたりの分子量が大きい蛋白質がこのグラフよりはるかに大きな割合を占める

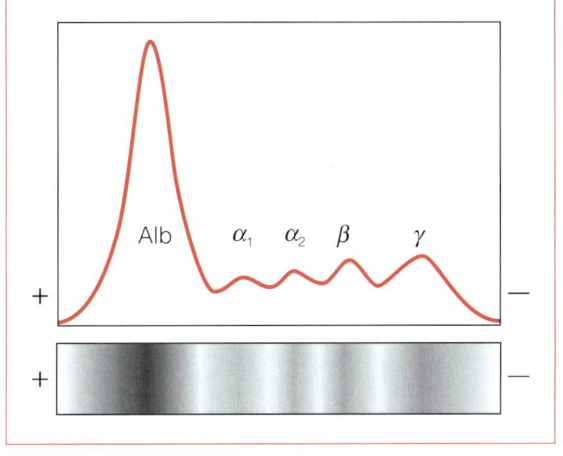

図 5-4 血清蛋白質の電気泳動像

血清蛋白質を陽極（＋）と陰極（−）の間において電圧をかけると，それぞれの蛋白質の特性に応じて決まった位置に分離する（下図）．上のグラフは各位置の蛋白質の量を示したもの．陽極に近い側からアルブミン（Alb），α_1 グロブリン，α_2 グロブリン，β グロブリン，γ グロブリンの順に並ぶ

4　血漿の成分

　血漿には様々な無機イオンと蛋白質などの有機物が含まれている．無機イオンの中ではナトリウムイオン（Na⁺），塩化物イオン（Cl⁻），炭酸水素イオン（HCO₃⁻）が多い．有機物の大部分は蛋白質（通常陰イオンとして溶解している）であるが，その他グルコース（ブドウ糖）や尿素も含まれる（図 5-3）．

　血漿中の蛋白質は 100 mL 中に約 7 g 存在し，アルブミン，グロブリン，フィブリノゲンが大部分を占める．図 5-4 は血清蛋白質を電気泳動した際に確認される分画（移動して位置が分かれる各成分）を示したものである．最も陽極側に移動するのがアルブミンで，その量が最も多い．その他の蛋白は陽極側から順に α_1，α_2，β，γ の4つのピークを示す．これらがグロブリンである．γ グロブリンは後で述べる免疫作用をもつ．フィブリノゲンは凝固の際に使われるので血清には含まれないが，電気泳動すれば β グロブリンと γ グロブリンの間に位置する．

　グロブリンには様々な分子が含まれるが，本章で扱う血液の物質輸送と免疫反応の点か

ら重要なものとして，次のものがある．βグロブリンのうち，トランスフェリンは鉄の輸送に関わる．後述する凝固系の因子の一部や補体とよばれる分子の一部もβグロブリンに含まれる．γグロブリンの主体は免疫グロブリンで，その構造の違いによってIgG, IgM, IgA, IgD, IgE の5種類に分けられる（Igは免疫グロブリン immunoglobulin の略）．これらは抗体とよばれ，異物，病原体，がん細胞などの特定の部分に特異的に結合する部位をもっている（結合する相手の分子を抗原とよび，抗体分子中の抗原と結合する部位を抗原認識部位とよぶ）．免疫グロブリンの役割についてはリンパ球の項で触れる．

5 血漿と二酸化炭素の輸送

　組織で産生された二酸化炭素は血液によって肺に運ばれて排出される．動脈血100 mL 中には二酸化炭素が約49 mL含まれる．二酸化炭素はヘモグロビンにも結合するが，大部分は血漿中に溶解する．CO_2 の形のまま溶解しているのは約5%で，あと5%程度はヘモグロビンや他の蛋白質に結合している．残りの90%近くは水分子と共に炭酸脱水酵素によってイオン化され，H^+ と HCO_3^- の形で存在する．毛細血管において上記に加えて3.7 mLの二酸化炭素がさらに血液中に取り込まれる．そのうち0.3 mLは CO_2 の形を，0.8 mLは蛋白質に結合した形を，2.6 mLが HCO_3^- の形をとる．炭酸脱水酵素が赤血球内に多く分布しているので，CO_2 は血漿から赤血球内に吸収されて，かわりに HCO_3^- が血漿中に放出されることになる．静脈血が肺胞に至ると，この3.7 mLが肺胞ガス中に放出される．

6 血小板と血液の凝固

　血管が破れるなどして血管内皮細胞以外の血管壁成分や組織が血液に触れると，血小板が膠原線維に結合して集まり，止血血栓とよばれる塊をつくる．これに加えて血管が収縮して，一時的に出血を阻止する．同時に膠原線維や組織因子（組織トロンボプラスチン）が凝固系を活性化する（図5-5）．

　血小板は血液1 μL中に約15～35万個存在する．血小板は骨髄の巨核球という細胞からちぎれるようにして分離してできる血球で，核をもたない．寿命は8～11日で最後は脾臓で処理される．血液を凝固する際には，他の血小板を活性化する因子を放出して多くが集まる．

　凝固系は様々な因子と酵素による連鎖的な反応で，最終的に血漿中のフィブリノゲンという蛋白質がフィブリンに変化し，フィブリンが多数結合して線維の網目をつくる．そこに周囲の赤血球や白血球がからめ取られて凝血塊（血餅）を形成する．各因子にはローマ数字で番号がつけられている．第VIII因子か第IX因子[*3]に異常があるのを血友病とよび，凝固に障害があるので出血が止まりにくい．どちらの因子も遺伝子が性染色体の一つであるX染色体にあるので，X染色体を1本しかもたない男子に発症することが多い．

　止血が終わって役目を終えた血餅は，線溶系とよばれる機構で分解されて取り除かれる．これはプラスミノゲンが活性化されてできるプラスミンがフィブリノゲンやフィブリンを

[*3]：ローマ数字とアラビア数字の対応は以下の通り．
　　I＝1, II＝2, III＝3, IV＝4, V＝5, VI＝6, VII＝7, VIII＝8, IX＝9, X＝10, XI＝11, XII＝12, XIII＝13

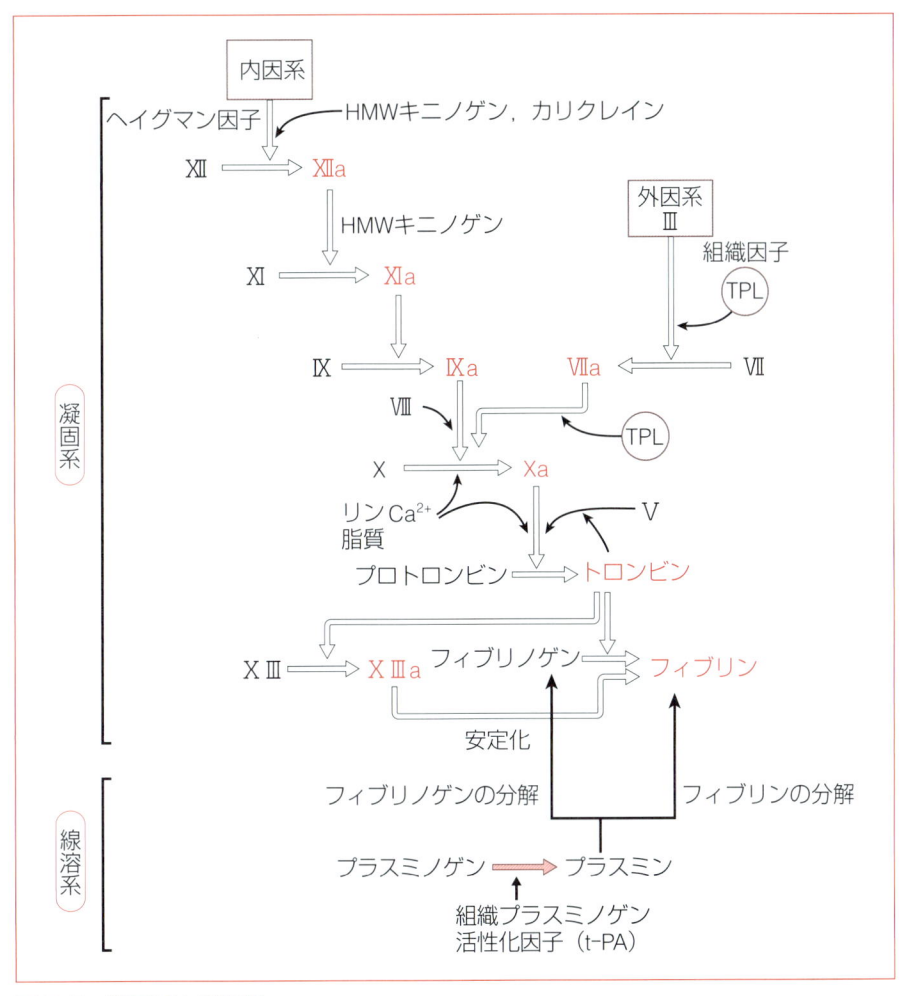

図 5-5　凝固系と線溶系
　初めに内因系の変化が起こると第 XII 因子が活性化され，次に第 XI 因子，第 IX 因子というように次々に活性化されて最終的にフィブリンが形成される．フィブリンは細長い線維状の蛋白質で，互いに連結して血球などをからめ取って固化する．外因系の変化が起こった場合は第 VII 因子がまず活性化されるが，それ以降の経路は内因系と共通している
　線溶系は役目を終えたフィブリンを溶解すると共に，フィブリノゲンも分解して新たな凝固を抑制する

分解することで起こる（図5-5）．

7　白血球と免疫機能

　私たちの身体は常に病原体や異物が侵入する危険にさらされている．たとえば消化管には外界から取り込まれた食物が通るが，そこには人体には本来無い物質が多く含まれている．消化管には細菌などの微生物も多数存在している．また，からだの中で生まれたがん細胞も，そのままにしておくと生命を危険にさらす．こうした異物や病原体，がん細胞からからだを守るしくみが備わっている．これを免疫という．無脊椎動物から存在する免疫は，あらかじめ想定される病原体を攻撃して殺菌するための機構で，自然免疫とよばれる．これに対して，病原体が侵入した際に，それに対して特異的に攻撃を加える細胞や物質が

増加し，それ以降の侵入に備える免疫もある．これを獲得免疫とよび，脊椎動物に存在する免疫機構である．

1　顆粒球のはたらき

　白血球は血液 $1\mu L$ 中に 3,500〜8,500 個存在する．そのうち 58.5％が顆粒球，36.5％がリンパ球，5％が単球である．顆粒球は好中球（白血球中に 55％），好酸球（3％），好塩基球（0.5％）に分かれる（図5-1）．顆粒球のうち，光学顕微鏡でみられる顆粒が，中性の色素でよく染まるものを好中球，酸性の色素でよく染まるものを好酸球，塩基性の色素でよく染まるものを好塩基球とよぶ．いずれも遊走能があって血管壁の内皮細胞の間を通り抜けて組織に出て行くことができる．顆粒球の循環血液中での寿命は数時間で，骨髄で常に産生されて補充を受けているが，血管を出て組織に入ると数日間生きる．

　好中球はとりわけ生体に細菌などが侵入したときに起こる炎症に際して大量に産生され，細菌を細胞内に取り込む貪食という作用をもつ．貪食された細菌や組織間隙に向かって顆粒が放出され，顆粒に含まれる酵素や，産生される過酸化水素などの化学物質によって細菌が破壊される．

　好酸球は消化器系，呼吸器系，泌尿器系などの粘膜に多く，病原体，特に寄生虫の侵入に対しての防御を担うとされる．また，喘息などのアレルギー疾患の際に増加する．

　好塩基球はその顆粒にヒスタミンを含んでいるところが，組織中の肥満細胞とよばれる免疫系細胞に似る．細胞膜表面に IgE 分子があり，そこに特定の抗原が結合すると活性化されてヒスタミンなどの炎症反応を仲介する物質を放出する．抗原にさらされてすぐに起こるアレルギー反応に深く関わっている．

2　単球とマクロファージのはたらき

　単球はリンパ球より大型で顆粒をもたない細胞である．骨髄で産生されて血液に入り 3 日程度とどまるが，やがて組織に出ていってマクロファージとよばれる細胞になる．マクロファージはリンパ球の T 細胞などから出る因子で活性化され，組織を移動して細菌などを貪食して殺菌する．マクロファージは後述するように抗原提示細胞としてはたらき，またサイトカインとよばれる物質を分泌してリンパ球などの細胞に影響を与える．

3　リンパ球のはたらき

　リンパ球は B 細胞，T 細胞，NK 細胞に分類される．B 細胞は鳥類の場合ファブリキウス嚢という器官で分化するので，嚢の英語である bursa の頭文字をとって B 細胞とよばれる．ヒトでは胎生期の肝臓，出生後は骨髄で分化する．B 細胞は活性化するとさらに形質細胞とメモリー B 細胞に分化する．形質細胞は抗体を産生して細胞外に分泌する．抗体には免疫グロブリン G, A, M, D, E（IgG, IgA, IgM, IgD, IgE）が知られていて，大きさや機能が異なる．どの抗体も抗原を認識する部位をもち，その領域は細胞ごとに千差万別である．これによって様々な病原体やがん細胞を識別している．

　抗体をつくる遺伝子は，抗原認識部位にあたる部分の塩基配列が非常に高頻度で変異する．そのため形質細胞ごとに産生する抗体の抗原認識部位が異なることになる．B 細胞が抗体を大量に産生するためには，他の細胞の作用が必要である．病原体や異物あるいはがん細胞が体内に存在すると，マクロファージならびにリンパ器官や皮膚の樹状細胞といっ

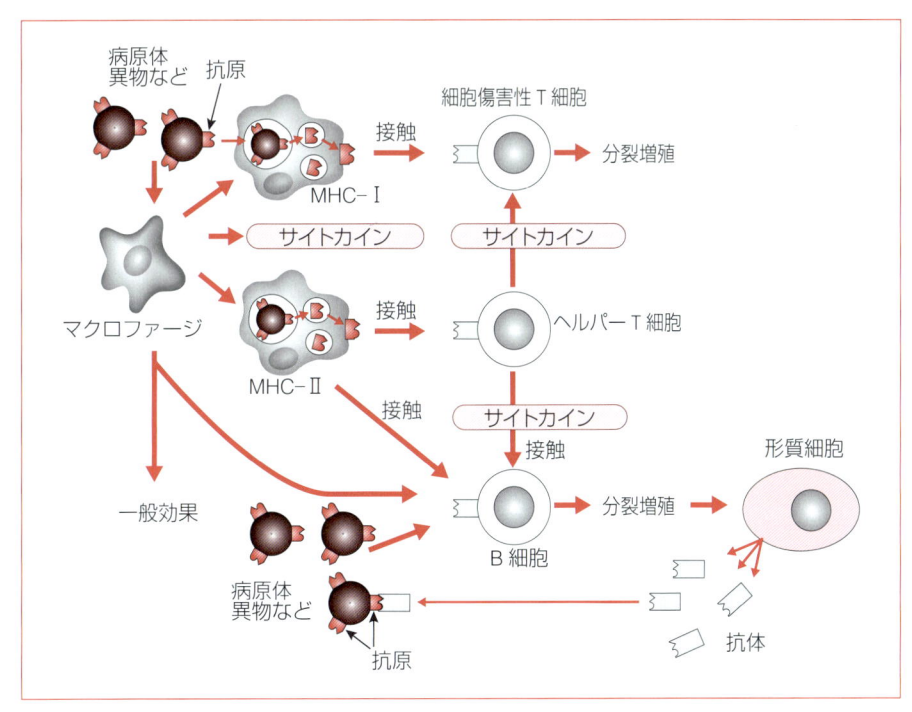

図 5-6　獲得免疫
　マクロファージなどの抗原提示細胞が異物や病原体を分解して，その一部をリンパ球に抗原として提示する．これを受けてヘルパー T 細胞は B 細胞の増殖を促し，B 細胞が形質細胞となって抗体を大量に産生する．サプレッサー T 細胞は自分のからだを構成する物質に対してこうした反応が起こらないように免疫を抑制する．細胞間のシグナルの伝達にはインターロイキンなどのサイトカインがはたらいている

た抗原提示細胞がこれを取り込んで消化し，その一部を抗原として提示する（図 5-6）．
　その際，抗原は MHC とよばれる分子と共に提示される．MHC 分子は人によって型が異なっていて，免疫細胞はこれによって自分の細胞を識別している．MHC 分子にはクラス I（MHC-I）とクラス II（MHC-II）の 2 種類がある．MHC-II はマクロファージ樹状細胞にしかみられないが，MHC-I は体内のすべての細胞がもっている．マクロファージや樹状細胞の表面で MHC-II と共に抗原が提示されると，ヘルパー T 細胞が活性化してその抗原に特異的に結合する抗体をつくる B 細胞が増殖を開始し，抗体が大量に産生される（液性免疫）．
　それに対して，MHC-I と共に抗原が提示されると細胞傷害性 T 細胞が活性化する．細胞傷害性 T 細胞は病原体に感染した細胞を破壊したり，その細胞が自ら死に至る過程（アポトーシス）を開始させたりする（細胞性免疫）．たとえば粘膜上皮細胞がウイルスに感染したとき，その上皮細胞は MHC-I と共にウイルスの抗原を提示し，細胞傷害性 T 細胞がその細胞を除去することでウイルスの感染が広がらないようにしている．
　B 細胞と T 細胞の一部はメモリー B 細胞，メモリー T 細胞となって長期間生存し，次の機会に備える．そのため，同じ病原体に 2 回目にさらされたときは，1 回目のときよりも速やかに抗体が大量産生される．ワクチンは，死滅あるいは弱毒化した病原体を体内に注入することにより，病気にはかからないが，その病原体に対する抗体がすぐ産生されるようにからだに準備させるものである．

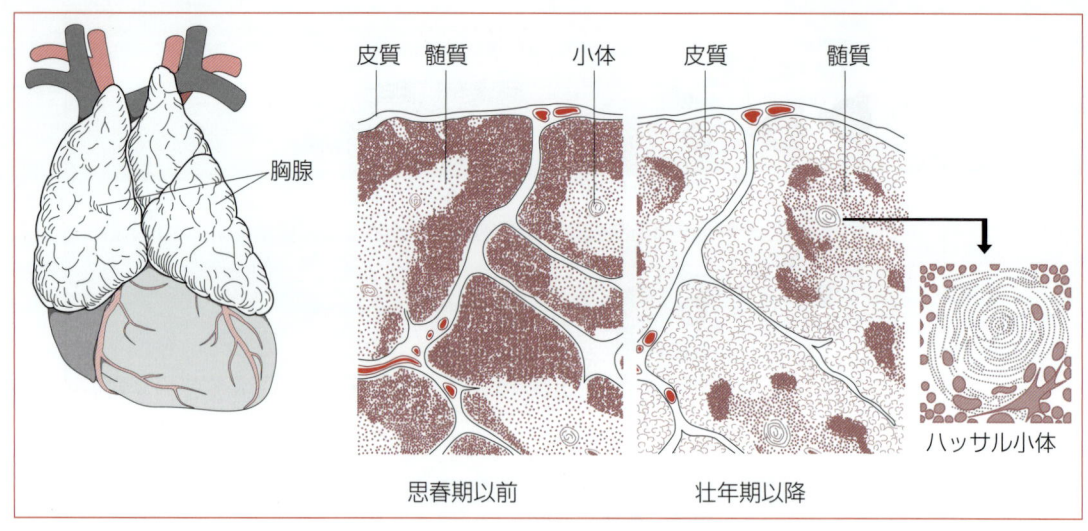

図 5-7　胸腺
胸腺は心臓の前に位置する（左）．思春期以前は全体の体積も大きく，リンパ球が集まって盛んに増殖するが，壮年期以降は全体の体積が小さくなるうえに，脂肪組織に置き換わりリンパ球が減少する

4　サイトカイン

　抗原に対する免疫応答が起こるときに，ある細胞群から放出されてそれ自身や他の細胞群の活動に影響を与える比較的小さなペプチドをサイトカインという．インターロイキン，エリスロポエチン，幹細胞因子，コロニー刺激因子などが知られている．インターロイキンは番号がついていて（IL-1, IL-2, IL-3 など）多くの種類が区別され，コロニー刺激因子も作用を受ける細胞の種類によって分類されている．サイトカインは種類によって産生する細胞が異なり，また標的となる細胞が多様であるので，互いに影響を及ぼしあって複雑なネットワークをつくっている．

8　リンパ節

　リンパ節については循環器系の章で触れた．リンパ管を通ってリンパ節に入った異物や病原体はここで抗原提示細胞に消化されて，その一部が抗原として提示され，その抗原に特異的に結合する抗体をつくる B 細胞が活性化して増殖し，抗体が産生される（図 5-6）．感染や炎症が起こるとその下流のリンパ節が腫れて痛むのはこのためである．

9　胸腺

　胸腺は心臓と胸骨の間，すなわち前縦隔に位置するリンパ組織で，2〜3 歳の頃に最も大きくなる（約 30 g）が，その後は退縮する（図 5-7）．胸腺は T 細胞が分化する場である．T 細胞には前述のように B 細胞のはたらきを助けるヘルパー T 細胞，病原体に感染した細胞を破壊する細胞傷害性 T 細胞，さらに抗体産生を抑制する制御性 T 細胞などがあり，B 細胞と密接に関わりながら免疫系を司っている．そのため新生児期に胸腺を摘出すると抗体産生能が発達しない．

確認問題

1. 空欄を埋めなさい.
   a. 血液は細胞成分である［　　　］と液体成分である［　　　］からなる.
   b. 血球には［　　　］［　　　］［　　　］がある.
   c. ［　　　］は核をもたず，内部に［　　　　　］が詰まっていて，酸素の運搬を担う.
   d. ［　　　］は顆粒球，［　　　］，単球に分類される.
   e. ［　　　］は核をもたない小さな細胞片で，血液の［　　　］に関わる.
   f. 凝固系の第［　　　］因子または第［　　　］因子に異常がある遺伝性の疾患を血友病とよぶ.

2. 簡潔に説明しなさい.
   a. 血液の役割をあげなさい.
   b. 肺を通った動脈血と末梢の毛細血管を通った静脈血とでは，血液 100 mL あたり酸素と二酸化炭素の含有量がそれぞれ何 mL 異なるか.
   c. 自然免疫と獲得免疫はどのように異なるか.
   d. リンパ節の役割は何か.
   e. 胸腺の役割は何か.

第6章
呼吸器系

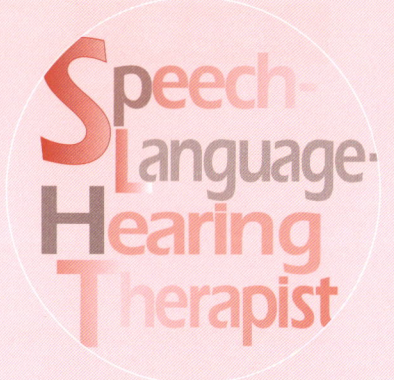

Speech-
Language-
Hearing
Therapist

呼吸器系は空気を肺の中まで取り込み，酸素を血液に吸収して二酸化炭素を空気に排出する器官系である．肺に至るまでの空気の通り道である気道と血液とのガス交換の場である肺について学ぶ．また，言語機能に重要な器官として発声を担う喉頭を詳しくみていこう．

第6章

呼吸器系

1 呼吸器系のはたらき

呼吸器系のはたらきは肺まで空気を取り込んで血液との間でガス交換を行うことである．また空気を吐く力を利用して発声を行うことも，個体間のコミュニケーションの手段として重要である．

2 呼吸器系の器官

空気の通り道を外から順に見ると，鼻（外鼻と鼻腔），咽頭，喉頭，気管，気管支，肺が呼吸器系に属する（図6-1）．また，骨格系と筋系に属するが，胸郭とそれを動かす筋

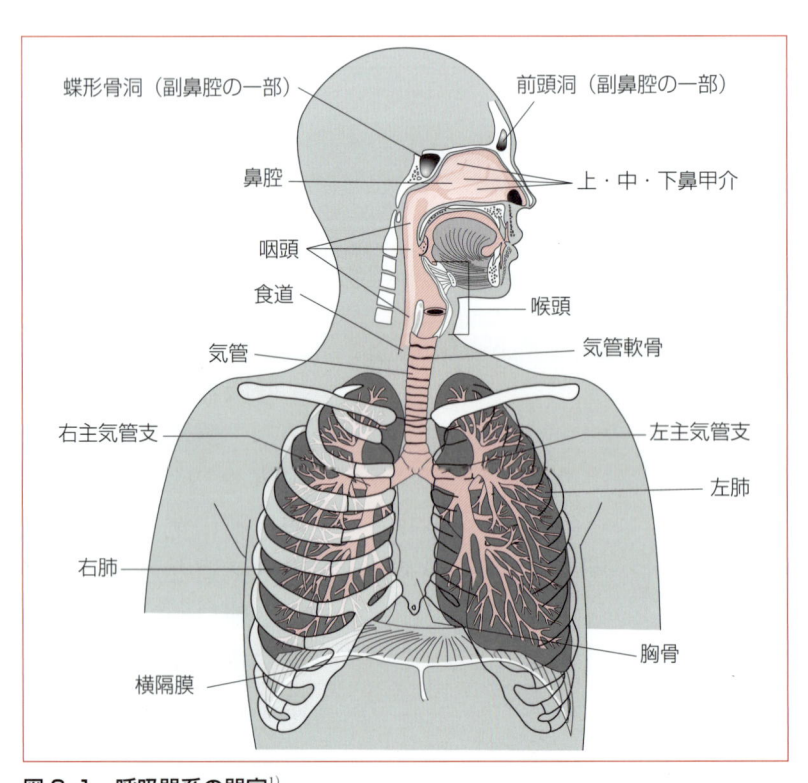

図6-1 呼吸器系の器官[1]
呼吸器系はガス交換の場である肺胞と，外界から肺胞まで空気を送る気道からなる

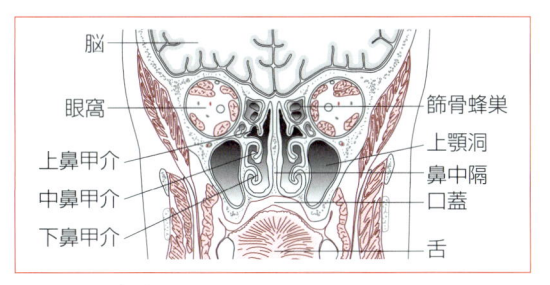

図 6-2　鼻腔
　鼻腔の中央部で頭部を冠状断したところ．鼻腔は上・中・下鼻甲介によって部分的に仕切られる．副鼻腔（上顎洞と篩骨蜂巣のみ図示）は鼻腔とつながっており，内面を覆う粘膜も連続している．篩骨洞は細かい部屋に分かれているため篩骨蜂巣ともよばれる

も呼吸にとって重要な役割を果たす．

3　鼻

　ヒトの鼻の前方に隆起している部分を外鼻という．外鼻の骨組みは，最上部の鼻骨以外は軟骨でできている．外鼻には下向きに外鼻孔があり，そこから空気が出入りする．外鼻孔から内部を鼻腔という．鼻腔の最上部の粘膜は嗅覚を感じる上皮組織（嗅上皮）があり，この部分を鼻粘膜の嗅部，それ以外を呼吸部とよぶ．嗅上皮については第11章で詳しく述べる．呼吸部の粘膜は線毛上皮からなり，繊毛が作り出す粘液の流れで異物が体外へと運ばれる．鼻腔の内面には第2章で学んだように上・中・下鼻甲介があり，また正中部に鼻中隔があって粘膜の表面積が拡がっている（図6-2）．これによって外気に適切な温度と湿度が与えられる．

　梨状孔より前の鼻腔を鼻前庭とよぶ．この部分の鼻中隔の粘膜はキーセルバッハの部位とよばれ，毛細血管が豊富で外部からの刺激を受けやすいために鼻出血を起こしやすい．

　骨学で学んだ副鼻腔（前頭洞，上顎洞，篩骨洞，蝶形骨洞）はすべて鼻腔とつながっていて，内面が鼻腔と同様の，しかし，通常鼻腔より薄い粘膜で覆われている（図6-2）．粘膜も鼻粘膜に連続しているため，鼻腔に感染や炎症が起こるとそれが副鼻腔にも波及することがある（副鼻腔炎）．たとえば上顎洞は，その出口が上顎洞の底よりもはるか上方にあるので，膿が貯留して蓄膿症とよばれる状態になりやすい．また上顎洞は上顎歯の歯根が近くに位置するため，歯根の感染や炎症も波及しやすいので臨床上注意が必要である．

4　咽頭

　鼻腔の後方は後鼻孔を経て咽頭につながる．咽頭は長さ約12 cmの管状の器官で，上部は前方で鼻腔に，中部は前方で口腔に，下部は前方で喉頭に接続し，下端は食道に移行する．そのため咽頭の上部，中部，下部をそれぞれ咽頭鼻部，咽頭口部，咽頭喉頭部ともよぶ．咽頭は呼吸器系と消化器系の両方に属する器官である．吸い込んだ空気は鼻腔から咽頭を経て喉頭に向かい，口から入った固形物や液体は口腔から咽頭を経て食道に向かう．そのため食物や飲み物の一部が誤って喉頭や気管，気管支に入って呼吸を妨げたり，感染

や炎症を起こしたりすることがある．鼻腔と咽頭の境界部には中耳（鼓膜の奥の空間）と連絡する耳管の開口部がある．中耳と耳管については第11章で詳しく触れる．

　咽頭はまた，呼吸器系と消化器系の入り口に近いため，異物や病原体に接することが多い．鼻腔と咽頭，ならびに口腔と咽頭の境にはリンパ組織がリング状に発達していて，ワルダイエルの咽頭輪とよばれる．これらは大小様々な扁桃（リンパ組織）の集まりで，異物や病原体に反応して抗体産生などを行う．これらの扁桃は部位によって名前がつけられていて，咽頭上部の咽頭扁桃，鼻腔と咽頭の境界にある耳管扁桃，口腔と咽頭の境界にある口蓋扁桃，舌の根元にある舌扁桃がある．いわゆる扁桃腺とは口蓋扁桃のことである．若年でリンパ組織の活動が盛んな時期には，これらの扁桃が大きく肥大（アデノイドとよぶ）して，呼吸を妨げたり聴力を低下させたりすることがある．

　咽頭の内腔は，上部から喉頭の開口部までは空気を通すためにふだんは内腔が開いているが，喉頭の開口部より下では前後に扁平に内腔がつぶれている．咽頭の壁は，内面から順に粘膜，粘膜下組織，筋層，外膜（結合組織）からなる．筋層は主に骨格筋でできており，食物を飲み込む際に随意的に収縮することができる．

5　喉頭

1　喉頭とは

　喉頭は咽頭下部の前壁に開口部があり，そこから前方につながる管状の器官である．下端は気管に連続している（図6-3）．喉頭の入り口には喉頭蓋という突起があって，食物を飲み込む（嚥下する）ときは喉頭全体が持ち上げられると同時に喉頭蓋が下がることで，喉頭の入り口を塞ぐ．これがうまくいかずに食物や飲み物が喉頭やさらに先の気管・気管支に入ることを誤嚥という．喉頭の内部は粘膜に覆われているが，側壁から2対のヒダが突出している．上にある前庭ヒダは低く，左右の前庭ヒダのあいだは常に開いているが，下にある声帯ヒダは正中まで突出して気道を塞ぐことができる．左右の声帯ヒダの間の間隙を声門裂，声帯ヒダと声門裂を合わせて声門とよぶ．声門裂が狭まっているときに肺から空気が排出されると，声門裂を通る空気が声帯ヒダを振動させて声が出る．

　気道は息を吐くときは陽圧になる（圧が周囲より上がる）ので空気によって壁が押し広げられるが，息を吸うときは陰圧になる（圧が周囲より下がる）ので壁が吸い寄せられて密着すると空気の通り道がなくなってしまう．そのため喉頭から下の気道には軟骨の骨組みがあって，気道の虚脱（内腔がつぶれてしまうこと）を防いでいる．喉頭は発声にも関わるので特に軟骨の骨組みが発達して複雑である．

2　喉頭の軟骨

　喉頭で最も大きい軟骨は甲状軟骨で，男性では首の前面に突出して体表からも目立つ（図6-4）．甲状軟骨は正中部で緩やかに折れ曲がった盾のような形をしていて，後方は大きく開いている．甲状軟骨の内部に輪状軟骨がある．輪状軟骨の前部は上下に薄く甲状軟骨の下に見えているが，後部で背が高くなってその部分は甲状軟骨の外側部に隠れる．輪状軟骨の上に1対の披裂軟骨が乗っている．喉頭の入り口にある喉頭蓋にも軟骨が入っている．

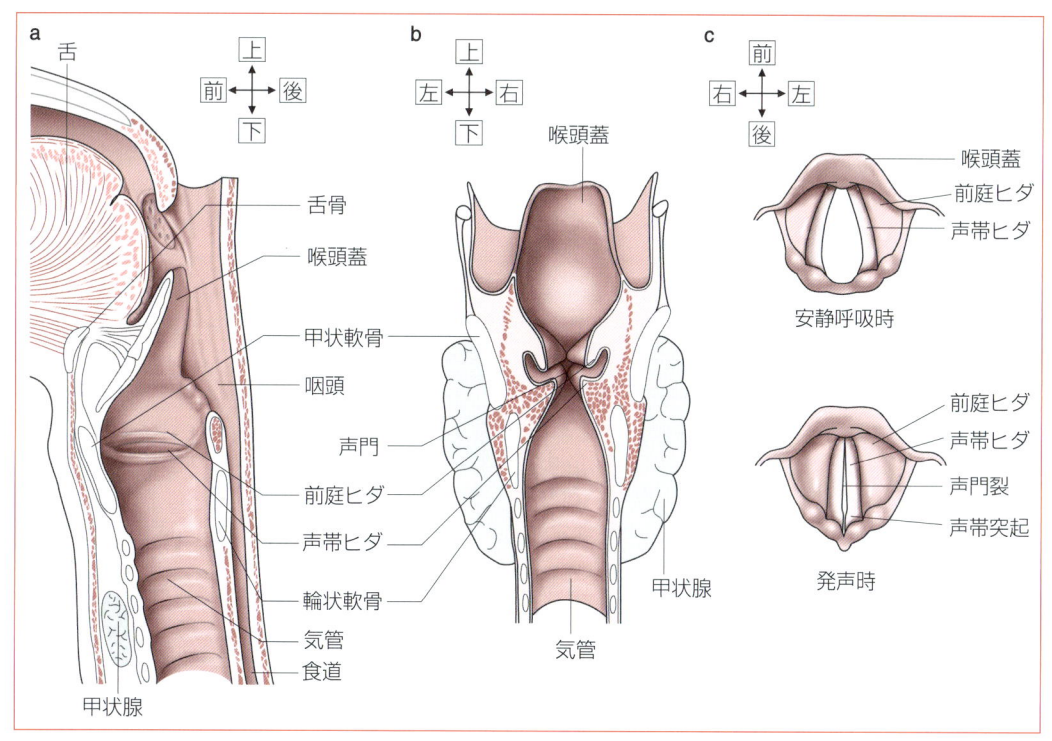

図6-3　喉頭の構造1
a：口腔の後部から気管の上部までを正中断したところ．喉頭の入り口に喉頭蓋があり，食物や飲み物を嚥下するときに喉頭の入り口を塞ぐ．気管は喉頭の輪状軟骨の下に続く．b：喉頭から気管の上部までを冠状断したところ．喉頭の内部には前庭ヒダと声帯ヒダが側壁から突き出している．c：間接喉頭鏡によって声門を見たところ．声帯ヒダは発声の際に声門を閉じる．狭くなった声門裂を空気が通ることによって声帯ヒダが振動する

　甲状軟骨の正中部の後面と，披裂軟骨との間に声帯靱帯が張っている．この表面が粘膜で覆われたものが声帯ヒダである．甲状軟骨は輪状軟骨に対して角度を変えることができ，それによって声帯の長さが変化する．披裂軟骨は輪状軟骨の上で滑るように位置を変える．そうして左右の間の距離が変わったり，角度が変わったりすることで声帯の開閉や張力の変化に関わる．

3　喉頭の筋

　喉頭には表6-1のような筋があって，軟骨の位置関係を変化させる．声門を閉じる筋は発声の際に作用し，声門を開く筋は呼吸の際に作用する．声帯を閉じる筋は複数あるが，声帯を開く筋は後輪状披裂筋しかない．そのためこの筋が麻痺すると呼吸困難を生じることになる．
　声の高さ（ピッチ）も喉頭の筋によって調節される．声帯の長さを長くする筋は，声帯の単位長さあたりの重量を減少させることで声を高くする（ピッチを上げる）はたらきがある．また，声帯を緊張させる筋もピッチを上げる方向に作用する．

4　喉頭の神経支配

　喉頭には2本の神経が入り，粘膜からの感覚を伝え，また筋の運動を司る．上方から入

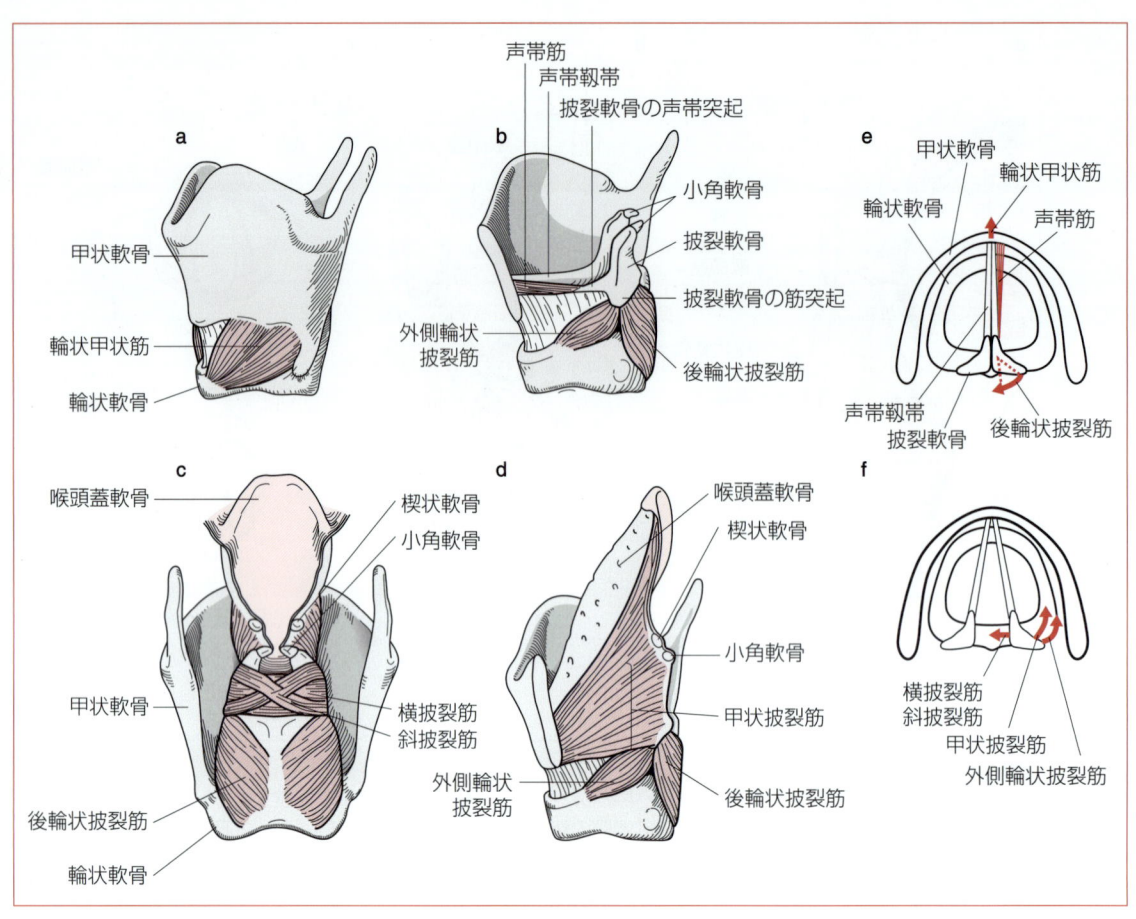

図6-4 喉頭の構造2

a〜d：喉頭には軟骨の骨組みとそれらの位置を変えるための筋があり，声を出すだけでなく，声の音程などを変化させることができる．a：喉頭の軟骨と筋を左外側から見たところ．b：aの状態で甲状軟骨の左半分を除去したところ．c：後方から見たところ．d：bの状態に喉頭蓋と声帯ヒダ内部の筋を付けた状態．e〜f：声門を動かす筋の作用

表6-1 喉頭の主な筋

名称	起始	停止	はたらき	支配神経
輪状甲状筋	輪状軟骨	甲状軟骨	声帯ヒダを緊張	上喉頭神経
甲状披裂筋	甲状軟骨	披裂軟骨	声帯ヒダを弛緩	下喉頭神経（反回神経）
外側輪状披裂筋	輪状軟骨	披裂軟骨	声門を閉じる	下喉頭神経（反回神経）
後輪状披裂筋	輪状軟骨	披裂軟骨	声門を開く	下喉頭神経（反回神経）
横披裂筋	披裂軟骨	対側の披裂軟骨	声門を閉じる	下喉頭神経（反回神経）
斜披裂筋	披裂軟骨	対側の披裂軟骨	声門を閉じる	下喉頭神経（反回神経）
声帯筋	甲状軟骨	声帯靱帯	声帯ヒダの変形	下喉頭神経（反回神経）

る上喉頭神経と下方から入る下喉頭神経であるが，どちらも迷走神経とよばれる脳神経の枝である．上喉頭神経は声帯ヒダから上の感覚と輪状甲状筋の運動を司る．下喉頭神経は声帯ヒダから下の感覚と輪状甲状筋以外の運動を司る．このように下喉頭神経は喉頭の大部分の筋を支配しているため，発声にきわめて重要である．迷走神経は頸部の上部で上喉頭神経を分岐させ，頸部の下部で反回神経を分岐させる．反回神経は右では鎖骨下動脈，左では大動脈弓を後ろに回って上方に方向を転じるのでその名がある．下喉頭神経は反回神経の最後の枝である．反回神経が上行する際に甲状腺のすぐ脇を通るので，甲状腺の腫瘍が周囲に拡がったときや，手術でそれを摘出するときなどに傷つきやすい．反回神経が損傷を受けると声門を閉じることができなくなり，声がかすれる．これを嗄声という．

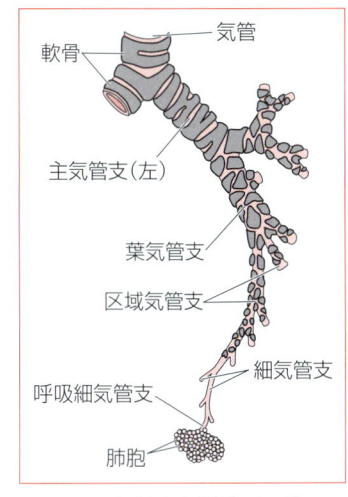

図 6-5　気管から肺胞まで[1)]
気管と気管支の壁には軟骨が存在し，陰圧で内腔がつぶれるのを防いでいる．気管支は分岐するにつれて異なる名称でよばれる．気管支が細くなるに従って軟骨は不定形の小片となり，細気管支とよばれる段階で消失する

6　気管と気管支

　気管は喉頭の輪状軟骨の下方に続く約 10 cm の管状の器官で，縦隔内部で左右の主気管支に分岐して終わる（図 6-5）．内腔は線毛上皮に覆われている．吸息時に内腔がつぶれるのを防ぐために前壁と側壁にはアーチ状の軟骨が入っているが，後壁はそれがない．その後方には食道が接している．左右の気管支に分かれる部位を気管分岐部という．心臓の心尖部が左に寄っていることから左右の肺の大きさが異なるため，右の主気管支の方がやや太い．また右の主気管支の方が左よりやや下向きに分岐する．そのため誤嚥して気管に入った食物などの異物は右の主気管支の方に入りやすい．

　主気管支は肺の区分に従って，まず葉気管支，次に区域気管支に分岐する．さらに分岐を繰り返して細くなっていき（細気管支→呼吸細気管支），最後は肺胞管を経て肺胞に至る．

7　肺

1　肺の外形と区分

　肺は左右1対ある器官で，容積はきわめて大きな器官だが，内部に空気を多く含むために重量は比較的軽い．横隔膜側を底面とした丸みを帯びた円錐状の外形をしているので，底部を肺底，上端を肺尖とよぶ．肺尖は第1肋骨よりも上に位置している．左右の肺はそれぞれが胸膜という薄く滑らかな膜で覆われている．肺には胸膜が入り込むくびれがあり，肺葉に分けられる（図6-6）．右は上・中・下葉の3つ，左は上・下葉の2つに分かれるが，内部構造を見ると，左の上葉は右の上葉と中葉にあたる部分が合わさったものである．肺門から肺に入る気管支，肺動脈，肺静脈は，それぞれの肺葉に向かう枝に分かれたのち，さらに小さな区分である肺区域に向かう．通常，気管支と肺動脈が並んで走行し，肺静脈

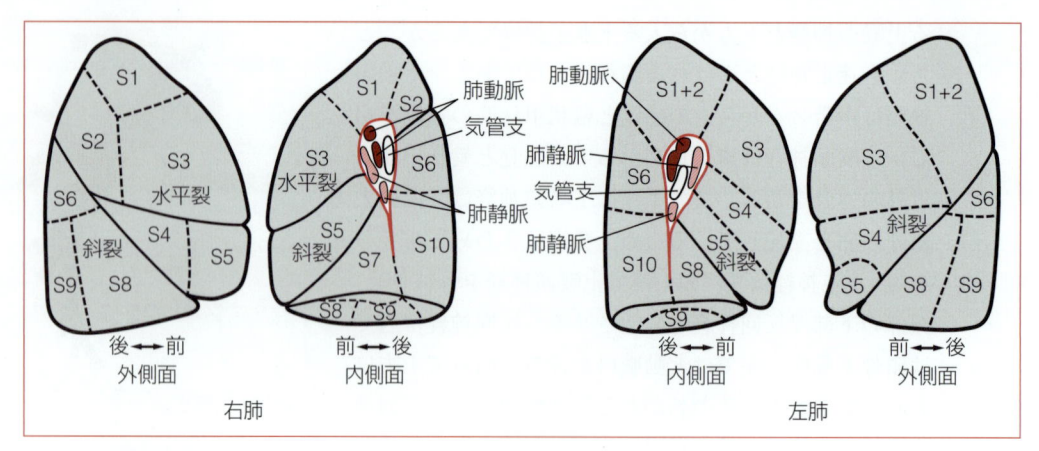

図6-6 肺の外景
　右と左の肺の，それぞれ外側面と内側面を示す．右肺は水平裂と斜裂によって上・中・下葉に，左肺は斜裂によって上・下葉に分かれる．気管支の分岐様式によって，肺はさらにS1～S10の肺区域に区分される．内側面の胸膜の折れ返り部分（赤線）で囲まれた肺門部から，気管支，肺動脈，肺静脈が肺の内部に入る

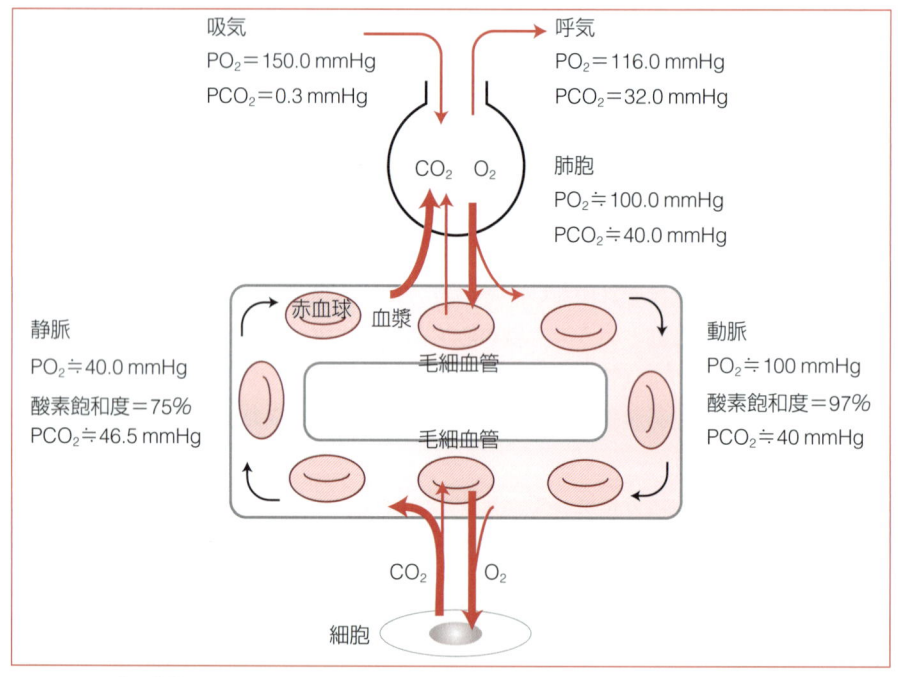

図6-7　ガス交換
　肺胞内の空気は外気よりも酸素分圧が低く二酸化炭素分圧が高い．この空気とガス交換した血液は動脈血となって組織に至り，組織との間でガス交換を行う

はそれとは少し異なるルートをとる．気管支や肺動静脈の枝は，隣り合う肺葉と肺葉の間，あるいは肺区域と肺区域の間の境界を越えることがない．そのため肺に腫瘍などの病変が起こって切除しなければならない場合，肺葉や肺区域を単位として切除が行われる．

2　ガス交換

　肺胞は空気と血液の間のガス交換の場である．肺胞は直径約0.1～0.2mm程度の小さな部屋で，左右合わせて3億個も存在する．その壁は薄く，その中を毛細血管が通っている．

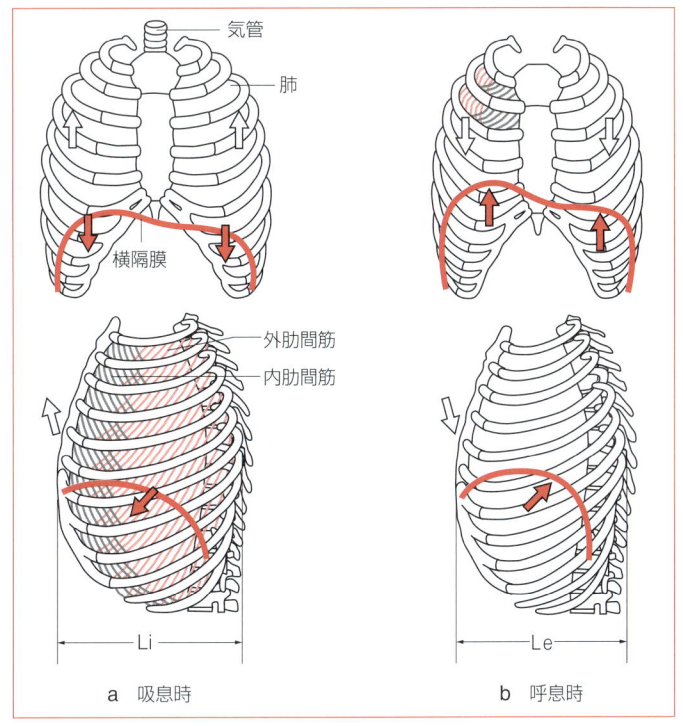

図 6-8 肺の容積
　胸式呼吸における肋間筋の作用と腹式呼吸における横隔膜の位置の変化を示す．aは吸息時，bは呼息時．それぞれ上段は前から見たところ，左外側から見たところ．赤の太線は横隔膜を，赤の細線は外肋間筋を，グレーの細線は内肋間筋の一部を表す．腹式呼吸において横隔膜が収縮すると，胸腔の高さが増加して胸腔内容積が増す．胸式呼吸において胸骨と肋骨前部が挙上されると，胸郭の前後径が長くなる（Li>Le）ことに加えて，横径も拡大するので胸腔の底面積が増加して胸腔内容積が増す

　肺胞の上皮も毛細血管の内皮もきわめて薄いため，血管内の血液と空気との間の距離は 0.2 μm ほどしか離れていない．また肺胞の表面積は左右合わせて 140 m² にも及ぶ．これはテニスコート半面を超える広さである．このように広い表面積と薄い壁によって，ガス交換が効率的に行えるようになっている．

　体外の空気は後述する換気によって，肺胞内の空気と部分的に入れ替わる．そのため肺胞の酸素分圧は外気より低く，150 mmHg から約 100 mmHg に低下する（図 6-7）．二酸化炭素分圧は逆に外気の 0.3 mmHg から約 40 mmHg に上昇する．そこからさらに血液との間でガス交換が起こり，動脈血の酸素分圧と二酸化炭素分圧は肺胞内の空気と同様になる．この状態でヘモグロビンは酸素で満たされる．動脈血は毛細血管に入って組織との間でガス交換を行う結果，静脈血となる．その際，酸素分圧は約 40 mmHg に，二酸化炭素分圧は約 46.5 mmHg になる．そして再び肺に送られてガス交換が行われるのである．

8　呼吸運動

　呼吸は気道を通して肺胞に空気を吸い込み（吸息），また気道を通して肺胞から空気を吐き出す（呼息）ことである．肺は胸腔内にあるので，胸腔内容積が増大すれば肺の内部

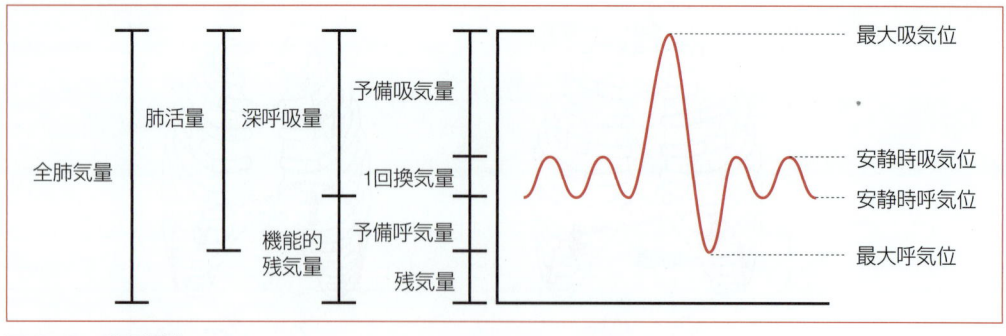

図 6-9　呼吸運動
安静時には肺が換気できる最大量である肺活量のごく一部しか換気していない

の圧が下がって吸息が起こり，胸腔内容積が減少すれば肺の内部の圧が上がって呼息が起こる．

　胸腔内容積を変化させるには2種類の方法がある（図6-8）．一つは胸郭を変形させるもの，もう一つは胸腔の底面を上下させるものである．胸郭は，肋骨が後方で胸椎と関節をつくって連結しており，前方で胸骨と関節をつくって連結している．そのため，胸骨が上下するような方向に肋骨は角度を変えることができる．肋骨の前端と胸骨が挙上されると胸腔の底面積が増加するため，その分胸腔内容積が増加する．肋骨の前端と胸骨が下制されるとその逆が起こる．前者には外肋間筋や胸鎖乳突筋，斜角筋などが作用し，後者には内肋間筋と最内肋間筋，腹直筋などが作用する．この呼吸様式は，胸郭の前面が上下および前後に運動するので胸式呼吸とよばれる．

　一方，胸腔の底面は横隔膜でできている．横隔膜は中心部に腱膜（腱中心）をもったドーム状の放射状の骨格筋で，辺縁部は胸骨，肋骨，腰椎から起こる．横隔膜が収縮するとドームが全体的に平らになるが，辺縁部は胸郭や腰椎に固定されているので，中心部が大きく下がることになり，胸腔内容積が増加する．その際，横隔膜のすぐ下にある肝臓や胃が下に押されて腹腔内の圧が上がり，腹壁が拡大する．逆に腹壁の筋が収縮すると腹腔内の臓器が上に押されて横隔膜が受動的に伸張し，胸腔内容積が縮小する．この呼吸様式は呼吸に伴って腹壁が運動するので腹式呼吸とよばれる．

9　気道と換気

　呼吸運動によって肺の内部に空気が出入りするが，その量は呼吸の深さによって変動する．最大限努力して吸息したときの状態を最大吸気位，最大限努力して呼息したときの状態を最大呼気位とよぶ（図6-9）．両者の間の肺の容積の差が肺活量である．安静時の呼吸の際の吸息が完了した状態を安静時吸気位，呼息が完了した状態を安静時呼気位とよぶ．両者の間の肺の容積の差が1回換気量である．深呼吸の際には最大吸気位まで吸息し，そこから安静時呼気位まで呼息するので，その差を深呼吸量とよぶ．どれだけ強く息を吐き出しても肺内の空気を完全に吐き出すわけにはいかない．最大呼気位でも肺に残っている空気の量である残気量と肺活量とを合わせたものが全肺気量である．

　呼吸器疾患の際には，その疾患の病態（病気の成り立ち）によってこれらの値が変化する．たとえば肺線維症と慢性肺気腫ではどちらも肺活量の減少が起こる．肺線維症のとき

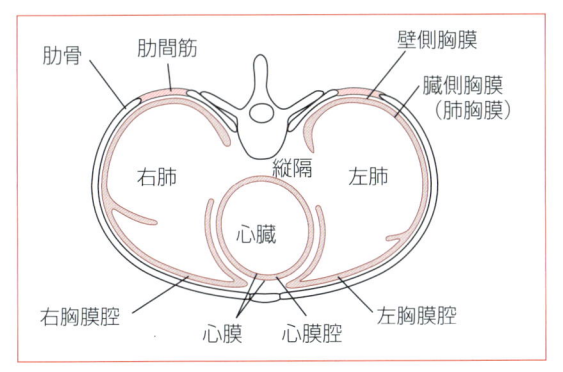

図6-10 胸膜と心膜
胸膜も心膜も壁側と臓側の2葉からなる．2葉の間にはごく狭いスペースしかなく（胸膜腔・心膜腔），その間に少量の液体が入っていて潤滑油の役割を果たし，肺や心臓と周囲の組織に無用な摩擦が生じないようになっている

には肺が伸展しにくくなって最大吸気位が低下することが，慢性肺気腫では気道が閉塞して呼息が十分にできずに最大呼気位が上昇することがその原因である．

10 胸膜

　胸膜はすでに述べたように肺の表面を覆う薄く滑らかな膜で，心膜，腹膜と共に漿膜とよばれる．胸膜は肺門のところで折れ返ると，胸腔の内面（肋骨で囲まれた側壁の内面と横隔膜の上面）や縦隔の側面も覆っている（図6-10）．そのため肺の表面は胸壁の内面と無用な摩擦を生じずに位置を変えることができ，呼吸運動を円滑にしている．肺を覆う胸膜を臓側胸膜（肺胸膜），その他の部分の胸膜を壁側胸膜とよぶ．臓側胸膜と壁側胸膜の間にはごく狭い閉じた空間（胸膜腔）ができ，そこに少量の液体が入っていて潤滑油の役割を果たしている．

　胸膜に感染や炎症が起こると胸膜腔に水分が貯留することがある．これを胸水とよぶ．胸水が多くなると呼吸の際に肺胞に送ることのできる空気の量が減るので，呼吸困難を生じる．胸水を抜いたり検査したりするために胸膜腔に注射針やチューブを入れることがある．これを胸腔穿刺とよぶ．

確認問題

1. 空欄を埋めなさい．
    a. 鼻腔の内面は［　　］に覆われていて，外気に適切な［　　］と［　　］を与えるはたらきがある．
    b. ［　　］は気道と食物の通り道を兼ねている．
    c. 喉頭の筋は迷走神経の枝である［　　］と［　　］に支配される．
    d. 気管は喉頭の［　　］軟骨の下から始まり，気管分岐部で左右の［　　］に分かれて終わる．
    e. 誤嚥した異物や食物は［　　］の主気管支に入りやすい．

f. 主気管支はまず [　　] 気管支に，次に [　　] 気管支に分かれる．
g. 肺葉は右肺に [　　] 個，左肺に [　　] 個区別される．
h. 1回換気量とは，[　　　　] と [　　　　] の肺容積の差である．
i. 肺胞内の酸素分圧は約 [　　　] mmHg，二酸化炭素分圧は約 [　　　] mmHgである．
j. 肋間筋のうち [　　　] は吸息に，[　　　] と [　　　] は呼息にはたらく．
k. 胸膜は胸腔内面を覆う [　　　] と肺の表面を覆う [　　　] に大別されるが，両者は肺門で連続している．

2. **簡潔に説明しなさい．**
   a. ワルダイエルの咽頭輪とは何か．
   b. 声門を閉じる筋と開く筋をあげなさい．
   c. 胸式呼吸と腹式呼吸とは何か．
   d. 肺活量とは何か．

第7章
消化器系

消化器系は口から摂取した食物や飲み物を消化・吸収して肛門から排泄する器官系である．摂取物の通路である消化管と，そこから派生した腺からなる．消化管の基本構造を理解したうえで，口から順に各部分の特徴的な構造と機能をみていこう．

第7章

消化器系

1 消化器系のはたらき

消化器系のはたらきは消化と吸収である．消化には以下の2種類がある．
（1）**機械的消化**：口の中で食物をすりつぶしたり，消化管の運動によって食物を物理的に細かくすること．
（2）**化学的消化**：消化液中や粘膜表面の酵素によって食物や飲み物の中の化学成分を分解すること．

吸収は消化管の粘膜を通して行われる．粘膜上皮を通過した栄養のうち，糖質やアミノ酸は毛細血管に取り込まれ，脂質はリンパ管に取り込まれる．

2 消化器系の器官

消化器系には口から肛門までをつなぐ消化管と，そこから派生した腺がある（**図7-1**）．消化管は口側から順に口腔，咽頭，食道，胃，小腸，大腸がある．小腸はさらに十二指腸，空腸，回腸に分かれ，大腸は盲腸，結腸，直腸に分かれる．直腸には短い肛門管が続いて肛門に達する．盲腸には細長い虫垂が付属する．主な腺として，口腔に開口する大唾液腺（舌下腺，顎下腺，耳下腺），肝臓，膵臓がある．肝臓は胆汁を分泌する腺であるが，その他にも多くの機能を営む．胆汁の分泌経路の途中に胆囊があり，胆汁を濃縮する．

3 消化管の基本構造

消化管は中空の管状である．その壁は大きく分けて3層からなる（**図7-2**）．内腔側から粘膜，筋層，外膜または漿膜である．粘膜は，内腔側からさらに粘膜上皮，粘膜固有層，粘膜筋板，粘膜下層に分かれる．粘膜上皮は，機械的刺激が大きい口腔から食道，および肛門周囲は重層扁平上皮であるが，その他は単層円柱上皮からなる．粘膜上皮にも腺細胞が分布し，また粘膜固有層や粘膜下層に入り込む腺も存在する．粘膜筋板は粘膜表面に平行な薄い平滑筋の層である．粘膜下層は疎性結合組織で粘膜が筋層に対して比較的自由に動くことが可能となる．

筋層は原則として2層に分かれており，内層は消化管を囲むように輪状に走行し，外層は消化管の長軸に沿って走行する（内輪外縦）．これらが協調して収縮することで，食物を撹拌したり，肛門の側に向かって運んだりすることができる．肛門の側に向かって食物

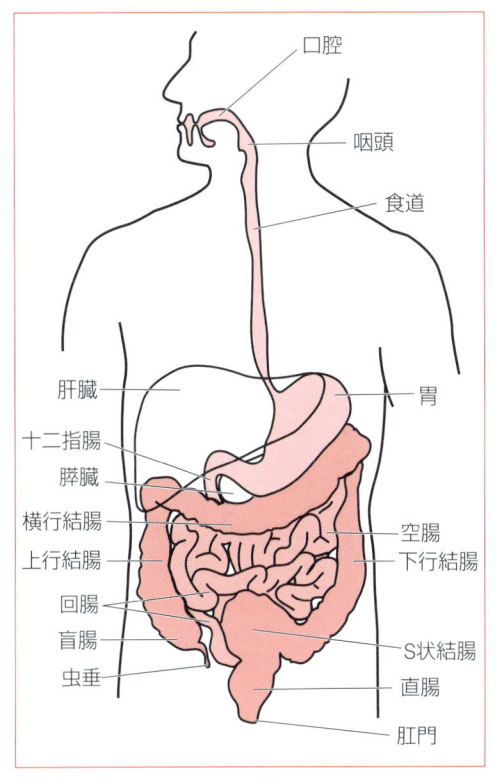

図 7-1 消化器系の概要[1]
　口から肛門までの消化管とそこから派生する肝臓と膵臓を示す．この他に唾液腺なども消化器系に含まれる

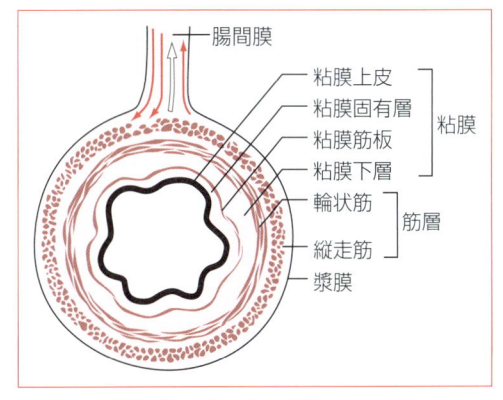

図 7-2 消化管の壁の基本構造
　消化管は粘膜，筋層，漿膜（あるいは外膜）の3層からなり，粘膜と筋層はさらにいくつかの層に分かれる

を送り出す運動を蠕動運動とよぶ．

　消化管の最外層は，結合組織（外膜）を隔てて他の器官に連続する部分と，薄い結合組織の外に漿膜（腹膜）が覆っていて，隣接する器官との間で大きく運動できる部分とがある．食道は縦隔の中に埋まっているので全長にわたって外膜に覆われ，十二指腸は二次的に後腹壁に埋まってしまうので起始部を除いて外膜に覆われる．他の消化管は程度の違いはあるが腹膜に覆われている．ほぼ全面が腹膜に覆われる器官では，2枚の腹膜に挟まれた薄い組織がその器官と腹壁の間をつないでいる．これを腸間膜とよぶ．腸間膜の内部を血管や神経が通っていて，その器官の血流を供給し，はたらきを調節する．

4　口

1　口腔

　いわゆる口の入口にあたる横長の切れ目を口裂，その奥を口腔とよぶ（**図7-3**）．爬虫類までは後述する歯列が口腔の境界であるが，哺乳類になって母体から授乳されるために皮膚，筋，粘膜でできたヒダが口の前方に向かって張り出す．口裂の上下にあるヒダを上唇と下唇，外側にあるヒダを頬とよぶ．このヒダがあるために，ヒトは哺乳だけでなく複雑な音声を使うことができる．口腔のうち，歯列の内部を固有口腔，歯列の外を口腔前庭

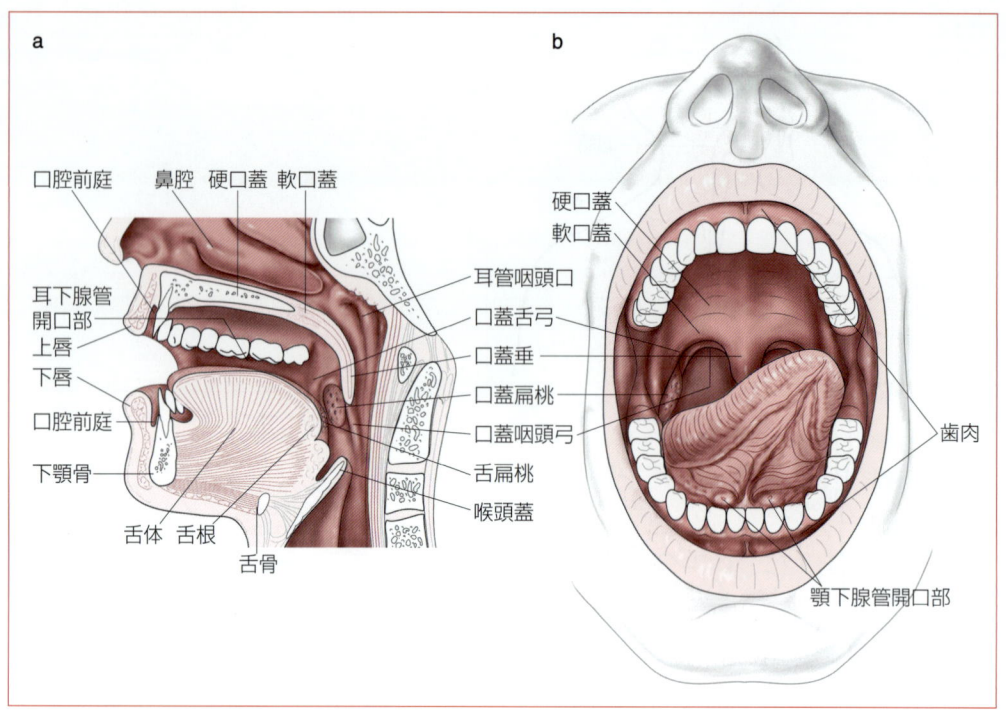

図7-3 口腔
a 正中断面．b 開口して前から見たところ．口腔と鼻腔の間は口蓋（硬口蓋と軟口蓋）で仕切られ，口腔底は舌によって塞がれている．後方は咽頭に移行する

という．口腔の天井は口蓋とよばれる．内部に骨のある硬口蓋が前方の2/3～3/4を占め，軟部組織だけからなる軟口蓋がその後方に続く．口腔の底部には舌があり，食物を口腔内で機械的に消化する際に役立つだけでなく，ヒトの場合発声に重要な役割を果たす．

2 歯

　　上顎骨と下顎骨の歯槽には歯が埋まっている（図7-4）．歯の口腔に露出している部分を歯冠，粘膜（歯肉）と骨の中に埋まっている部分を歯根とよぶ．歯の中心部には神経，血管，結合組織をもった歯髄がある．歯髄は歯根管を通して歯根の先端に開いており，そこから神経や血管が入る．歯髄や歯根管の外は象牙質で覆われている．歯根ではその周囲をセメント質が覆っており，歯冠ではその周囲をエナメル質が覆っている．エナメル質は全身で最も硬い組織である．歯根は膠原線維によって歯槽に固定されている（釘植）．
　　歯は上顎，下顎共に一側で乳歯として5本，永久歯として8本ある．すなわち全体で乳歯は20本，永久歯は32本ある．乳歯は正中に近い側から外側に向かって乳切歯2本，乳犬歯1本，乳臼歯2本であり，永久歯は同じく切歯2本，犬歯1本，小臼歯2本，大臼歯3本である．切歯のうち内側のものを中切歯，外側のものを側切歯とよぶ．乳臼歯，小臼歯，大臼歯はそれぞれ前の方から順に番号をつけて，第1小臼歯，第2小臼歯というように区別する．
　　出生時に歯はなく，将来歯をつくる組織が歯槽の中に埋まっている．生後6～8か月で下顎の中切歯が現れ（萌出するという），その後満2歳までに乳歯が生えそろう．やがて6～7歳で中切歯が脱落して7～8歳で永久歯に置き換わるのをはじめに，側切歯，第1小

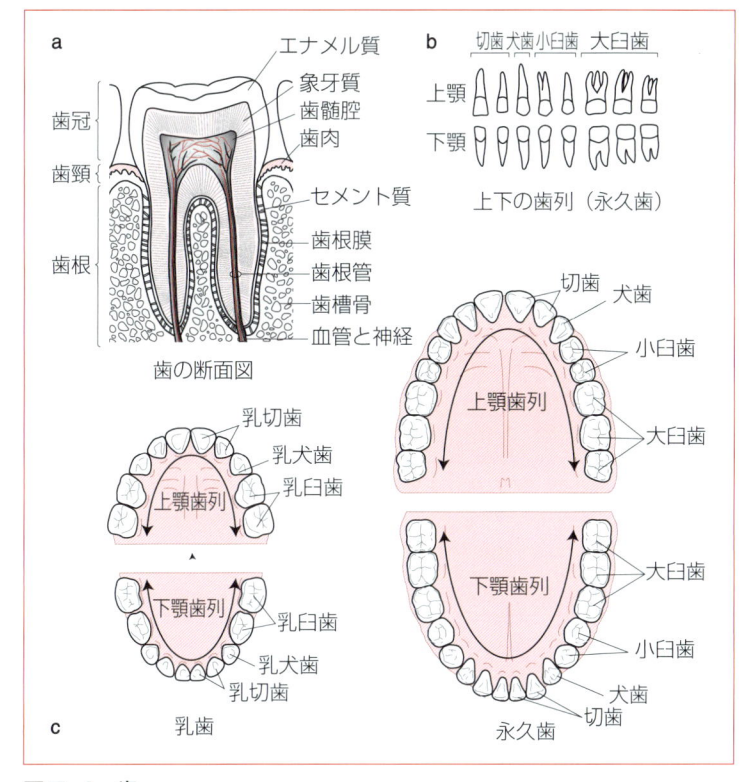

図 7-4 歯
a 臼歯の断面．b 上顎歯と下顎歯の外観．c 乳歯と永久歯

臼歯，犬歯，第2小臼歯の順に永久歯に生え替わる．大臼歯は永久歯ではじめて生える歯で，第1大臼歯は6〜7歳頃，第2大臼歯は12歳頃に萌出する．第3大臼歯は13歳から20代前半と特に萌出が遅いので知歯（親知らず）とよばれる．

3 舌

　舌は粘膜に包まれた骨格筋のかたまりで，形を大きく変えることができる．舌の上面（舌背）の後ろ1/3のあたりに後方に凸なV字型の浅い溝（分界溝）があり，V字の頂点に舌盲孔とよばれるくぼみがある．分界溝より前方を舌体，後方を舌根とよぶ．舌の表面の粘膜は多くの突起（舌乳頭）で覆われている．舌乳頭にはその形によって，糸状乳頭，葉状乳頭，茸状乳頭，有郭乳頭が区別される．糸状乳頭は舌背の全面に密に存在し，茸状乳頭はその間に点在する．葉状乳頭は側面に多い．有郭乳頭は分界溝の前に並んでいる．糸状乳頭を除く乳頭の側面には味蕾が分布していて，味覚情報を神経に伝える．味蕾については「第11章　感覚器系」で詳しく触れる．

4 唾液腺

　口腔では咀嚼（下顎の運動）や舌の運動による機械的消化の他に，唾液による化学的消化が行われる．唾液は口腔の粘膜下に多数存在する小唾液腺と，3種類の大唾液腺（図7-5：舌下腺，顎下腺，耳下腺）から分泌される．唾液腺の腺細胞には粘液細胞と漿液細胞があり，漿液細胞が消化酵素としてアミラーゼ，マルターゼ（共に糖質の分解酵素），リパーゼ（脂質の分解酵素）を分泌する（表7-1）．耳下腺は漿液細胞のみからなる純漿液腺だが，

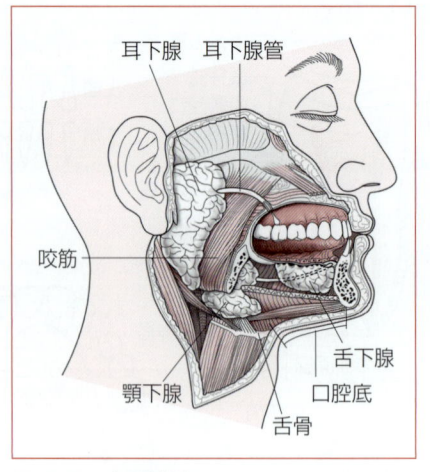

図 7-5　大唾液腺
　舌下腺と顎下腺の導管は舌の下で，耳下腺の導管は頬粘膜に開口する

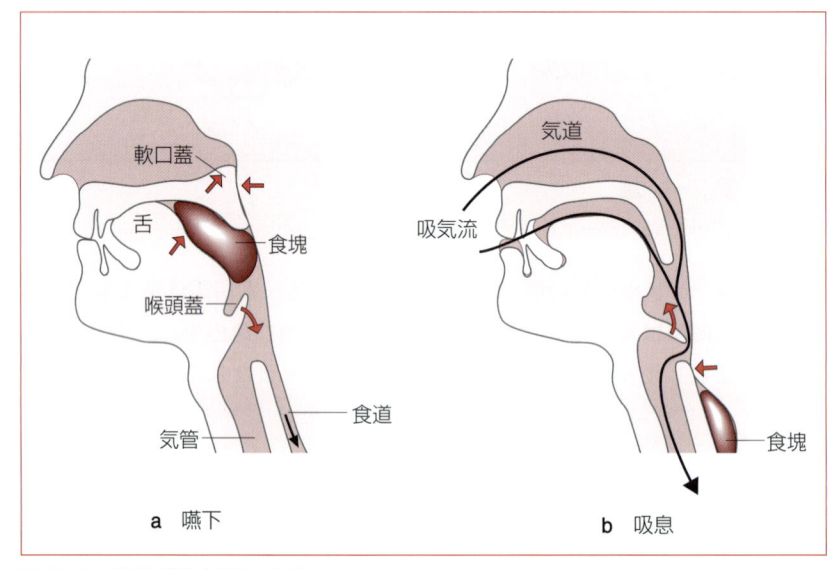

　　　　a　嚥下　　　　　　　　　　b　吸息

図 7-6　消化管と気道の交差
　咽頭は食物と空気との共通の通り道となっている．食物が気道に入らぬよう，嚥下の際には軟口蓋が咽頭後壁に密着して食塊の鼻腔への侵入を防ぎ，喉頭蓋が閉まって気管への侵入を防ぐ

舌下腺と顎下腺は漿液細胞と粘液細胞が混在する混合腺である．

5　咽頭

　「第6章　呼吸器系」で述べたように，咽頭は呼吸器系と消化器系を兼ねた器官である．嚥下（えんげ）の際には，咽頭壁の骨格筋が収縮して喉頭を持ち上げると共に喉頭蓋が下がるため，食物は気道に入らずに食道へと導かれる（図 7-6）．

表 7-1　消化酵素とその作用

分泌部位	消化液	消化酵素とその作用
口腔	唾液	アミラーゼ：デンプンを分解
胃	胃液	ペプシン：蛋白質をポリペプチドに分解 リパーゼ：中性脂肪を脂肪酸とグリセロールに分解
十二指腸	膵液	トリプシン：蛋白質とポリペプチドをオリゴペプチドに分解 アミラーゼ：デンプンをオリゴ糖，マルトースに分解 リパーゼ：中性脂肪を脂肪酸とグリセロールに分解　　　　など
小腸粘膜表面の消化酵素*		アミノペプチダーゼ：ポリペプチドをアミノ酸に分解 マルターゼ：マルトースをグルコースに分解 ラクターゼ：乳糖をグルコースとガラクトースに分解　　　　など

＊小腸粘膜上皮細胞の表面に埋め込まれている消化酵素は，消化液中に分泌されるわけではないが，消化吸収に重要な役割を担う

6　食道

　食道は長さ約25cmの前後に扁平な管状の器官である．咽頭の下に連続して気管の後ろ，脊柱の前を下行し，横隔膜を食道裂孔において貫くと胃に接続する．この胃への接続部位を噴門(ふんもん)とよぶ．

　食道の粘膜は重層扁平上皮で機械的刺激に耐えるようにできており，粘膜に縦方向に走るヒダが広がることによって，内腔が広がって食物を通すことができる．筋層は内輪外縦の基本構造を保ち，上部は骨格筋からなるが下部は平滑筋でできている．

　食道には拡張がやや悪くて食物が通りにくい部位が3個所あり，食道の生理的狭窄(きょうさく)部位とよばれる（図7-7）．咽頭から食道へ移行する食道起始部，気管分岐部の後方を通る部位，横隔膜を貫通する部位である．切歯からのおよその距離は，それぞれ15cm，25cm，40cmである．

7　胃

　胃は上腹部に位置する袋状の器官で，左上腹部から右下に向かってカーブを描いて十二指腸に接続する．食道との接続部を噴門，十二指腸との接続部を幽門(ゆうもん)，噴門より上に位置する領域を胃底，幽門に近い領域を幽門部，それらの間の領域を胃体とよぶ（図7-8）．また，カーブを描く胃体の右上縁を小弯(しょうわん)，左下縁を大弯(だいわん)とよぶ．

　胃の粘膜は単層円柱上皮からなる．内面から見ると胃小区という小さな区画に分かれていて，それぞれの中に小さな孔（胃小窩）がみられる（図7-9）．その孔の内部が胃腺で，粘膜固有層に落ち込んでいる．胃腺は胃底と胃体にある固有胃腺（胃底腺）と幽門部にある幽門腺に分類される．固有胃腺には主細胞，壁(へき)細胞，副細胞があり，主細胞はペプシノゲン，壁細胞は塩酸と内因子，副細胞は粘液を分泌する．ペプシノゲンは酸によって活性化されて蛋白分解酵素のペプシンとなる．胃の中ではペプシンによって蛋白質が分解される（表7-1）．内因子はビタミンB_{12}（シアノコバラミン）の吸収のため重要な分子である．幽門腺は粘液分泌細胞が主体である．

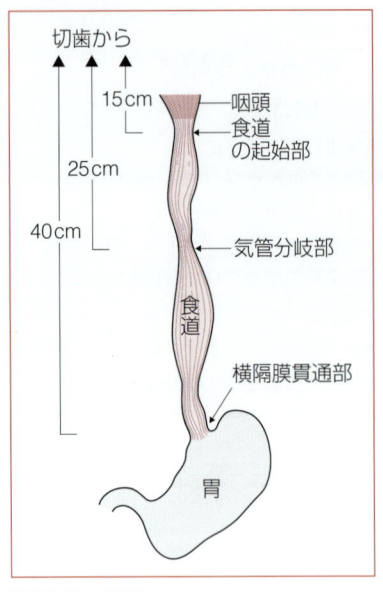

図7-7 食道
食道は咽頭と胃をつなぐチューブ状の器官で、拡張しにくい生理的狭窄部位が3個所ある

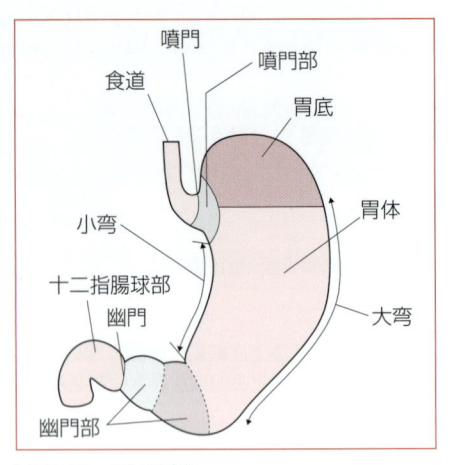

図7-8 胃の部分
胃の各部分の名称を示す

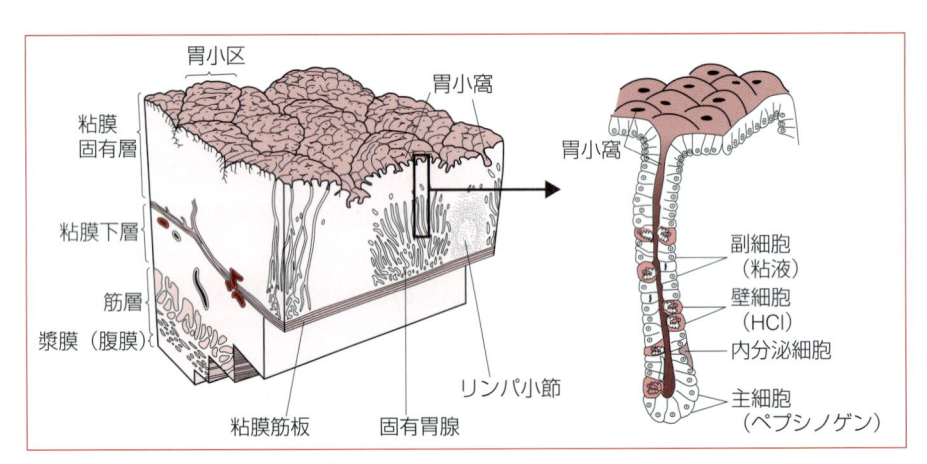

図7-9 胃粘膜と固有胃腺の構造
粘膜表面は多数の胃小区に区分され、そこに胃腺が開口する。胃底と胃体の腺は固有胃腺とよばれ、主細胞、壁細胞、副細胞などで構成される

　筋層はよく発達していて、食物を胃液と撹拌してよく混ぜるはたらきがある。輪状筋層のさらに内腔側に斜線維とよばれる層が加わっており、内斜・中輪・外縦の3層構造となっている。幽門では輪状筋がとりわけ発達しており（幽門括約筋）、これが収縮することによって胃が蠕動運動しても食物は十二指腸にすぐには送られず、胃の中で十分に酸や消化酵素と混合される。
　胃壁の最外層は大部分腹膜に覆われている。腸間膜は小弯側と大弯側の2個所に付着している。小弯側に付着するのは肝臓と胃をつなぐ肝胃間膜で、右側に連続する肝十二指腸間膜と合わせて小網とよばれる。大弯側の腸間膜は大きく広がってすぐ下の横行結腸に付着したのち、さらに下に延びて小腸の前をエプロン状に覆う（大網）。大網や小網をはじめ、

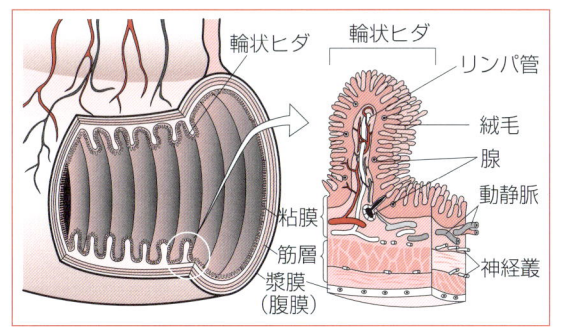

図 7-10 小腸の構造[1]
　小腸の粘膜面にある輪状ヒダ，絨毛，微絨毛は吸収面積を著しく拡大する．絨毛の間には腺が開口している．粘膜面で吸収された糖質や蛋白質は粘膜内の血管によって，脂質はリンパ管によって輸送される

　腸間膜には脂肪が沈着しており，食物が通って消化管が形を大きく変えるときにすき間を埋めている．

8　小腸

　胃の幽門から続く小腸は，十二指腸，空腸，回腸に区分される．それぞれの長さはおよそ 25 cm，240 cm，360 cm である．小腸は腺から分泌される消化液だけでなく，粘膜表面の細胞膜に組み込まれた消化酵素でも消化を行い，粘膜表面から栄養を吸収する．そのため粘膜の表面積を大きくする必要がある．小腸が長いのはそのためだが，それだけでなく粘膜面に凹凸をつくることでも表面積を広げている．小腸の粘膜には横方向にヒダ（輪状ヒダ）があり，その粘膜面には絨毛とよばれる小さな突起が無数にあってベルベットのような外観をしている．さらにその表面を覆う粘膜上皮細胞には内腔に向かって微絨毛という細胞膜の突起がびっしりと並んでいる．この3段階の凹凸によって小腸粘膜の表面積は拡大し，200 m^2 にも達するとされている（図 7-10）．

1　十二指腸

　十二指腸はその長さが約 12 横指（横指はおおよその長さを示す単位で，母指の幅の意味．約 2 cm に相当する）あることから名づけられた．胃の幽門に接続する球部を経て下方に屈曲し，続く下行部は膵臓の右側を下に向かう．そして膵臓を取り囲むように左に方向を変えて水平部となり，胃の後ろ，第 2 腰椎の左前方で急激に下方に屈曲して空腸に移行する（十二指腸空腸曲）．十二指腸は球部を除いて後腹壁に埋まっていて腸間膜がない．
　十二指腸下行部の半ばに腺の導管が2つ開口する．上にある小さい方が副膵管の開口部，下にある大きい方が主膵管と総胆管の共通の開口部である．開口部は粘膜面に少し突出しているので，それぞれ小十二指腸乳頭，大十二指腸乳頭（ファーター乳頭）とよぶ．

2　空腸と回腸

　空腸は回腸と比べて直径がやや大きく，輪状ヒダが高いといった特徴があるが，両者の明確な境界はない．十二指腸と反対によく発達した腸間膜をもち，可動性が高い．粘膜上

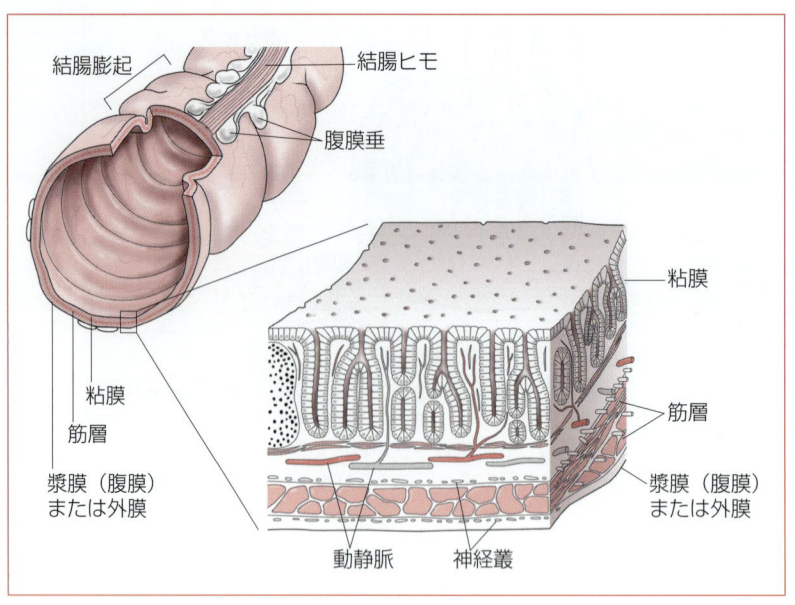

図7-11 結腸の構造
結腸のヒダである半月ヒダは，小腸の輪状ヒダと異なり消化管壁全層がくびれたものである．外から見るとヒダとヒダの間がふくらんでいる（結腸膨起）．結腸ヒモと腹膜垂は外観で結腸を識別する目印となる

皮細胞の内腔側の細胞膜には消化酵素が埋め込まれている．消化酵素の種類としてはアミノペプチダーゼ，マルターゼ，ラクターゼなどがあり，ポリペプチドをアミノ酸に分解したり，糖質を単糖類にまで分解したりして吸収可能な形にする（表7-1）．これらの分子は，やはり細胞膜上にある輸送体分子によって粘膜上皮細胞内に取り込まれ，そこからさらに粘膜固有層側へ輸送される．そこでアミノ酸や糖質は毛細血管に入り，脂質はリンパ管に入って小腸の外に運ばれる．

消化管を通じて粘膜下にリンパ小節がみられるが，回腸ではそれがまとまって集合リンパ小節（パイエル板）となっていることがある．パイエル板にはB細胞，ヘルパーT細胞，樹状細胞，マクロファージなどがあり，腸内の抗原に応答してIgA産生形質細胞を分化させて免疫反応を行う．

9 大腸

大腸は長さ約1.6mで盲腸，結腸（図7-11），直腸に分かれる．大腸は右下腹部の盲腸から始まり，結腸と直腸を経て肛門に至る．大腸の粘膜には輪状ヒダはない．結腸内面には半月ヒダとよばれる隆起があるが，これは結腸の壁全層がつくったヒダである．大腸の粘膜には粘液腺が発達しており，粘膜面にみられるくぼみ（陰窩）から粘液を分泌する．大腸は水分の吸収が主なはたらきである．

1 盲腸

回腸が結腸に接続する部分を回盲部とよび，そこから下の長さ5cmほどの袋状の大腸を盲腸という．回腸の末端は盲腸に少し突き出して終わっており，この部分が弁のはたら

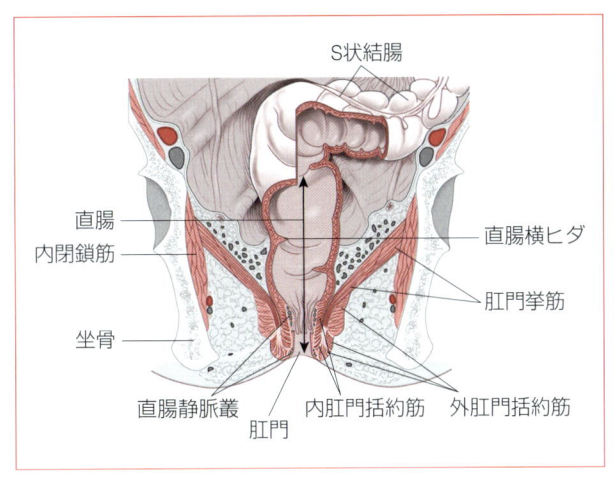

図7-12 直腸と肛門
S状結腸は骨盤腔に入ると直腸に移行する．肛門は直腸と皮膚の移行部である．直腸壁の平滑筋の続きである内肛門括約筋と肛門挙筋の続きである外肛門括約筋が肛門を閉鎖する

きをして盲腸からの逆流を防いでいる（回盲弁）．盲腸の下部には長さ数cmで鉛筆ほどの太さの虫垂が付属している．虫垂の粘膜下にはリンパ小節が発達している．これが炎症を起こしたものが虫垂炎，俗に言う盲腸炎である．

2 結腸

結腸は盲腸の上に接続して上行し（上行結腸），右上腹部の右結腸曲で左に向きを変えてほぼ水平に走行（横行結腸），左上腹部の左結腸曲で再び向きを変えて下行し（下行結腸），大きく蛇行した（S状結腸）のち骨盤腔に入り直腸に移行する．

結腸は「内輪外縦」の筋層のうち，縦走筋が小腸のように全面に存在せず3本にまとまっている．この縦走筋が結腸表面にヒモのように見えるので結腸ヒモとよぶ．また結腸表面の腹膜がポケット状に伸び出してその内部に脂肪が蓄積しており，腹膜垂とよぶ．この2つの構造は手術などで狭い切開部から結腸と小腸を区別するうえで有用である．また，半月ヒダに対応して外面には溝があり，その間がふくらんでいる（結腸膨起）．

上行結腸と下行結腸は後腹壁に半ば埋まっているので腸間膜を欠くが，横行結腸とS状結腸には腸間膜がある．

3 直腸

直腸は大腸の最後の部分で，約15cmほどの長さである（**図7-12**）．仙骨の前方にあり，男性では膀胱の後ろ，女性では子宮と腟の後ろに位置する．粘膜下に静脈叢が発達していて，これがうっ血腫脹して出血しやすくなったものを痔核という．

肛門管は直腸と体外の移行部で，約3cmの長さである．上半の粘膜は単層円柱上皮，下半は重層扁平上皮からなる．筋層は直腸の筋層から連続する平滑筋層があり，その輪状筋層を内肛門括約筋とよぶ．下部には骨盤下口を塞ぐ肛門挙筋の一部が輪状に走行して外肛門括約筋を形成する．外肛門括約筋は骨格筋なので随意筋である．排便時にはこれらの筋が弛緩して肛門が開く．

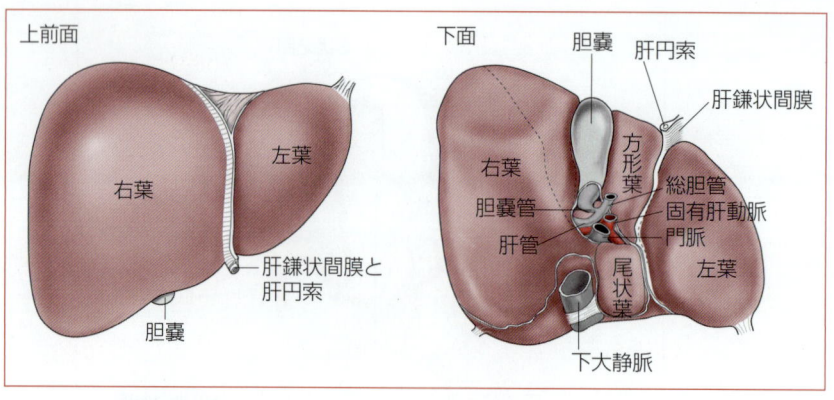

図 7-13　肝臓の外観
　肝臓の上面は肝鎌状間膜によって外観上右葉と左葉に分けられるが，内部の血管分岐の点では下面で見た胆嚢と下大静脈を結ぶ線（カントリー線）がむしろ右葉と左葉の境界である

10　肝臓

　肝臓は右上腹部に位置する重さ約1,200ｇの器官で，消化管からの静脈血を受け取って，栄養を身体が使いやすい成分に変換し，有毒物質を解毒するために重要な役割を果たす．また胆汁を分泌する腺としてのはたらきをもつ．大部分を腹膜で覆われるが，上面の一部は薄い結合組織を介して横隔膜に接している．前面は肝鎌状間膜とよばれる腹膜のヒダで右葉と左葉に分かれる（図7-13）．

　肝臓の下面の中央部は肝門とよばれ，消化管からの静脈血を導く門脈と腹腔動脈の枝である固有肝動脈がそこから入り，胆汁を導く肝管がそこから出る．肝臓は消化管からの血液を処理して代謝や解毒を営むので，門脈からの血液はその機能のための材料となる血液を供給する．しかし門脈の血液だけでは酸素が不足するので，固有肝動脈が肝臓の動力源とも言える酸素に富んだ動脈血を供給している．この2種類の血管のはたらきを区別して，門脈を肝臓の機能血管，固有肝動脈を肝臓の栄養血管とよぶ．門脈からの血流が約80％を占める．

　肝臓の内部（図7-14）は肝小葉とよばれる小さな区画に分かれている．肝小葉と肝小葉の間は線維に富んだ仕切りがあり，その内部を門脈と固有肝動脈の枝や小葉間胆管が通る．肝小葉の中心部には中心静脈が位置する．肝細胞は肝小葉の内部に放射状に配列しており，そのすき間に類洞という血液の通り道と毛細胆管という胆汁の通り道がある．類洞は門脈と固有肝動脈の血液を導き中心静脈に接続する．肝細胞はこの血液を処理し，胆汁を分泌する．中心静脈は集まって肝静脈となり，下大静脈に注ぐ．

　肝臓は消化管からの静脈血を門脈経由で集める．糖質はグルコース，ガラクトース，フルクトースなどの形で吸収される．肝臓はガラクトースとフルクトースをグルコースに変換し，グルコースからグリコーゲンを合成することによって，血中のグルコースが急激に上昇するのを防ぐ．反対に血中グルコースが低下したときには，グリコーゲンを分解したり，糖新生を行ったりしてグルコースを供給するはたらきがある．蛋白質の合成も肝臓の重要な機能で，アルブミンをはじめとした血中蛋白を合成する．血中蛋白は血漿の浸透圧の主要な担い手であるので，肝臓の機能が低下して血中蛋白が減少すると，血漿浸透圧の

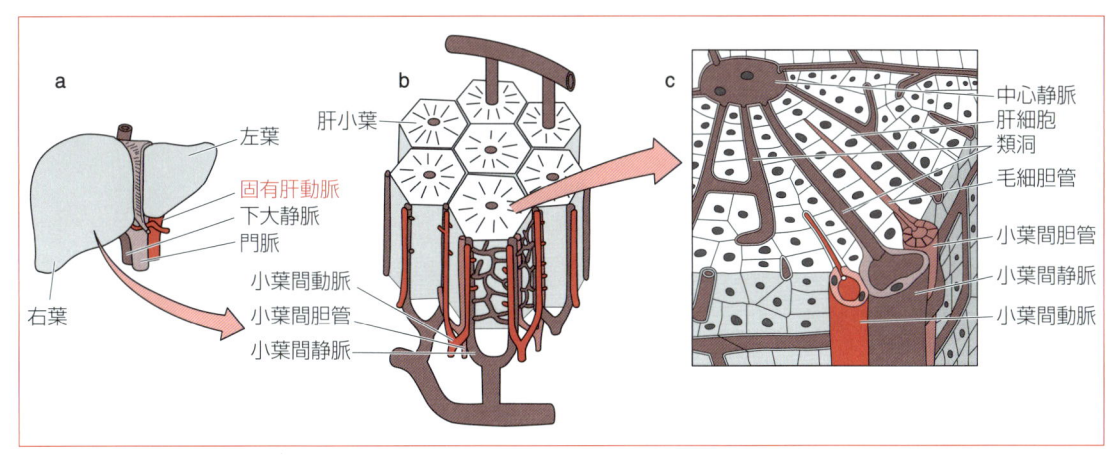

図 7-14 肝臓の内部構造[1]

　肝臓の構造を a, b, c の順に拡大して示した図. a. 肝臓を前から見たところ. b. 内部の構造を顕微鏡で見ると，肝小葉という 6 角柱状の単位構造が認められる. c. それぞれの肝小葉には外から内に向かって血液が流れ込み，分泌された胆汁が内から外に向かって運ばれる

低下によって組織に水分が移行し，浮腫（一般に言うむくみ）を生じることがある.

　また，肝臓はコレステロールをはじめとする脂質の代謝にも重要な役割を果たしている. 消化管で吸収された様々な成分には病原体や有毒物質も含まれる. 細菌などは類洞の壁に分布するクッパー細胞（マクロファージに相当する細胞）が貪食する. 有毒物質に対しては，肝細胞が産生するシトクロム P450 酵素などが，毒性の低い水溶性の物質に変換する作用をもつ.

11　胆汁の経路と作用

　胆汁の分泌経路を胆道とよぶ. 胆道の始まりは肝細胞の間を通る毛細胆管である. 毛細胆管は肝小葉の外に位置する小葉間胆管につながる. 小葉間胆管は合流して左右の肝管となり，肝門部でさらに合流して総肝管となる. 総肝管が肝門を出てまもなく胆嚢管が接続する. この接続部より十二指腸寄りを総胆管とよぶ. 肝臓で生産された胆汁は，総肝管から胆嚢管を通って胆嚢に入り，そこで濃縮される. 胆嚢は肝臓の下面に付着するナスのような形をした袋状の器官である. 食物を摂取すると胃や小腸の粘膜細胞の一部から分泌される消化管ホルモンの作用で胆嚢が収縮し，濃縮された胆汁が胆嚢管から総胆管に流れ込み，大十二指腸乳頭で十二指腸内に分泌される.

　胆汁は胆汁酸と胆汁色素を主に含む. 胆汁酸の分子は水と親和性の高い部分と脂質と親和性の高い部分からなる. 胆汁酸は，消化管内の脂肪を洗剤のように包み込んで小滴状に分割して安定化し，分解や吸収を助ける. 胆汁酸にこのように脂溶性物質を水中に安定して分布させる作用があるため，体内から出た脂溶性の老廃物は胆汁を通して排泄される. 便の茶色い色調は胆汁色素のビリルビンによるものである. ビリルビンは血色素であるヘムの分解産物で，血中では蛋白質に結合した形で運ばれる. 古くなった赤血球が分解されるとヘムはビリルビンにされて肝臓に至り，胆汁の中に分泌される. ビリルビンや，ビリルビンが細菌によって代謝されてできるウロビリノーゲンは腸管から再吸収されて循環する.

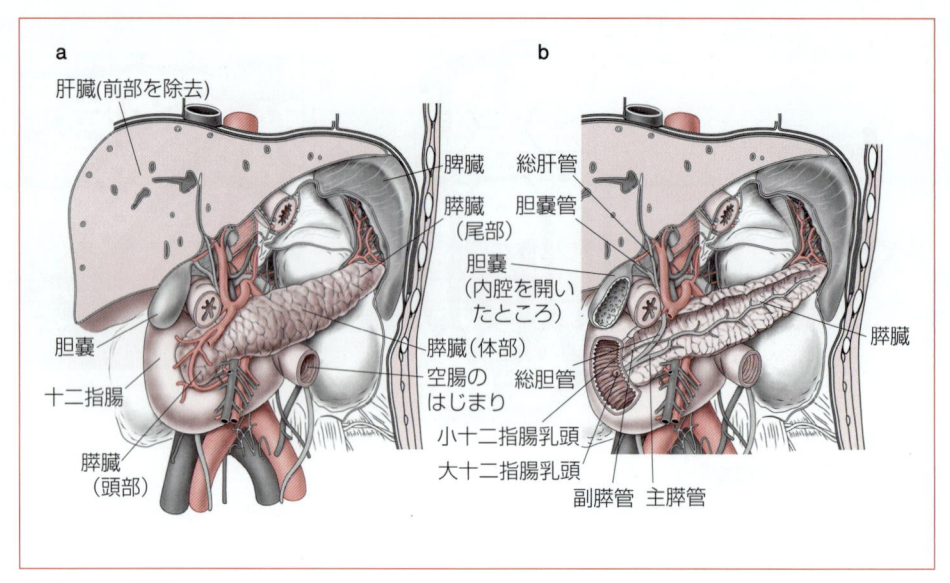

図7-15 膵臓
a. 膵臓は右から頭部，体部，尾部に区分される．膵臓は胃の後ろ，十二指腸に頭部を囲まれるように位置する．b. 胆嚢と十二指腸の壁の一部を除去して内腔が見えるようにし，膵臓の実質を一部削って膵管が見えるようにしたところ

血中のビリルビン濃度が高くなることを黄疸という．その原因として，赤血球が正常より多く破壊されてビリルビンが大量に産生された場合，肝細胞の機能が低下してビリルビンの胆汁への排出が滞った場合，胆汁の流れが悪くなってうっ滞した場合などがある．

12 膵臓

　膵臓は前後に扁平で横長の器官で，長さ約15cm，重さ約70gである．十二指腸下行部に近い側から膵頭，膵体，膵尾に区分される．膵臓は脾臓にまで達する．膵臓の内部は小葉に分かれ，膵液を分泌する腺細胞が多数存在する．腺の導管は次第に合流して主膵管と副膵管にまとまる．主膵管は総胆管と合流したのちに大十二指腸乳頭に，副膵管はそのまま独立して小十二指腸乳頭に開口する（図7-15）．

　膵液にはアミラーゼ，トリプシン，リパーゼなどが含まれ，それぞれ糖質，蛋白質，脂質を分解する（表7-1）．

　膵臓にはランゲルハンス島（膵島）とよばれる内分泌組織も散在する．これについては第10章で触れる．

13 腹膜と腹膜腔

　胸膜や心膜と同じく腹膜も閉じた空間をなしていて（男性では完全に閉じた空間をなすが，女性では卵管の先端部だけが腹膜腔に開口して体外に連絡している），内部に少量の液体があって，器官が変形したときに隣り合う器官と摩擦を生じることなく滑らかに動くことができるようになっている．

　腹膜腔はひとつながりの空間であるが，その一部が胃の後ろに閉じ込められて網嚢とい

う空間をつくる．網嚢の入り口は網嚢孔（ウインスロー孔）とよばれ，門脈，固有肝動脈，総胆管が通る部位の後ろに位置する．ここで肝臓への血管をまとめてはさんで血流を遮断することができるので，外科において重要である．

腹膜腔に感染や炎症，出血が生じたとき，浸出液や血液は腹膜腔の最下部である女性の直腸子宮窩（ダグラス窩），男性の直腸膀胱窩にたまりやすい．これが刺激になって患者は会陰や肛門付近に痛みを感じることがある．

十二指腸と膵臓は，胃や小腸の他の部分と異なり後腹壁に埋まっている．消化器系以外では，腎臓，副腎，大動脈，下大静脈なども同様に後腹壁に埋まっている．これらをまとめて腹膜後器官（腹膜後臓器）とよぶ．

確認問題

1. 空欄を埋めなさい．
    a. ヒトの乳歯は全部で [　　] 本，永久歯は [　　] 本ある．
    b. 大唾液腺とは [　　　　]・[　　　　]・[　　　　　] である．
    c. 咽頭の上部は前方で [　　　] と，中部は [　　　] と，下部は [　　　] とつながっている．
    d. 胃腺の主細胞は [　　　] を，壁細胞は [　　　] と [　　　] を分泌する．
    e. ビタミン [　　　] は壁細胞が分泌する [　　　] と結合して回腸で吸収される．
    f. 大十二指腸乳頭には [　　　] と [　　　] が開口する．
    g. 回腸にみられる [　　　] はリンパ小節が集合したものである．
    h. 結腸のうち [　　　] と [　　　　] には腸間膜がない．
    i. 肝臓は重さ約 [　　　] g である．
    j. 肝臓の機能血管は [　　　]，栄養血管は [　　　] である．
    k. 胆道が閉塞すると [　　　] がうっ滞して血液に入り込み，黄疸を起こす．
    l. 膵液中のトリプシンは [　　　] を，リパーゼは [　　　] を分解する．
    m. 立位における女性の腹膜腔の最下部は [　　　　] である．
2. 簡潔に説明しなさい．
    a. 機械的消化と化学的消化とは何か．
    b. 小腸は，どのような構造によって粘膜の表面積を広げているか．
    c. 結腸を外観で小腸と区別する際に目印となる構造には何があるか．
    d. 門脈とは何か．
    e. 胆汁が肝臓で生産されて十二指腸で分泌されるまでの経路を述べよ．

第8章
泌尿器系

Speech-
Language-
Hearing
Therapist

　泌尿器系は血液の中から老廃物と余分な水分を取り出して尿をつくり，それを体外まで導く．泌尿器系は血液の成分を維持・調節し，ひいては体液の環境を整えるために欠かせない器官系である．尿を産生する腎臓と，そこから体外に尿を導く尿路を順にみていこう．

第8章

泌尿器系

1 泌尿器系のはたらき

　血液中の酸素と二酸化炭素の濃度が呼吸器系によって維持・調節されていたように，血液中の様々なイオン濃度を一定に維持したり，水溶性の老廃物を排泄したりするのに泌尿器系は重要な役割を担っている．たとえば体内に水分が過剰なときは尿の量が増加し，水分が不足しているときは尿の量が減少する．塩分を摂取しすぎたときは尿中の塩分が増加し，汗などで塩分を排泄して塩分が不足しているときは尿中の塩分が減少する．こうして腎臓が血漿の成分を維持・調節している．血漿と間質液との間は成分が常に交換されているので，血漿の成分を整えることは全身の細胞が正常に活動できるよう細胞周囲の環境を整えることに他ならない（図8-1）．

2 泌尿器系の器官

　泌尿器系の器官には，腎臓，尿管，膀胱，尿道がある（図8-2）．腎臓は血液から尿を産生し，尿管は尿を膀胱へと導く．膀胱は尿を一時蓄えて尿道を通して体外に排泄する．

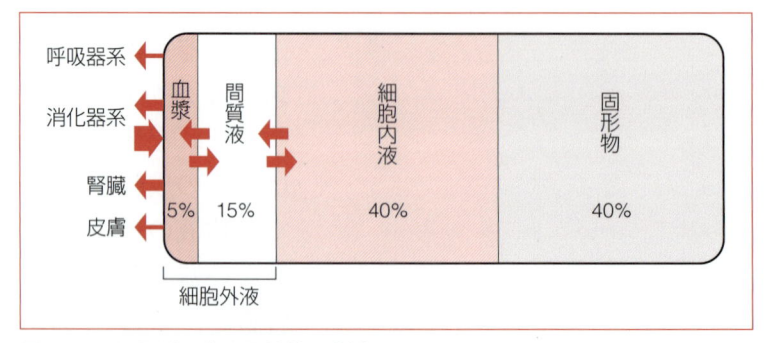

図8-1　からだに占める液体の割合
　からだの重量の40％は固形物，残りの60％を液体（水溶液）が占める．液体は細胞内液（40％）と細胞外液（20％）に分かれ，細胞外液はさらに間質液（15％）と血漿（5％）に分かれる．生体は血漿の成分を調節することで間接的に間質液を調節し，細胞が生存するための環境を整える

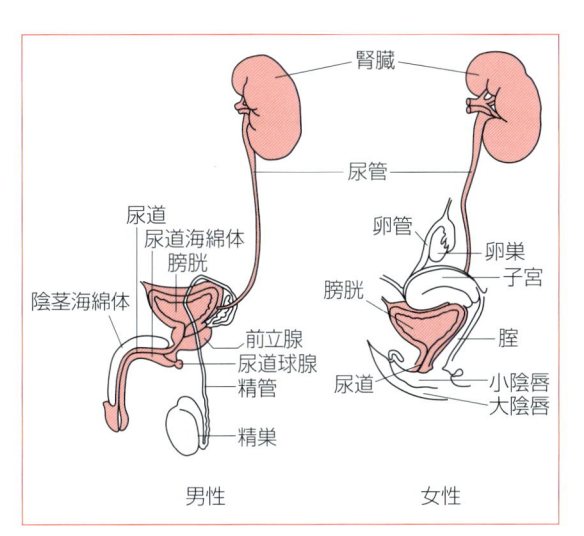

図 8-2　泌尿器系の器官[1)]

泌尿器系は，腎臓，尿管，膀胱，尿道からなる．男性の尿道は生殖器系の一部も兼ねている

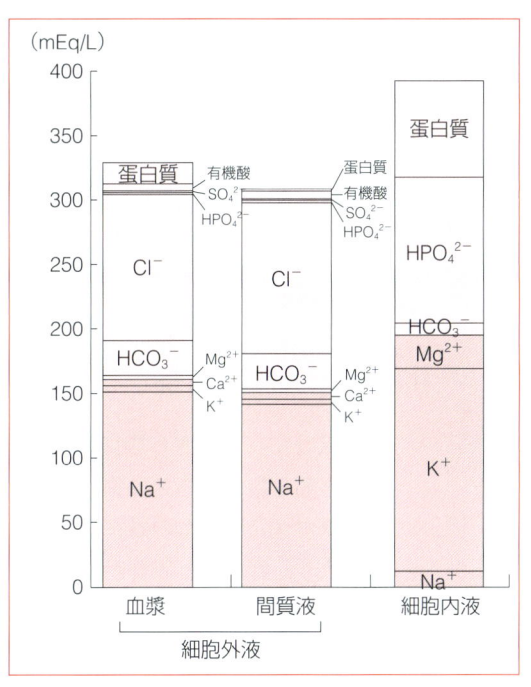

図 8-3　からだの液体の成分

血漿，間質液，細胞内液の成分を示す．間質液の成分は蛋白質が少ない点を除いて血漿と似ている．細胞内液は蛋白質が非常に多く，塩化物イオンの代わりにリン酸イオンが，ナトリウムイオンの代わりにカリウムイオンが多い

3　体内の液体の組成

　第 5 章で学んだ血漿は，陽イオンとしてナトリウムイオン Na^+ を多く含み，陰イオンとして塩化物イオン Cl^- を中心に炭酸水素イオン HCO_3^- や蛋白質を含んでいる（図 8-3）．その他，比較的量の少ない成分として，陽イオンではカリウムイオン K^+，カルシウムイオン Ca^{2+}，マグネシウムイオン Mg^{2+} が，陰イオンではリン酸水素イオン HPO_4^{2-}，硫酸イオン SO_4^{2-}，乳酸や尿酸などの有機酸が含まれる．

　組織の細胞間にある間質液は，血漿より蛋白質は少ないもののそれ以外はよく似た組成の液体である．それに対して細胞内液は陽イオンとして K^+ が大部分を占め，陰イオンとして HPO_4^{2-} と蛋白質が多い．

サイドメモ　浸透圧

　水などの液体に物質が溶けているとき，その液体を溶媒，溶けている物質を溶質という．浸透圧とは単位体積あたりにどれくらいの数の溶質分子が溶けているかを表す値で，血漿の場合約 290 mOsm/L である．浸透圧の高い溶液と低い溶液が水のみを通す膜で隔てられていると，水は浸透圧の低い方から高い方へと引き寄せられて移動する．浸透圧の高い溶液と低い溶液が溶質のみを通す膜で隔てられていると，溶質は浸透圧の高い方から低い方へ移動する．いずれの場合も 2 つの液の間の浸透圧の差が小さくなるように物質が移動するのである．

一方，尿においては，陽イオンとして多いのは Na^+ と K^+，陰イオンとして多いのは Cl^- である．その他に電荷はもたないが尿素が多く含まれる．ただし状況に応じて浸透圧（→サイドメモ）や成分が大きく変化する．腎臓はこれらの濃度を変化させることによって，血漿中の過剰な分子を尿中に排泄し，不足している分子を尿中に出さず血漿中にとどめるようにはたらく．

4 腎臓

1 腎臓の位置と外景

腎臓は左右1対ある器官で，腹腔の後部，後腹壁に接する位置にある．およそ第11胸椎から第3腰椎の高さに位置するが，右の方がやや低い．腎臓は1個の重さが120g程度のソラマメに似た形の器官で，少しへこんだ側（腎門）が内側を向いている．腎門に腎動脈が入り，腎静脈と尿管が出てくる．腎臓の表面は線維被膜とよばれる丈夫な膜が密着している．腹腔の側から見ると，後腹壁を覆う腹膜の奥に疎性結合組織，線維性結合組織（腎筋膜），疎性結合組織（脂肪被膜）の順で層状に結合組織があり，その奥に線維被膜で包まれた腎臓がある．腎筋膜と脂肪被膜は腎臓の前面だけでなく後面も覆っている．

腎臓の上面内側寄りには副腎が接している．腎筋膜と脂肪被膜は腎臓と副腎を一緒に包む．その他右の腎臓は肝臓，十二指腸，結腸と，左の腎臓は胃，脾臓，膵臓，結腸と，結合組織ないし腹膜を介して接している．腎臓は後腹壁に位置しているため，摘出などの手術の際には背中の皮膚と筋を切開して到達することが多い．

2 腎臓の内部構造

腎臓の冠状断をつくると腎門に近い部分は空洞になっている（図8-4a）．これが腎盂で，内側に向かって細くなり尿管に移行する．腎臓の実質は表面に面している皮質と，深部にある髄質に分けられる．髄質はいくつかの小葉に分かれており，その間には皮質が深く入り込んでいる．髄質は腎臓表面の側を底面にした丸みを帯びた円柱状で，その頂点は腎盂に向かって突き出している．この突出部を腎乳頭とよぶ．腎乳頭には後述する集合管が多数開いている．

腎臓の微細構造を見ると，尿を産生するためのユニットが集まっていることがわかる．このユニットをネフロンとよぶ．ネフロンは腎小体と尿細管からなる．尿細管は集合管に接続し，集合管が腎乳頭で腎盂に開くことで尿が尿管へと導かれる（図8-4b）．腎小体は皮質に，尿細管は皮質にも髄質にも，集合管は髄質に存在する．腎小体で血管から濾過された液体（原尿）が，尿細管と集合管を通りながら成分の調節を受けて最終的な尿となる．

3 腎小体

腎小体は，上皮細胞でできた袋（ボウマン嚢）の中に，急激に曲がったループ状の毛細血管のかたまり（糸球体）が入った構造である（図8-4c）．糸球体に血液を供給する輸入細動脈と糸球体からの血液を導き出す輸出細動脈は，腎小体の同じ側（血管極）から出入りする．糸球体を通る血液の約1/6の水とそこに溶けた物質が血管の外に濾過されて原尿となる．ボウマン嚢を満たした原尿は，血管極と反対側の尿細管極につながる尿細管に流入する．

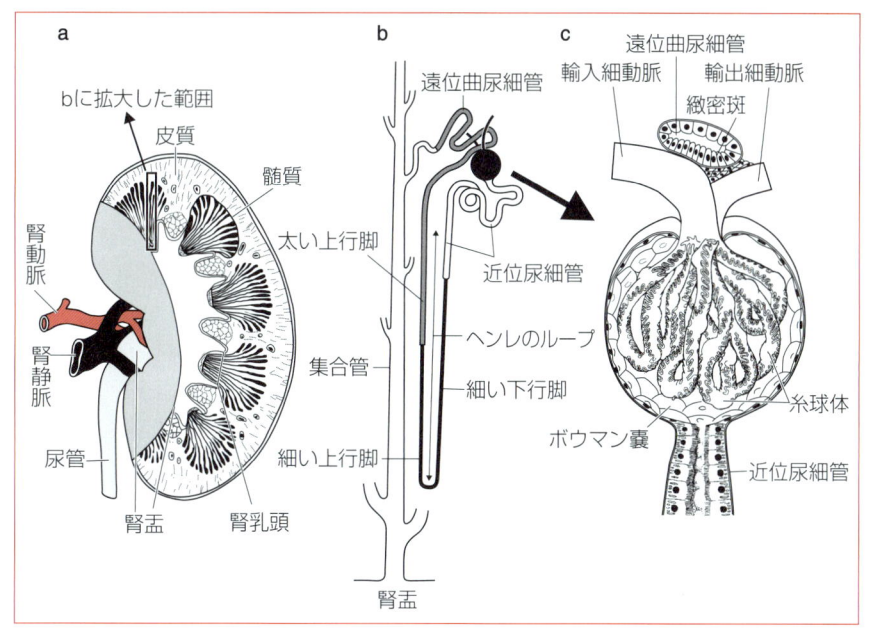

図 8-4 腎臓の構造[1]
　a：左の腎臓を内側部を除いて冠状断して前から見たところ．b：ネフロンと集合管．ネフロンを構成する腎小体と尿細管からなり，1個の腎小体に1本の尿細管がつながっている．集合管には多くの遠位尿細管が接続する．c：腎小体の構造

　両側の腎臓には1分あたり700 mLの血液が流入するので，原尿は1分あたり120 mL，1日では170 Lも産生されることになる．成人の1日の尿量は1〜2 Lなので，原尿の99％の水が尿細管と集合管で再吸収される．その際，原尿の成分の中で必要なものは再吸収され，不要なものはさらに分泌されて尿がつくられる．

4　尿細管

　尿細管は近位尿細管，ヘンレのループ，遠位尿細管からなる（**図 8-4b**）．近位尿細管はさらに近位曲尿細管と近位直尿細管に，ヘンレのループは細い下行脚，細い上行脚，太い上行脚に分かれる．太い上行脚は皮質に入ると自らの源流となっているボウマン嚢の血管極に近づき，そこで緻密斑とよばれる構造をつくって輸入細動脈と輸出細動脈に接している．緻密斑より下流が遠位尿細管である．遠位尿細管は直部が無いので，そのまま遠位曲尿細管ともよばれる．

　尿細管の各部は，水や溶質に対する透過性や能動輸送の能力が異なっていて，特定の溶質を一定の方向に輸送したり，それに伴って水や他の溶質を移動させたりして，管腔内の液の成分を調整している（**表 8-1**）．

　近位尿細管では多くの溶質が再吸収される（**図 8-5**）．ブドウ糖（グルコース），無機リン，アミノ酸，乳酸，Cl^-などがNa^+と共に再吸収される．ブドウ糖は近位尿細管の途中までではほとんどすべて再吸収されて尿中には残らない．ただしブドウ糖の輸送能に上限があるので，血中のブドウ糖が上昇すると再吸収しきれなかったブドウ糖が尿中に検出される場合がある．これを糖尿という．近位尿細管には細胞膜を通して水分子を透過させるアクアポリンという分子が多く存在しており，溶質が再吸収されて浸透圧が下がるとその分の水も吸収される．そのため近位尿細管においては管腔内の液の浸透圧は血漿と同じまま

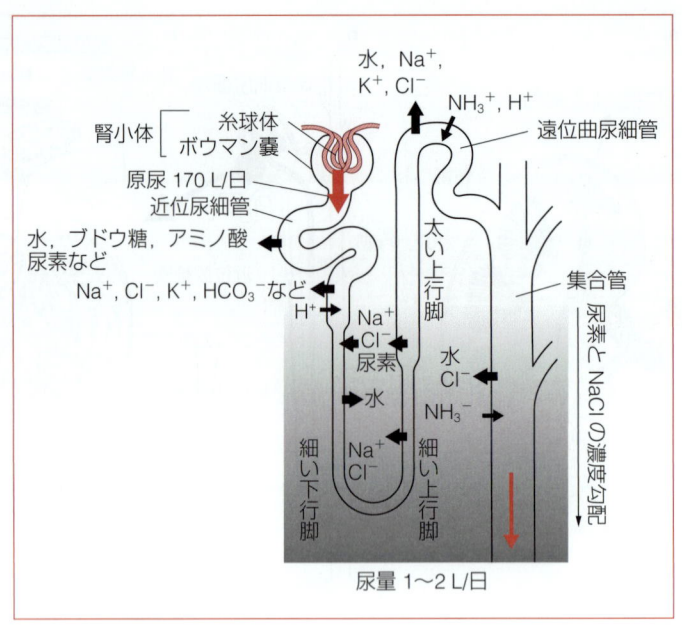

図 8-5　尿細管のはたらき
　尿細管は各部分ではたらきが異なっていて，特定の物質を能動輸送したり透過させたりする．

表 8-1　尿細管各部と集合管の能動輸送能と透過性

		能動輸送能		透過性		
		Na^+	ブドウ糖	水	尿素	Na^+, Cl^-
近位尿細管	近位曲尿細管	++++	+++	++++	++++	±
	近位直尿細管	++++	+++	++++	++++	±
ヘンレのループ	細い下行脚	−	−	++++	+	±
	細い上行脚	−	−	−	+	++++
	太い上行脚	++++	−	−	±	±
遠位尿細管	遠位曲尿細管	+++	−	±	±	±
集合管	皮質から髄質表層	++	−	+++	−	±
	髄質深部	−	−	+++	+++	±

である．
　ヘンレのループは髄質に深く入り込んで再び皮質に戻ってくる．髄質の中の間質液は深部ほど浸透圧が高くなっており，乳頭の先端部では血漿の4倍に達する．細い下行脚は水の透過性が高いため，髄質深部に向かうほど浸透圧によって水が管腔から間質側へ移動する．尿素は逆に間質から管腔内に移動する．それに対して上行脚は水を通しにくい．細い上行脚はNa^+とCl^-を通しやすいので，髄質内を上行するにつれてNa^+とCl^-は浸透圧の低い間質側に移動して，管腔内の液の浸透圧が低下する．さらに太い上行脚はNa^+を能動的に管腔側から間質側に汲み出すため，太い上行脚の末端では血漿に比べて浸透圧が低くなる．
　遠位曲尿細管は水の透過性が低く，溶質が能動輸送で吸収されるため，管腔内の液の浸透圧がさらに低くなる．

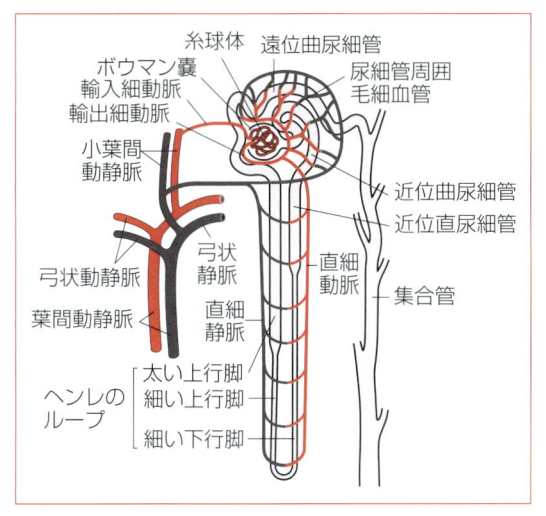

図 8-6 腎臓の血管
腎臓の動脈は輸入細動脈から糸球体毛細血管となったあと，輸出細動脈を経由して再び尿細管周囲毛細血管となる．輸出細動脈は2つの毛細血管系の間を連絡する特殊な動脈である

5 対向流系の作用

　髄質ではヘンレのループが深部まで下行して再び皮質へと上行する．このようなループ状の管に液体が流れる系を対向流系とよぶ．対向流系の管を通して物質輸送が行われるとその物質の濃度勾配が生じる．腎臓の場合，ヘンレの太い上行脚でNa^+や尿素が汲み出されると，間質液のNa^+や尿素の濃度が上がり，管の内部を流れる液体は上行するほど濃度が低くなる．逆に細い下行脚では浸透圧の高い間質液から溶質が流入し，水が流出することで下行するほど濃度が高くなる．高濃度の液がループの先端で折り返して上行脚に入ると，さらに多くのNa^+や尿素が汲み出されて間質液の濃度が上がる．このようにして髄質の表層から深部に向かってNa^+や尿素の濃度，すなわち浸透圧の勾配がつくられ，維持されている．

6 集合管

　遠位尿細管は皮質内で集合管に注ぐ．集合管は髄質をまっすぐに下行して腎乳頭の先端で腎盂に開口する．髄質の間質液は前述したように深部に行くほど浸透圧が高くなるので，集合管内の液はこの中を下行する間に，次第に高くなる間質液の浸透圧のために水を吸収されて濃縮される．

7 腎臓の血管

　腎臓に血液を供給するのは腎動脈である．腎動脈は腹大動脈から左右1対分岐して腎門に入る．腎臓内では腎小葉の間を葉間動脈となって表面に向かい，皮質と髄質の間に沿って曲がった（弓状動脈）のち皮質に向かって枝を出す（小葉間動脈）（図8-6）．そこからさらに輸入細動脈が分かれ，糸球体に入ると糸球体毛細血管となる．糸球体毛細血管はまとまって輸出細動脈となり，再び毛細血管に分かれて尿細管の周囲をめぐって小葉間静脈

4 腎臓　121

となる．そのあとは動脈に伴行して弓状静脈，葉間静脈を経て腎静脈となって下大静脈に注ぐ．

髄質に近い位置にある糸球体から出た輸出細動脈は皮質の尿細管周囲だけでなく，髄質を下行して再び上行して戻ってくるループ状の血管を出す．これを直血管（直細動脈と直細静脈）とよび，ヘンレのループに似た走行を示す．直血管も髄質の浸透圧勾配の形成に関与している．

輸入細動脈は循環血液量が減るとレニンとよばれるホルモンを分泌する．これはアンジオテンシンという物質の産生を促し，血管の平滑筋を収縮させる．

8 尿量と体液量の調節

尿量の調節は細胞外液（血漿と間質液）の量の調節に他ならない．尿中に含まれる溶質の総量は，高蛋白の食事をとると尿素が増加したり，塩分の多い食事をとると塩分が増加したりするが，全体としてそれほど大きくは変化しない．それに対して尿中の水は，水分摂取や尿以外への排泄（発汗や下痢など）によって著しく変化し，1日あたり500 mLから20 L以上にまで変わりうる（500 mL/日の尿量しかない場合には尿の浸透圧は1,400 mOsm/Lあるが，大量に尿を排泄する場合は30 mOsm/Lにまで低下する）．腎臓は糸球体で大量の原尿を濾過してそのほとんどの水分を再吸収している．尿量を500 mLまで減らす際には原尿の99.7％を再吸収しているが，尿量が20 Lまで増加する際も89％は再吸収している計算になる．一見無駄にも思える大量の原尿産生とその再吸収のメカニズムによって，腎臓は再吸収を約10％変動させるだけで，尿量を数十倍変化させることが可能になっている．

尿量の調節は腎臓のいくつかの部位で行われている．1）糸球体濾過量の調節によって原尿の量を増減させる，2）間質液や血漿の浸透圧に最も大きく影響するNa^+の排出を調節する，3）水の再吸収を調節するというのが主な機構である．

1) からだから水分が失われて循環血液量が減少すると，腎血流量も減少する．すると糸球体濾過量も減少するので尿量が減る．また神経系の作用やホルモン（レニン-アンジオテンシン系，バソプレシン，エンドセリンなど）の作用によって輸入細動脈が収縮することでも糸球体濾過量が減少して尿量が減る．
2) Na^+排出の調節に関しては，ヘンレの細い下行脚を除いて尿細管のすべてでNa^+が能動輸送される．この輸送はアルドステロン（副腎皮質由来のステロイドホルモン），バソプレシン（下垂体後葉ホルモン）などの調節を受ける．アルドステロンは集合管のNa^+チャネルを増加させて再吸収を高め，Na^+の排出を減らす．
3) 水の再吸収に関しては，バソプレシンが集合管のアクアポリンを増加させて水の再吸収を高め，尿量を減少させる．したがって，アルドステロンもバソプレッシンもNa^+や水を体内にとどめ，細胞外液の量を維持するようにはたらく．

9 エリスロポエチン

腎臓はこの他にエリスロポエチンとよばれるホルモンを分泌する．エリスロポエチンは骨髄にある赤血球の前駆細胞にはたらき，赤血球の分化を促進する．腎臓を摘出した患者や慢性腎不全の患者で貧血（腎性貧血）が起こるのはエリスロポエチンが不足するためである．

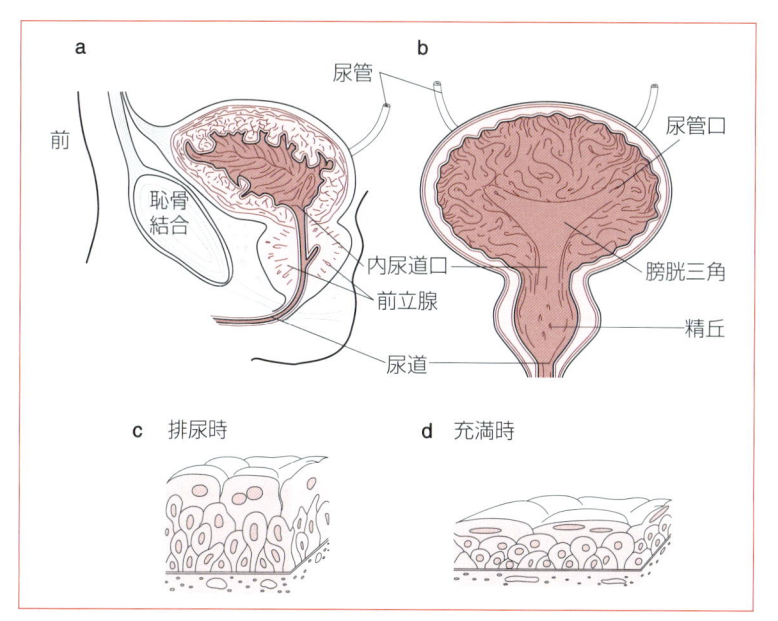

図 8-7　膀胱
　a,b：男性の膀胱と前立腺を正中断して左から見たところ（a）と，冠状断して前から見たところ（b）．c,d：膀胱の内面を覆う移行上皮の変化

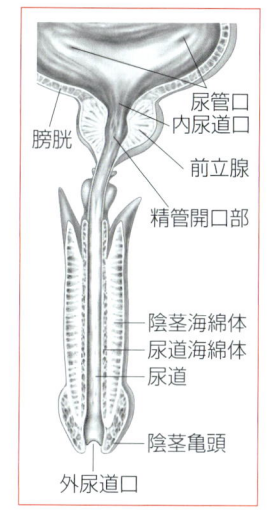

図 8-8　男性の尿道[1)]
　膀胱の内尿道口から始まり前立腺を貫いて陰茎を通って外尿道口に通じる．精管（射精管）が前立腺内で尿道に合流するので，男性の尿道は尿路（尿の通り道）と精路（精液の通り道）を兼ねている

5　尿管

　尿管は腎盂と膀胱をつなぐ直径約 5 mm，長さ約 25～30 cm の管である．尿管の壁は粘膜，筋層，外膜の 3 層からなる．粘膜の上皮は移行上皮とよばれ膀胱の内面を覆うのと同様の，伸縮性に富んだ上皮である．筋層は平滑筋からなり，蠕動運動を起こして尿を腎盂から膀胱へ運ぶ．尿管は膀胱壁を斜めに貫通しており，尿管壁の筋が送り出したときのみ尿が通り，それ以外のときは膀胱壁の筋が逆流を防いでいる．筋層の外は結合組織の外膜を介して他の器官に接するが，前面の一部は腹膜に覆われている．

　腎盂や尿管にできた結石は尿の流れと共に下流に移動しようとするが，尿管周囲の構造によって尿管が拡張しにくい部位（生理的狭窄部位）が 3 個所あって，そこで詰まって激しい痛みを起こすことがある．3 個所とは，① 腎盂から尿管へ移行する起始部，② 総腸骨動脈と交差する部位，③ 膀胱壁を貫通する部位である．

6　膀胱

　膀胱は骨盤腔の前部，恥骨結合の後に接する領域にある袋状の器官である（**図 8-7**）．男性ではその後ろに直腸が，女性では腟と子宮がある．膀胱の容量は約 500 mL で，壁は粘膜，筋層，外膜からなる．粘膜の上皮は移行上皮で伸縮性に富む．筋層は平滑筋からなる．尿管は膀胱の下面で後方から 1 対接続する（尿管口）．やはり下面で尿管よりも前方の正中に尿道が開口する（内尿道口）．内尿道口と左右の尿管口を結ぶ領域は膀胱三角とよばれ，膀胱壁の中で例外的に伸縮しない．筋層の外は結合組織の外膜を介して他の器官

に接するが，後面は腹膜に覆われている．

　膀胱は一時的に尿を蓄えるはたらきがある．たまっている尿が 200 mL 程度までなら膀胱の内圧は上昇せず尿意を感じない．400〜500 mL になると急激に内圧が上昇し，膀胱に分布する感覚神経によって尿意が感じられる．排尿をがまんしている間は，骨盤底の尿道括約筋が収縮して尿道を閉鎖するが，排尿の際にはこれが弛緩すると共に膀胱壁の筋が収縮して尿が尿道に流れる．

　乳児では尿道括約筋を収縮させる神経が未発達なため，排尿を抑制することができない．成人でも中枢神経系の障害や骨盤内の神経の損傷によって排尿が抑制できなくなったり，尿意を感じなくなったりすることがある．

7 尿道

　尿道は膀胱の内尿道口から体表の外尿道口まで尿を導く管である（図8-8）．男性では膀胱の下に接する前立腺を貫通したのち陰茎の内部を通って陰茎の先端に開口するので，長さが 16〜18 cm ほどあるが，女性ではこれらの器官が無く，腟の前方にすぐ開口するので約 4 cm である．

　尿道は骨盤底を塞ぐ深会陰横筋を貫くが，その筋の一部が尿道を取り囲むように走行していて尿道括約筋とよばれる．

確認問題

1. 空欄を埋めなさい．
   a. 腎臓には尿を産生する機能的単位として［　　］がある．それは糸球体とボウマン嚢からなる［　　］に，原尿を導き成分を調整する［　　］が接続したものである．
   b. 尿細管は，近位尿細管，［　　　　］，遠位尿細管に区分される．
   c. 遠位尿細管は［　　］に接続し，それが腎盂に開口する．
   d. 原尿は成人の場合 1 日あたり［　　］L 産生される．その約 99％が再吸収されて残りが尿となる．
   e. ブドウ糖は通常［　　］においてほぼ完全に再吸収される．
   f. 尿細管のうち［　　］は腎髄質内の浸透圧勾配を維持するのに役立っている．
   g. 集合管はその浸透圧勾配を利用して［　　］を再吸収する．
   h. 尿管の平滑筋は［　　］運動によって尿を膀胱に送る．
   i. 排尿の際，膀胱壁の平滑筋は［　　］し，尿道括約筋は［　　］する．
   j. 男性の尿道は膀胱直下で［　　］を貫いたのち，［　　］を通って外尿道口に至る．

2. 簡潔に説明しなさい．
   a. ネフロンとは何か．
   b. 尿管の生理的狭窄部位とは何か．
   c. 膀胱の粘膜上皮にはどんな特徴があるか．
   d. 尿道にはどんな性差があるか．

第9章 生殖器系

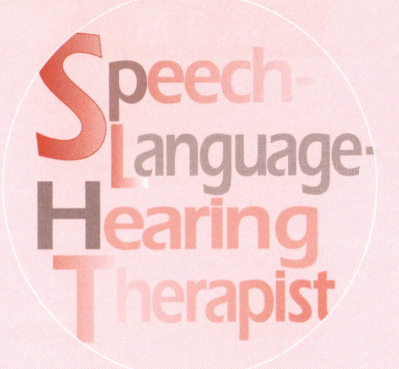

Speech-
Language-
Hearing
Therapist

　生殖器系は精子と卵子を産生し，受精させて育て，やがて胎児を体外に産む器官系である．生殖器系は性差の最も著しい器官系である．男性と女性の生殖器系それぞれについて，精子や卵子を産生してから精子や胎児を体外に送り出すまでを順にみていこう．

第9章

生殖器系

1 生殖器系のはたらき

　生殖器系は精子と卵子を産生する．男性の精巣は精子を分化させて成熟させると精巣上体を経て精管に送り出す．精子は精管から尿道を通って体外に射出されるが，その途中で精嚢や前立腺の分泌液と混ざって精液となる．性交によって女性の腟に入った精子は子宮から卵管へと移動する．

　女性の卵巣は卵子を分化させ，成熟した卵子は卵巣外に出て卵管に入る．そこで受精した卵子（受精卵）は子宮へと運ばれて定着し（着床），胚から胎児へと成長する．胎児が成熟すると子宮が収縮して，胎児は腟を通って体外に出される（分娩）．

2 生殖器系の器官

　男性の生殖器系は，精巣，精巣上体，精管，精嚢，前立腺，ならびに外生殖器からなる．外生殖器には陰嚢と陰茎がある．陰嚢は精巣と精巣上体ならびに精管の一部を入れる．陰茎は内部に陰茎海綿体と尿道海綿体があり，尿道は尿道海綿体の内部を通って外尿道口に至る（図9-1a）．

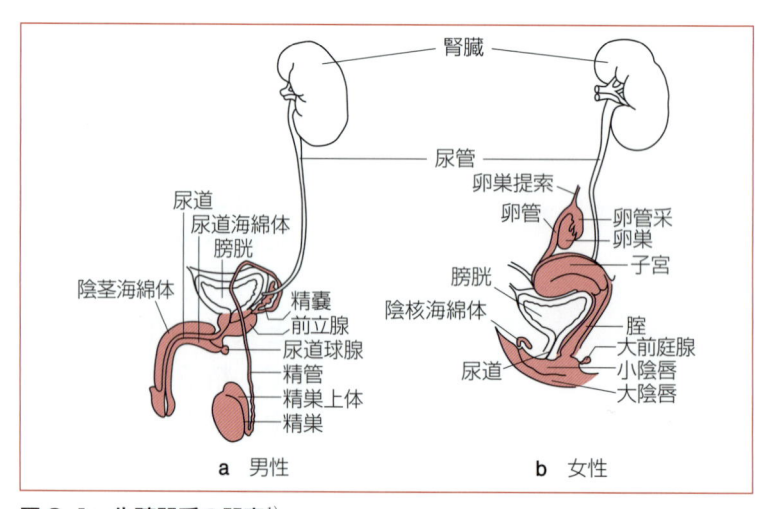

図9-1　生殖器系の器官[1]
　生殖器系は一部泌尿器系を兼ねる．男性の場合は精巣，精巣上体，精管，精嚢，前立腺，外生殖器から，女性の場合は卵巣，卵管，子宮，腟，外生殖器からなる

女性の生殖器系は，卵巣，卵管，子宮，腟，ならびに外生殖器からなる．外生殖器には大陰唇，小陰唇，陰核などがある（図9-1b）．

3 減数分裂

生殖細胞以外の細胞（体細胞）にはヒトの場合，染色体が23種類46本存在する（2n＝46）．卵子と精子は両者の遺伝子を合わせて体細胞をつくるため，それぞれ23種類23本の染色体しか入っていない（n＝23）．そのため精子と卵子をつくる過程で染色体の数を半分に減らさなければならない．この過程を減数分裂とよぶ（図9-2）．それに対して46本の染色体をもつ細胞から同じく46本の染色体をもつ細胞を2個つくることを有糸分裂あるいは体細胞分裂とよぶ（1章の図1-5）．

体細胞や，精子と卵子のもととなる精祖細胞，卵祖細胞の染色体は2n＝46である．23種類の染色体の1揃いは父親からのもの，他の1揃いは母親からのものである．精祖細胞，卵祖細胞は分裂によって数を増やすと順次一次精母細胞あるいは一次卵母細胞に分化する．これらの細胞は減数分裂を前にDNAを複製する．第一分裂においてそれらが2つの娘細胞（二次精母細胞あるいは二次卵母細胞）に分配され，さらに第二分裂でDNAを複製することなく染色体が分配される．そのため精子や卵子は染色体がn＝23となる．

男性の精巣においては，そうしてできた精子細胞が成熟して4つの精子が形成される．精子細胞から精子が形成される際に，細胞質の大部分が除去されて身軽になり，遺伝子を運搬する機能のために特殊化する．精子は遺伝子を入れる楕円形の頭部と運動能をもつ尾部からなる．尾部には微小管が通っていて，その運動によって尾部が波打つように屈曲して精子が前進する．尾部の付け根にはミトコンドリアが多く存在してエネルギーを供給し

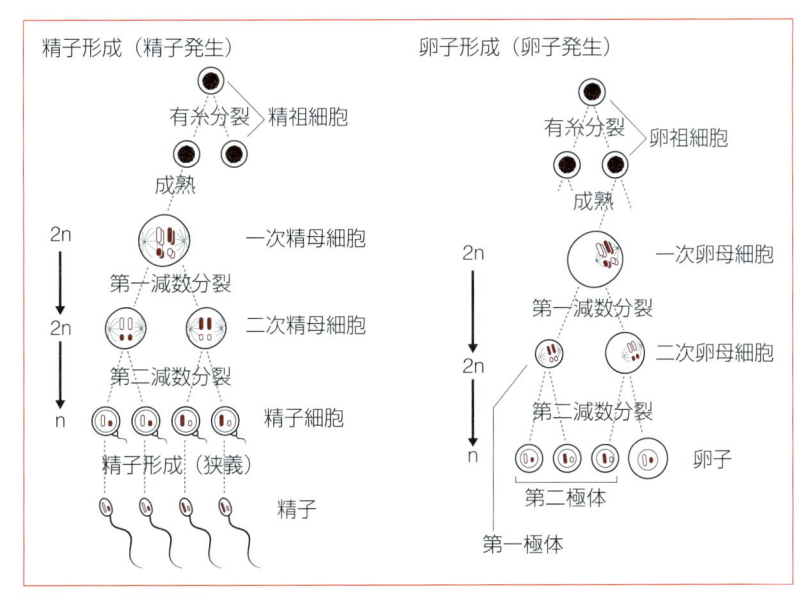

図9-2 減数分裂
精子は精祖細胞，卵子は卵祖細胞からつくられる．精祖細胞も卵祖細胞も有糸分裂によって増殖し，やがて一次精母細胞，一次卵母細胞に分化する．そこから第一減数分裂と第二減数分裂によって精子と卵子が形成される

ている.

　それに対して女性の卵巣においては二次卵母細胞が分裂してできた4つの細胞のうち1つのみが卵子となって成熟し，残りの3つは退縮して極体とよばれる．小型で運動能力の高いことが重要な精子に対して，卵子は着床して子宮から栄養供給を受けるまでの細胞分裂に必要な栄養を確保しなければならないため，1つの細胞のみを大きくして栄養を集中させるのである．

　体細胞の23対の染色体のうち1対は性染色体とよばれ，それにはX染色体とY染色体の2種類がある．受精卵がXとYを1つずつもつ場合は男性に分化し，Xを2本もつ場合は女性に分化する．女性の個体はY染色体をもたないので，卵祖細胞にもY染色体はなく，減数分裂でつくられた卵子はすべてX染色体を1本もつ．それに対して男性の個体はXとYを1本ずつもつので，減数分裂でつくられた精子の半数はX染色体を1本，残りの半数はY染色体を1本もつ．X染色体をもつ精子が卵子を受精させると，受精卵はX染色体が2本となり女性に分化する．Y染色体をもつ精子が卵子を受精させると，受精卵はXYとなり男性に分化する．胎児の性はこのようにして決まる．

4 男性生殖器

1 精巣

　精巣は精子産生の場である．精巣の表面は白膜とよばれる膠原線維に富んだ膜で覆われ，その中に直径0.2 mm程度の細い精細管が多数入っていて，その精細管の内部で精子が産生される（図9-3）．精細管は細かく折りたたまれたループ状の管で，1本の長さは数十cmにも達する．精細管の壁をつくる上皮（精上皮）はセルトリ細胞とよばれる支持細胞と精子をつくる細胞からなる．上皮の層の最も外に精祖細胞があり，精母細胞，精子細胞，

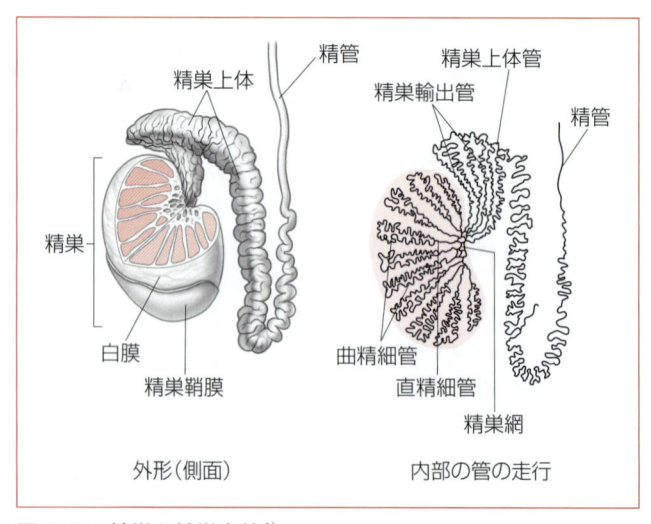

図9-3　精巣と精巣上体[1]
　精巣の表面は白膜という膠原線維に富んだ厚い膜で覆われる．内部に精細管が複雑に折りたたまれて詰まっており，その中で精子が形成される

精子と分化するにつれて管腔内部に移動し，やがて精巣から出ていく．精細管と精細管の間にはライディッヒ細胞があり，テストステロンというホルモンを分泌して精子の形成を促す．

2 精巣上体

精巣上体は精子の上から後についている器官で，精巣からつながる多くの精巣輸出管が合流して1本の精巣上体管となる．精巣上体管はうねるようにして精巣上体の中を下に進み，やがて急激に上に曲がって精管に移行する．精子は精巣から出て精巣上体を通る間にも成熟し，運動能を獲得する．

3 精管

精管は長さ40〜45 cmの管状の器官で，陰嚢の中を上行し，精巣に出入りする動静脈や神経，精巣挙筋などと共に精索を形成する．精索は前腹壁の下部にできた隙間である鼠径管に入る．腹腔内に入ると精管は膀胱の後に回って膀胱の下にある前立腺に向かう．前立腺に入ると精管は射精管と名前を替え，前立腺内部で尿道に合流する．

精巣は陰嚢の中に入っているが，発生の際には腹腔内で分化して，やがて鼠径管を通って腹壁の筋層を貫き陰嚢の皮膚の中に下行する．精巣から精子を導く精管は腹腔内でもともと尿道に接続しているので，精巣が移動した経路を逆にたどって陰嚢から腹腔に入っていくのである．

4 精嚢

精管が前立腺に入る直前に接続する腺が精嚢である．精嚢は長さ5cm程度で，内腔が繰り返し折れ曲がった構造をしている．精嚢の分泌液は精液の半分以上の割合を占める．精嚢液は淡黄色のゼリー状でフルクトースやアスコルビン酸を含み，これらが精子のエネルギー源となる．

5 前立腺

膀胱の下にあるクリの実を上下反対にしたような形の器官で，尿道が上下に貫通し，これに一対の射精管が開口している（図9-4）．前立腺の分泌液は特有の匂いをもつ乳白色の液体で，精液の約20%を占め，精子の運動に適した環境をつくる．

6 尿道球腺

尿道球腺（カウパー腺）は尿道が陰茎に入ったところで開口する腺で，透明で粘稠な液体を分泌し，射精に先立って尿道を潤し精液が通過しやすくなるようにする．

7 外生殖器

男性の外生殖器は陰茎と陰嚢からなる．陰嚢は精

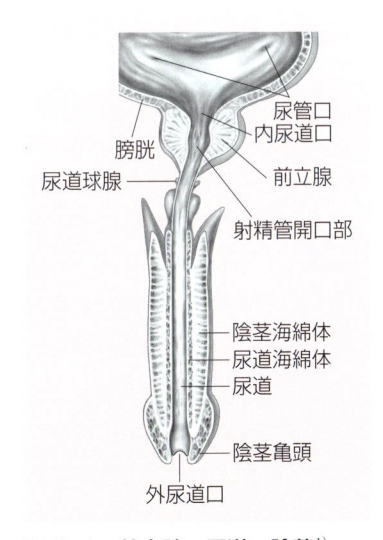

図9-4 前立腺, 尿道, 陰茎[1)]
尿道は前立腺を通る途中で射精管を合流させる．ここから先の尿道は尿路と精路を兼ねている

巣を入れる皮膚の袋で，陰嚢には肉様膜とよばれる平滑筋に富んだ組織があり，寒いときには収縮して陰嚢を腹壁に近づけて精巣を暖め，暑いときには弛緩して陰嚢を下げて精巣を冷やすはたらきがある．

陰茎は2種類の海綿体と尿道，それらを包む皮膚からなる（図9-4）．海綿体には尿道海綿体と陰茎海綿体があり，尿道海綿体は1個存在して中に尿道を通す．先端はふくらんで陰茎亀頭とよばれる．陰茎海綿体は1対存在して尿道海綿体の上に位置し，尿道海綿体より後方まで伸びている．

海綿体は血管に富んだスポンジ状の組織が膠原線維に富む丈夫な膜（白膜）で覆われたものである．性的興奮によって静脈が収縮するため，内部に血液がたまって太く固くなる．これを勃起とよぶ．こうして陰茎を女性の膣に挿入することが可能となる．

8　精子の貯蔵と射精

精子は精巣上体から精管に入るとそこで休止状態のまま貯蔵される．数週間経つと次第に老化して死滅し，吸収される．性交の際にはまず性的興奮によって仙髄の副交感神経系がはたらいて勃起が起こる．第12章で述べるように副交感神経系は通常アセチルコリンが作用して平滑筋や腺に影響を及ぼすが，勃起の際に海綿体の静脈を収縮させるには一酸化窒素（NO）がはたらいている．

興奮が頂点に達すると腰髄上部の交感神経系の活動で精管や付属腺の平滑筋が収縮し，精液が尿道に押し出される．次いで仙髄から出る陰部神経のはたらきで海綿体を包む骨格筋（球海綿体筋・坐骨海綿体筋）が律動的に収縮し，尿道内の精液が体外に射出される（射精）．精液の1回の射出量は約3 mLで，その中に2〜3億の精子が含まれる．交感神経系の活動が高まり副交感神経系の作用が弱まると，海綿体の静脈が拡張して勃起が終了する．

5　女性生殖器

1　卵巣

卵巣は骨盤内で子宮の外側に1対ある楕円形の器官である（図9-5）．皮質と髄質からなり，皮質に卵胞がある．卵胞は卵母細胞とそれを取り囲む卵胞壁でできていて，卵胞壁は最終的に4層にまで分化する．最も幼若な原始卵胞は出生時に片側で100万個程度も存在するが，思春期までに大部分が退縮して片側で数万個が残る．原始卵胞は順に成熟段階に入るが，それまでの間そのままの状態で休止している．

思春期に卵巣がホルモンの作用で卵巣周期をもつようになり月経が始まると，各周期に10個程度の卵胞が成熟段階に進む．卵胞は一次卵胞，二次卵胞の段階を経て成熟卵胞（グラーフ卵胞）になる．卵胞はエストロゲン（卵胞ホルモン）とよばれるホルモンを分泌して，子宮粘膜を増殖させるなど受精に備えた状態をつくる．成熟卵胞の段階で，内部の卵細胞はまだ二次卵母細胞であるが，排卵によって卵巣外の腹膜腔に排出され，卵管に入って精子と出会うと減数分裂の最後の段階が引き起こされて，受精卵になる．受精しなかった卵子は2日ほどで吸収されてしまう．受精後の個体発生については後述する．排卵したあとの卵胞は黄体となり，プロゲステロン（黄体ホルモン）とよばれるホルモンを分泌して子宮を着床に適した状態に保つ．

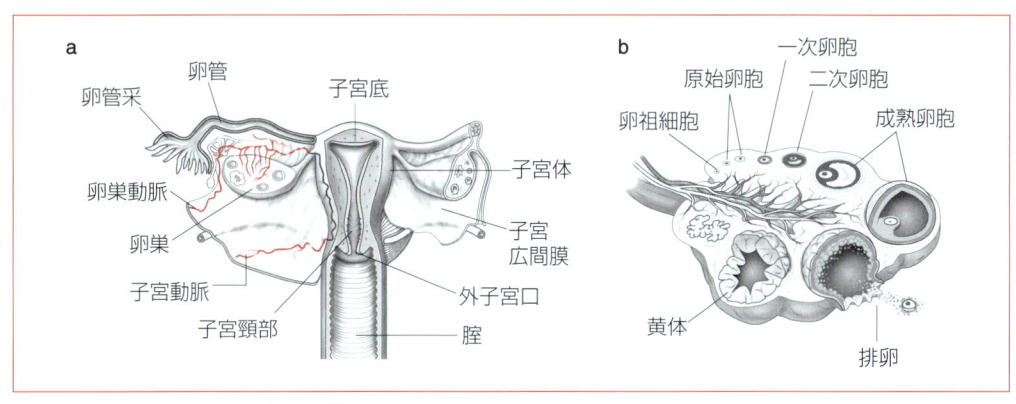

図9-5　卵巣・卵管・子宮・腟[1]
　a：卵巣・卵管・子宮・腟の位置関係を後ろから見たところ．各器官の一部を除去して内腔が見えるようにした．左の卵巣はほぼ冠状断，右の卵巣はほぼ矢状断してある．b：卵巣の中で卵胞が成熟して排卵され，黄体が形成されるまでを示す

2　卵管

　卵管は子宮の上部の両端に接続する管状の器官で，子宮に近い側から峡部，膨大部，漏斗，卵管采が区別され，卵管采において腹膜腔に開口する．卵管内面の粘膜は線毛上皮で，分泌した粘液を子宮に向かって送り出すように運動しているため，排卵された卵子は卵管采から卵管内へ入り子宮に向かって輸送される．精子は卵管膨大部において卵子と出会い受精が行われる（図9-6）．まれに卵子が卵管に入る前に受精して腹膜腔にとどまったり，受精した卵子が卵管内にとどまったりすることがあり，子宮外妊娠とよばれる．胚が成長する途中で破綻して，大出血を起こすことがあり危険である．

3　子宮

　子宮は壁に厚い平滑筋層と粘膜を備えた袋状の器官で，骨盤腔において膀胱と直腸の間に位置し，やや前傾している．内腔が逆三角形をしているため上部を子宮底，中央部を子宮体とよぶ．上部両端は卵管に接続し，下部は腟に接続する．下部は内腔が狭くなって（子宮頸部），さらに下部は腟内に入り込んでいる（子宮腟部）．子宮の粘膜は基底層と機能層からなり，機能層はおよそ4週間の周期で肥厚と脱落を繰り返す．

　骨盤腔内において，腹膜は子宮底で折れ返って子宮の前壁と後壁を覆う．卵管が子宮底の外側部から伸び出しているため，腹膜は子宮より外側では卵管で折れ返ると，その下で前後の2枚が近接して骨盤底に至る（子宮広間膜）．卵巣もこの子宮広間膜に包まれる．子宮や卵巣に至る血管は子宮広間膜を通る．子宮と直腸の間は腹膜が最も下方まで落ち込んでいるので，腹膜腔で炎症や出血が起きた際にここに血液や膿がたまりやすい．この陥凹部を直腸子宮窩またはダグラス窩とよぶ．

4　腟

　腟は子宮と体外をつなぐ管状の器官であり，膀胱と直腸の間に位置する．粘膜は重層扁平上皮からなり，上部は腟円蓋とよばれる天井を形成し，そこに突出する子宮腟部に外子宮口が開口して子宮粘膜に移行する．下部は腟口において体外につながる．腟は陰茎を受

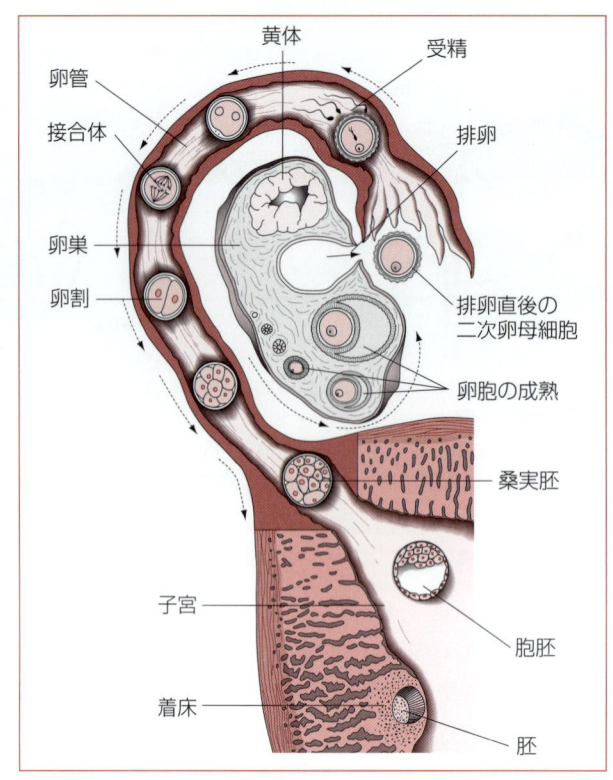

図 9-6 排卵から着床まで
　排卵されるのは二次卵母細胞の段階で，卵管に入ってから受精によって第二減数分裂が完了し卵子となる．受精卵は卵管膨大部からさらに子宮に向かって運ばれながら細胞分裂を繰り返し，受精後約 1 週間たち胞胚となった段階で子宮壁に着床する

け入れる性交のための器官であるが，分娩の際には胎児が子宮から体外に出る通路（産道）となる．

5　外生殖器

　女性の外生殖器は大陰唇，小陰唇，陰核などからなる（図 9-7）．大陰唇は皮膚のなだらかな高まりで，前庭球という海綿体組織が埋まっている．小陰唇は大陰唇の内側に位置する皮膚のヒダで，後端は左右が合しており，前端は陰核包皮となって陰核を覆う．小陰唇で囲まれた領域が腟前庭で，ここに腟口が開く．腟口の両脇に大前庭腺（バルトリン腺）が開口する．大前庭腺の分泌液は性交の際に腟口から陰茎が滑らかに入るようにする．陰核は内部に海綿体をもつ組織で陰核包皮に覆われた陰核亀頭ならびに陰核体と，後方に伸びる陰核脚からなる．

　前庭球は男性の尿道海綿体に，陰核海綿体は男性の陰茎海綿体に相当する．男性の場合はもともと左右に 1 対発生した海綿体組織が正中で融合して尿道を包むため，尿道が陰茎の先端に開口するが，女性は前庭球が左右に分かれたままで，尿道が短い距離で体外に開く．

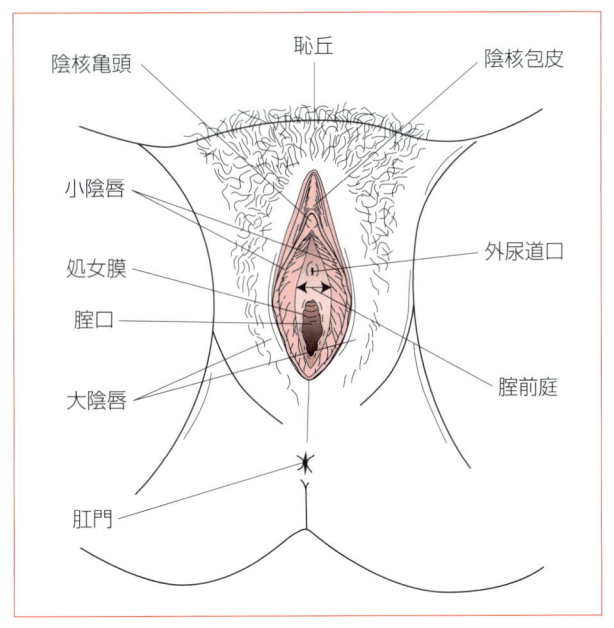

図 9-7　女性の外生殖器
　大陰唇や小陰唇の表面は皮膚で，腟の内壁は粘膜で覆われる．腟前庭と陰核の表面は角化しない重層扁平上皮で粘膜に近い性質をもつ

6　乳房と乳腺

　女性生殖器ではないが，女性で特別に発達する器官として乳房と乳腺がある．思春期以降の女性の前胸部にみられるふくらみを乳房といい，その先端の突出部を乳頭という．乳頭とその周囲の皮膚（乳輪）は色素に富む．乳頭に開口する腺が乳腺であり，もとは汗腺のような皮膚の腺が進化したものである．妊娠してプロゲステロンが分泌されると乳腺は増殖し，分娩後は下垂体ホルモンのオキシトシンの作用で乳汁を分泌する．分娩直後の初乳は薄いが，その後移行乳を経て 10 日程度で成熟乳を分泌する．

7　女性の性周期

　思春期以降の女性の卵巣や子宮は，妊娠中を除いてほぼ 4 週間ごとに変化を繰り返す．この変化を性周期とよぶ（図 9-8）．子宮粘膜の機能層が破綻して血液と共に排出されることを月経というが，その月経の開始日を起点に数えると，月経は 5 日程度で終了し，その後子宮粘膜が増殖して次第に厚みを増す．これを司っているのが卵胞から分泌されるエストロゲンである．卵胞の成熟と共に血中のエストロゲン濃度が増加し，子宮粘膜はさらに厚くなる．エストロゲン濃度がピークを越える 14 日頃に排卵が起こる．そこから子宮粘膜は分泌期に入る．分泌期の粘膜は排卵後の卵胞で形成される黄体から分泌されるプロゲステロン（黄体ホルモン）によって維持される．この間に受精卵が子宮粘膜に定着（着床）すると，黄体は妊娠黄体となって安定し，子宮粘膜も分泌期の状態を維持し続ける．受精が起こらないと黄体は次第に退縮してプロゲステロンの血中濃度も下がり，子宮粘膜は分泌期を維持できなくなって脱落し月経を起こす．そこから次の周期が始まる．エスト

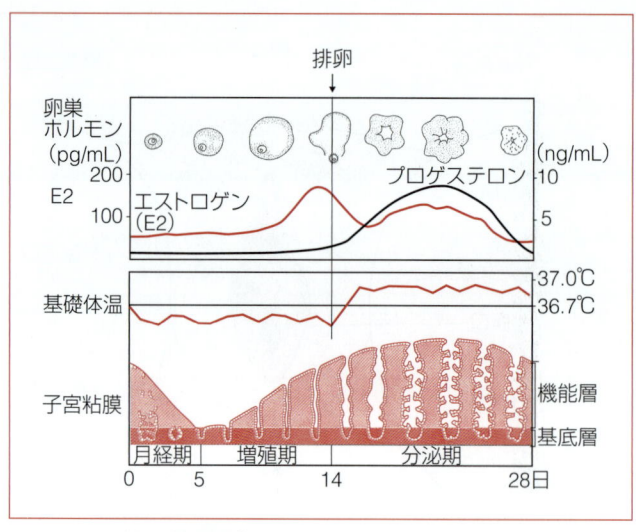

図9-8 女性の性周期[1]

卵巣と子宮は月経の開始を起点として約4週間の周期で変化する．卵巣で卵胞の成熟に伴ってエストロゲン分泌が増加し，排卵後は黄体からのプロゲステロン分泌が増加する．子宮粘膜はエストロゲンに反応して機能層を肥厚させ（増殖期），排卵後はプロゲステロンの作用も加わって分泌期に入る．妊娠しない場合は約4週間で黄体の退縮に伴い機能層が維持できなくなって脱落し，月経が始まって次の周期に入る

ロゲンやプロゲステロンの濃度，排卵の時期は下垂体の影響を受けるが，それについては第10章で触れる．

8 個体発生

受精卵から新しい個体ができることを個体発生とよぶ．卵管膨大部で受精した卵子は卵管内を子宮に向かって運ばれながら，細胞分裂を開始する．受精後3日で受精卵は4回目の分裂を終えた16細胞の桑実胚となり，子宮に入る頃にはさらに細胞数が増えて内部に空間ができた胞胚となり，受精後6～7日で着床する．そののち受精後第2週から8週まではまだヒトの外観をしていないので胚あるいは胚子とよび，8週以降ヒトのからだの特徴を備え始めるので胎児とよぶ．

胞胚は内部に空間（胞胚腔）があり，細胞は最表層の1層の栄養膜と内部に集合した内細胞塊とに分かれる．栄養膜と子宮粘膜の一部から胎盤が分化し，内細胞塊から胚が形成される．胎盤と胚（胎児）の間は臍帯で結ばれている．臍帯には動静脈が通っており，胎児の血液を胎盤に送る．胎盤で胎児の血液は母体の血液と薄い膜を隔てて接するので，母体の血液から酸素や栄養を受け取り，二酸化炭素や不要物を引き渡すことができる．

妊娠2～3か月（受精後第3～10週）にかけては，全身の重要な器官が分化する時期に当たるので器官形成期とよばれる．この時期に薬物や放射線が作用すると，重い奇形を生じることがあるので注意が必要である．

産科の診療で受精日を詳しく知ることはふつう困難なので，妊娠前の最終の月経が始まった日を起点に妊娠1か月，2か月と数える（満1か月ではなく1か月目であることに注意）．

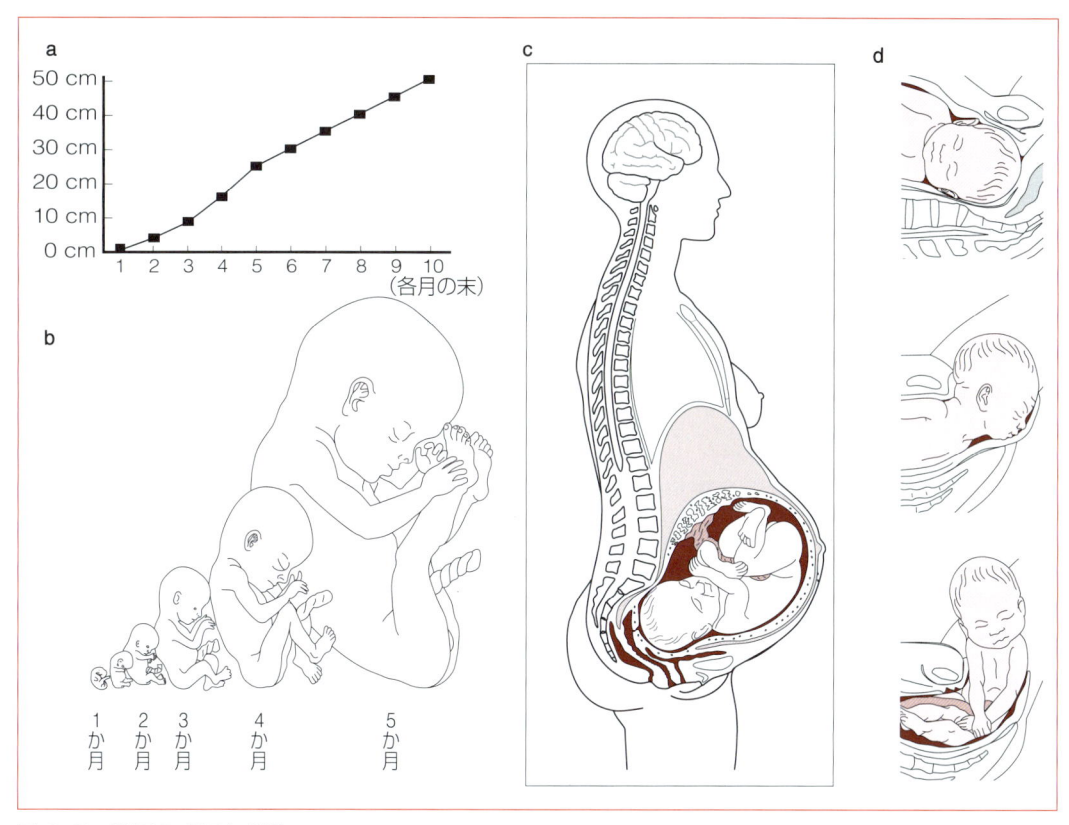

図 9-9 胎児の成長と分娩
a：胎児の頭殿長の変化．b：胚と胎児の外観の変化．妊娠3か月以降はヒトのからだの特徴を備える．c：妊娠末期の母体内での胎児の位置．d：分娩．胎児は頭部が最も幅が大きい．胎児は頭を先頭に，母体の骨盤腔の形状に合わせて旋回しながら体外に出る

　排卵はその後約2週間で起こるので，そのあとすぐ受精したとして，受精後2週間で妊娠1か月の終わりになる．分娩は正常の場合受精後満38週で起こるので，最終月経の初日から数えて満40週にあたる．妊娠の月数は4週間で1か月と計算するので，妊娠10か月の末に分娩が起こることになる．

　胎児の大きさは頭部から殿部の先端を結ぶ直線の長さ（頭殿長）や頭部の横径で表すことが多い．頭殿長はS字状の曲線を描いて増加し分娩に至る（図9-9a, b）．分娩には子宮の強い収縮が必要だが，それは下垂体ホルモンであるオキシトシンの作用によって引き起こされる．分娩の際には胎児の頭が先頭になって子宮から腟を通って体外に出る．ヒトの場合，胎児の頭部は骨盤下口の大きさに近いので，それに合わせて胎児の頭とからだが旋回しながら娩出される（図9-9d）．胎児に引き続いて胎盤が娩出される．子宮の収縮が弱いと分娩が困難なだけでなく，分娩後の子宮からの出血が止まらないので危険である．娩出された胎盤は臍帯で胎児とつながっている．ふつう臍帯は医師や助産師によって結紮（縛ること）したうえで胎児の臍から数cmのところで切断されるが，胎児側に残った臍帯も自然に脱落する．

確認問題

1. 空欄を埋めなさい．
   a. 精子と卵子は［　　　］によって生じ，染色体数が通常の体細胞の半分である．
   b. 精子は［　　　］の中の管状構造である［　　　］で産生される．
   c. ［　　　］は精液の大部分を占める淡黄色の液体を分泌する．
   d. ［　　　］は，内部を尿道が貫き，そこに射精管が合流する．
   e. 陰茎［　　　］と尿道［　　　］は，静脈が収縮して血液が充満すると太く固くなる．
   f. 成人の卵巣には休止状態の［　　　］が片側で数万個存在する．
   g. 二次卵母細胞が卵巣から腹膜腔に排出されることを［　　　］という．
   h. 受精は通常卵管の［　　　］で起こる．
   i. 受精卵は分裂を繰り返しながら卵管を［　　　］に向かって運ばれ，受精6～7日で［　　　］する．
   j. 腟は上部で［　　　］に接続し，下部は体外に開いている．

2. 簡潔に説明しなさい．
   a. 精子と卵子をつくる減数分裂はどこが違うか．
   b. 精管はどのような経路で精巣上体と尿道を連絡するか．
   c. 性周期とは何か．
   d. 産科の妊娠3か月は受精第何週から何週にあたるか．

第10章 内分泌系

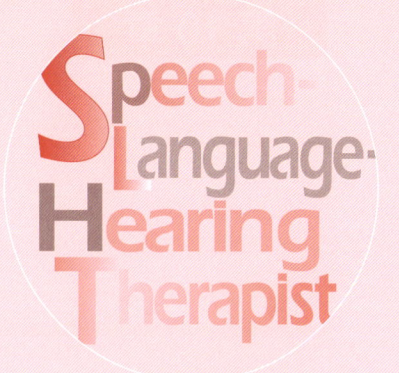

Speech-
Language-
Hearing
Therapist

からだには，様々な器官のはたらきを調節して全身の状態を制御する器官系が存在する．内分泌系と神経系がそれにあたる．制御のための情報は，内分泌系の場合はホルモンが，神経系の場合は細胞の電気的な興奮が担っている．本章ではホルモンとそれを分泌する器官のはたらきについて学ぶ．

第10章

内分泌系

1 内分泌系のはたらき

　内分泌系はホルモンとよばれる分子を分泌する器官系である．ホルモンは血液中に入り，血流に乗って全身を巡る．そして，ホルモンが結合する分子である受容体をもつ細胞に作用を及ぼす．ホルモンには多くの種類があって，それぞれに特有の受容体があるので，それぞれのホルモンが異なる細胞に影響を与える．

　細胞内を電気的な興奮が迅速に伝わり，接触した細胞にのみ影響を与える神経系に比べて，内分泌系は作用が引き起こされるのに神経系よりは時間がかかり，また同じ受容体をもつ細胞にはすべて影響が及ぶという特徴がある．

2 内分泌系の器官

　内分泌系には図10-1に示した器官（視床下部，下垂体，松果体，甲状腺，副甲状腺（上皮小体），膵臓，副腎，卵巣，精巣など）が含まれる．内分泌器官でホルモンを分泌する内分泌細胞は上皮組織に由来し，外分泌腺の細胞と似た性質をもつが導管はなく，分泌されたホルモンは血液に入る．そのため内分泌器官は血流が豊富である．

　各器官がホルモンを分泌する量は，他の器官からのホルモンの影響や，体内の他の物質の影響によって決まる．特に下垂体は他の器官を制御するホルモンを多数分泌し，視床下部はその下垂体を制御するので，視床下部を内分泌系の最高中枢とよぶことがある．

3 下垂体

　下垂体は脳の視床下部にぶら下がるように付属する直径約1cmの半球状の器官である（図10-2a）．下垂体は発生の際に咽頭上部の上皮組織が脳の方に向かって分離して形成される前葉と，視床下部から下方に伸び出す後葉とが結合してつくられる．前葉の細胞には多くの種類があり，それぞれが甲状腺刺激ホルモン（TSH），副腎皮質刺激ホルモン（ACTH），卵胞刺激ホルモン（FSH），黄体化ホルモン（LH），成長ホルモン（GH），プロラクチン（PRL）を分泌する（括弧内はよく使われる略号）．それに対して後葉にはホルモンを分泌する細胞の細胞体がなく，視床下部にあるホルモン産生神経細胞が突起を伸ばして，後葉でホルモンを放出する．後葉で分泌されるホルモンには，オキシトシンとバソプレシン（抗利尿ホルモン）がある．それぞれのホルモンの作用は表10-1に示したと

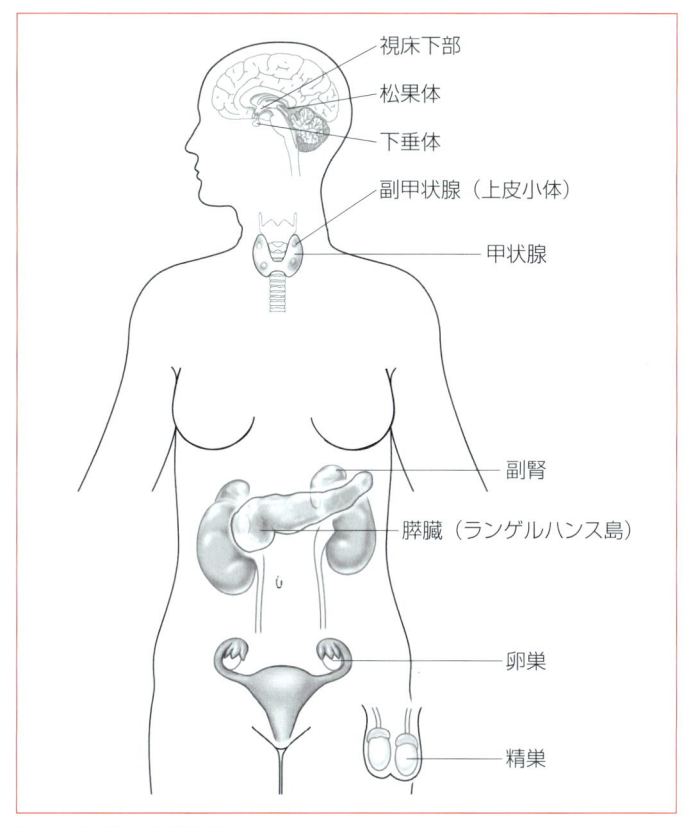

図 10-1 内分泌系の器官[1]
　内分泌系には視床下部，下垂体，松果体，甲状腺，副甲状腺，副腎，膵臓のランゲルハンス島，卵巣と精巣がある．その他に，通常内分泌器官には含められないが，心房や消化管粘膜などからもホルモンが分泌される

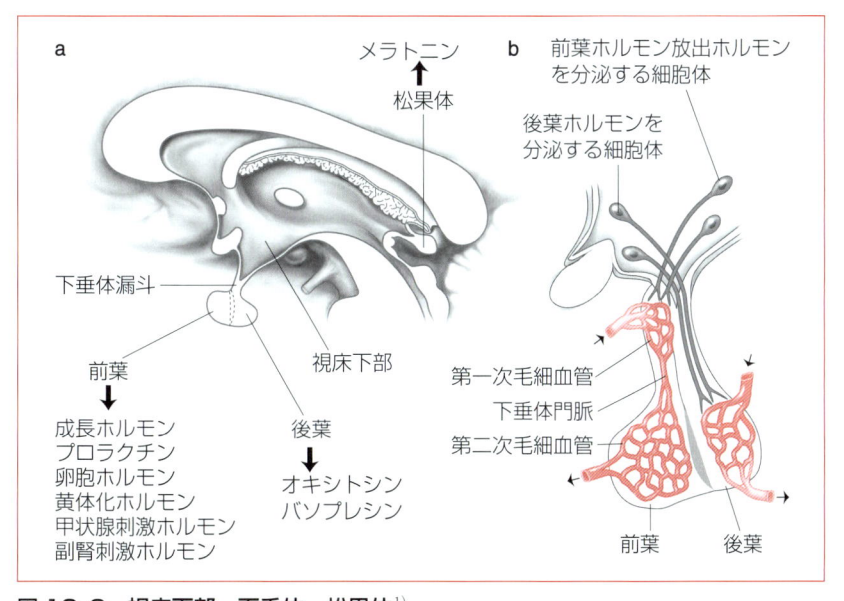

図 10-2 視床下部・下垂体・松果体[1]
　a：視床下部と松果体は脳の間脳に属する．下垂体は咽頭の上皮に由来する前葉と視床下部の突起である後葉とで構成される．b：視床下部と下垂体の間には特殊な血管系である下垂体門脈がある

3　下垂体　139

表 10-1　内分泌器官と主なホルモン

分類	名称	機能
視床下部ホルモン	甲状腺刺激ホルモン放出ホルモン（TRH）	下垂体前葉の甲状腺刺激ホルモン分泌促進
	副腎皮質刺激ホルモン放出ホルモン（CRH）	下垂体前葉の副腎皮質刺激ホルモン分泌促進
	黄体化ホルモン放出ホルモン（LHRH）	下垂体前葉の黄体化ホルモンと卵胞刺激ホルモンの分泌促進
	成長ホルモン放出ホルモン（GHRH）	下垂体前葉の成長ホルモン分泌促進
	ソマトスタチン（成長ホルモン抑制ホルモン：GHIH）	下垂体前葉の成長ホルモン分泌抑制
下垂体前葉ホルモン	甲状腺刺激ホルモン（TSH）	甲状腺ホルモン分泌促進
	副腎皮質刺激ホルモン（ACTH）	副腎皮質ホルモンの合成・分泌促進
	卵胞刺激ホルモン（FSH）	生殖器の発育促進，卵胞の成熟促進，エストロゲン分泌促進
	黄体化ホルモン（LH）	アンドロゲン合成分泌促進，排卵誘発，黄体形成
	成長ホルモン（GH）	蛋白合成促進による身体成長促進
	プロラクチン（PRL）	乳腺の発達促進，乳汁分泌促進
下垂体後葉ホルモン	オキシトシン	子宮平滑筋収縮，乳汁射出
	バソプレシン（抗利尿ホルモン：ADH）	血管収縮による血圧上昇，尿細管からの水・ナトリウム再吸収促進
松果体ホルモン	メラトニン	概日リズムの調節
甲状腺ホルモン	甲状腺ホルモン	基礎代謝亢進，発育促進，代謝の調節
	カルシトニン	血中カルシウム濃度低下
副甲状腺ホルモン	副甲状腺ホルモン（パラトルモン）	血中カルシウム濃度上昇
副腎皮質ホルモン	電解質コルチコイド（アルドステロン）	腎におけるナトリウム再吸収・カリウム排泄の促進
	糖質コルチコイド（コルチゾル）	糖新生の促進，抗炎症作用など
	アンドロゲン（男性ホルモン）	精巣の発達，精子形成促進，筋における蛋白合成促進
副腎髄質ホルモン	アドレナリン	心拍数の上昇，血圧の増加，代謝促進
膵臓ホルモン	グルカゴン	血糖値上昇，グリコーゲン分解促進，脂肪分解促進
	インスリン	血糖値降下，グリコーゲン合成促進，蛋白・脂肪酸合成促進
	ソマトスタチン	グルカゴンとインスリンの分泌抑制
性腺ホルモン	アンドロゲン（男性ホルモン）	男性二次性徴の発現，精子形成促進，筋における蛋白合成促進
	エストロゲン（女性ホルモン）	女性生殖器の発育促進，女性二次性徴の発現
	プロゲステロン	子宮内膜を分泌期に転換，子宮筋の収縮抑制によって妊娠維持
胎盤ホルモン	ヒト絨毛性性腺刺激ホルモン（hCG）	黄体化ホルモン様作用
消化管ホルモン	ガストリン	胃液・膵液の分泌促進，胆嚢収縮
	コレシストキニン	胆嚢収縮，膵酵素分泌促進，腸管運動促進
	セクレチン	膵臓からの水と重炭酸分泌促進，胃酸分泌と消化管運動の抑制
その他	レニン	アンジオテンシノーゲンをアンジオテンシンⅠに転換
	アンジオテンシン	細動脈収縮による血圧上昇，アルドステロン分泌促進，腎血流低下
	心房性ナトリウム利尿ペプチド	腎臓からの水・無機塩類の排泄促進，平滑筋弛緩による血圧低下

＊レニンはアンジオテンシノーゲンを変換する酵素なので，本来の意味でのホルモンではない

おりである.

　成長ホルモンは，蛋白質の合成を促進したり，骨の成長を促したりして，からだの成長に重要な役割を果たす．そのため，成長ホルモンの分泌が不足すると低身長症を起こす．逆に分泌が過剰な場合，思春期以前だと骨格の著しい成長から巨人症を起こす．成人になってからだと長骨の骨端の成長が終わっていて身長は伸びないが，先端巨大症とよばれる四肢末端の肥大や，前額と下顎の突出といった特徴的なからだの形を示す．卵胞刺激ホルモンと黄体化ホルモンは性腺刺激ホルモンとよばれる．卵胞刺激ホルモンは，女性の場合は卵胞の発達とエストロゲン分泌を，男性の場合は精子形成を促す．黄体化ホルモンは，女性の場合は排卵および黄体形成を，男性の場合はアンドロゲンの分泌を促す．プロラクチンは女性の乳汁産生を促し，排卵を抑制する作用がある．そのため，授乳期の女性は無月経となる．副腎皮質刺激ホルモンと甲状腺刺激ホルモンの作用は副腎と甲状腺の項で述べる．オキシトシンは子宮の収縮を促すので分娩時に重要なホルモンである．また，乳汁を放出する作用がある．バソプレシンは抗利尿ホルモンともよばれ，腎臓の尿細管におけるNa^+の再吸収や集合管における水の再吸収を高めて尿量を減らし，細胞外液量を維持する．下垂体後葉が損傷を受けてバソプレシンの分泌が不十分になると，細胞外液量が減少しても尿量を減らすことができず水分が排泄されてしまう尿崩症を起こす．

4 視床下部

　視床下部は脳の深部に位置し，内分泌系の最高中枢であると同時に第12章で述べる自律神経系の最高中枢でもある．視床下部の中に，下垂体後葉に突起を伸ばしてオキシトシンあるいはバソプレシンを分泌する細胞があることはすでに述べた．視床下部にはまた，下垂体前葉の機能を制御する細胞も存在する．これらの細胞から分泌されるホルモンは下垂体前葉の細胞に働きかけて前葉のホルモンの分泌を促進したり抑制したりする．たとえば，甲状腺刺激ホルモン放出ホルモン（TRH）は前葉の甲状腺刺激ホルモン分泌を促す．また成長ホルモン放出ホルモン（GHRH）は前葉での成長ホルモンの分泌を促し，ソマトスタチン（成長ホルモン抑制ホルモン：GHIH）は成長ホルモンの分泌を抑制する．

　これらの刺激ホルモンや抑制ホルモンは，視床下部で分泌されると毛細血管の中に入って血液に溶け込む．この部位の毛細血管はいったん静脈にまとまると下垂体前葉に入って再び毛細血管となり，前葉のホルモン分泌細胞にこれらの放出ホルモンや抑制ホルモンを届ける．視床下部から下垂体前葉に至る静脈は，ちょうど肝臓の門脈が消化管の毛細血管を経た静脈血をまとめて肝臓に送り届けるように，視床下部と下垂体前葉の2つの毛細血管の間に介在するので，下垂体門脈とよばれる（図10-2b）.

　視床下部が下垂体前葉ホルモンの分泌に影響を与える一方で，分泌された下垂体前葉ホルモンが視床下部のホルモンを抑制することが知られている．これをフィードバック抑制とよび，下垂体前葉ホルモンの濃度が上昇しすぎないように保っている．さらに前葉ホルモンの刺激によって分泌されるホルモン（甲状腺ホルモン，副腎皮質ホルモンなど）も下垂体前葉や視床下部に対してフィードバック抑制の作用をもつ．こうしてホルモンの血中濃度が適正になるように何重にも調節機構がはたらいている．

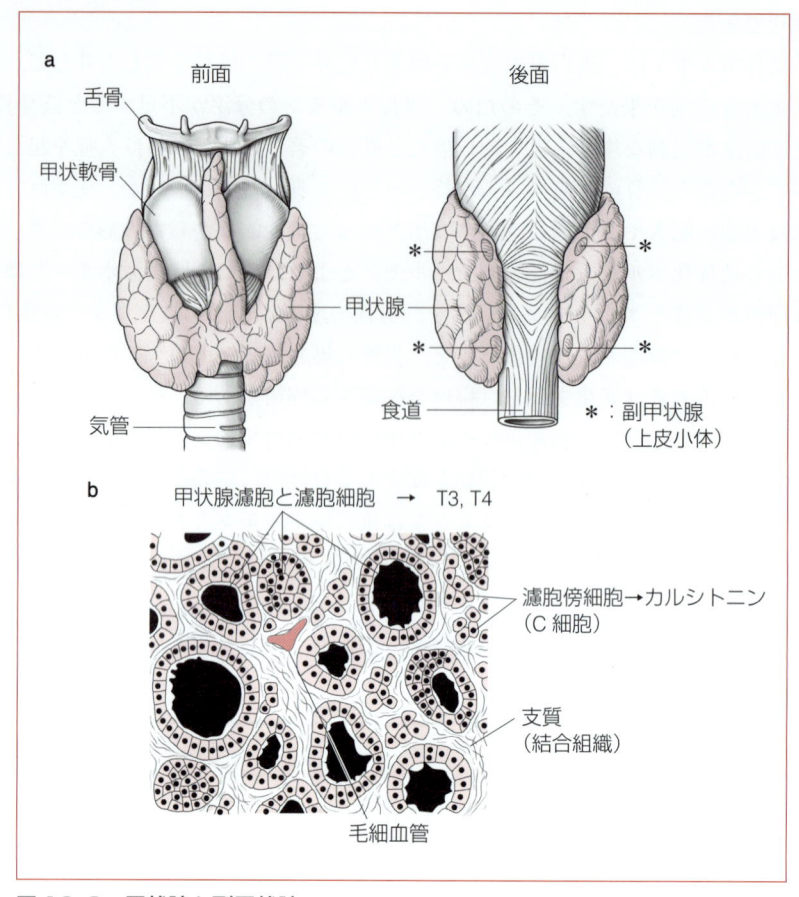

図10-3 甲状腺と副甲状腺
a：甲状腺は気管上部の前面と側面に位置する．副甲状腺は上皮小体ともよばれ，甲状腺の後面に2対存在する．b：甲状腺の濾胞細胞は甲状腺ホルモンを，濾胞傍細胞はカルシトニンを分泌する

5 松果体

　松果体は脳の深部，視床下部よりも後上方に位置する小器官で，メラトニンとよばれるホルモンを分泌する．メラトニンの分泌は夜間に高くて日中は低く，概日リズムを維持するはたらきがある．概日リズムとは，体温，代謝，睡眠などのほぼ24時間周期のリズムのことで，メラトニンの血中濃度の日内変動がその調節に役立つ．

6 甲状腺

　甲状腺は頸部前面に存在する器官で，左右2つの葉が正中部で結合した蝶のような形をとる（図10-3）．甲状腺組織はもともと舌根部の上皮が下方に落ち込んで形成されるもので，その嵌入部位は成体でも舌盲孔として残っている．
　甲状腺の組織はホルモンを分泌する上皮細胞（濾胞細胞）で囲まれた濾胞からなる．濾胞の内部には甲状腺ホルモンの原料となるヨードを含んだ蛋白質サイログロブリンが蓄えられている．濾胞細胞はこれを分解してサイロキシン（T4）とトリヨードサイロニン（T3）

> **サイドメモ　内分泌細胞の腫瘍**
>
> 細胞が異常に増殖したものを腫瘍とよぶ．細胞が正常に近い性質を残し，腫瘍が生じた器官の内部で徐々に細胞数を増やすものを良性腫瘍，細胞が本来の性質を失って高い増殖能をもち，しばしば隣接する器官や遠くの器官へ移って増殖する（転移する）ものを悪性腫瘍とよぶ．生命に危険を及ぼすのは通常悪性腫瘍の方であるが，内分泌細胞はたとえ良性腫瘍でもホルモンを過剰に分泌することで全身に激しい症状を引き起こすことがあるので，臨床上重要である．

をつくり分泌する．甲状腺ホルモンは組織での蛋白質合成を促進し，酸素消費を亢進させるので，からだの基礎代謝が亢進して体温が上がる．視床下部のTRHは下垂体前葉のTSH分泌を促進し，TSHは甲状腺の濾胞細胞を刺激して甲状腺ホルモンの分泌を促進する．

甲状腺ホルモンが過剰に分泌されると，甲状腺の腫脹，心拍数亢進，眼球突出，体重減少などを起こし，バセドウ病とよばれる．逆に甲状腺ホルモンの分泌が不足すると，小児期では成長が不十分になったり脳機能の発達が遅れるクレチン病を起こし，成人になってからは代謝が低下してむくみを生じる粘液水腫を起こす．

甲状腺は甲状腺ホルモンの他にカルシトニンを分泌する．カルシトニンは血中のカルシウムとリン酸の骨への沈着を促進し，またカルシウムの尿中への排泄を促して，血清カルシウム濃度を下げる作用がある．血清のカルシウム濃度は細胞外液のカルシウム濃度と密接に関わり，細胞の興奮性に影響を与える重要な因子である．カルシトニンは後述する副甲状腺ホルモンとバランスをとって血清カルシウム濃度を調節している．

7　副甲状腺（上皮小体）

甲状腺の後ろ側には左右に2個ずつ副甲状腺（上皮小体）が存在する．副甲状腺は副甲状腺ホルモン（パラトルモン）を分泌する．副甲状腺ホルモンはカルシウムの代謝に重要で，血清のカルシウム濃度が低下すると分泌が亢進する．副甲状腺ホルモンは，小腸でのカルシウム吸収と腎臓の尿細管でのカルシウム再吸収を促すと同時に，骨組織を吸収してその中のカルシウムを血中に動員することで，血清カルシウム濃度を上昇させる．血清カルシウム濃度が上昇すると副甲状腺ホルモンの分泌が低下する．

8　副腎

副腎は腎臓の上に接する器官で，表層の皮質と深部の髄質とに分かれ，それぞれが特有のホルモンを分泌する（図10-4）．副腎皮質は表面に近い側から球状帯，束状帯，網状帯とよばれる層に分かれる．球状体は主にアルドステロン，束状帯は主にコルチゾル，網状帯は主にアンドロゲンを分泌する．いずれもステロイドとよばれる化学物質に属する．アルドステロンは電解質コルチコイドとよばれる仲間で，腎臓でのナトリウムの再吸収を促進する．そのため細胞外液量が増大して血圧が上昇する．コルチゾルは糖質コルチコイドとよばれる仲間で糖新生を増大させたり炎症を抑制したりするはたらきがある．アンドロゲンは男性ホルモンともよばれ，精巣の発達や精子の形成を促し，また筋での蛋白質合成

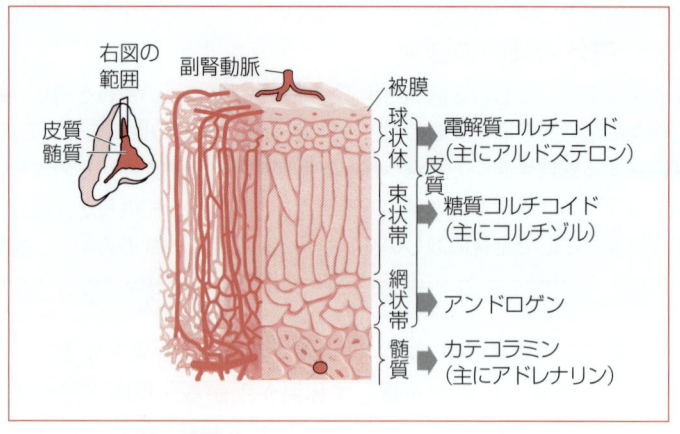

図 10-4　副腎の構造[1]
副腎髄質と皮質で，また皮質の中でも構造の異なる3つの層で，分泌されるホルモンが異なる

を促進して筋を増強する．

　副腎髄質はカテコラミンを分泌する（主にアドレナリンを分泌し，一部ノルアドレナリンも）．ノルアドレナリンは交感神経系とよばれる神経も分泌する物質であり，副腎髄質の作用と交感神経系の作用は似ている．さらに，交感神経系が活性化すると副腎髄質のホルモン分泌が亢進する．アドレナリンもノルアドレナリンも心臓に働いて心拍数を上げ，収縮力を増強させる．また，肝臓でのグリコーゲン分解を促進して血糖値を上昇させる．すなわち，激しい運動をするのに適したからだの状態をつくる．アドレナリンが骨格筋に分布する動脈を拡張させて血流を増加させるのに対して，ノルアドレナリンは血管の収縮作用が強く血圧を上昇させる．

9　膵臓

　膵臓の中にはランゲルハンス島（膵島）とよばれる細胞集団が散在している．ランゲルハンス島の細胞は周囲の膵組織の外分泌細胞と異なり，ホルモンを分泌する数種類の内分泌細胞からなる．A細胞（α細胞）はグルカゴンを分泌し，B細胞（β細胞）はインスリンを分泌する．グルカゴンは肝臓でのグリコーゲン分解を促進して血糖値を上昇させ，インスリンは反対に血液中の糖を細胞内に取り込ませて，筋や肝臓でグリコーゲン合成や脂肪の合成を促進するため，血糖値が低下する．グルカゴンとインスリンの作用がバランスをとって，血糖値の維持がなされる．D細胞（δ細胞）はソマトスタチンを分泌する．ソマトスタチンは視床下部で分泌されるものと同じだが，ここではグルカゴンやインスリンの分泌を抑制する．

　インスリンの分泌や機能が低下すると，血漿中のブドウ糖が上昇する．その際に腎臓でのブドウ糖の再吸収能を超えると尿中にブドウ糖が排泄されるため，糖尿病とよばれる．B細胞が良性腫瘍などで増殖するとインスリンが過剰に分泌されて血糖値が下がりすぎ，意識消失などの症状を引き起こす．

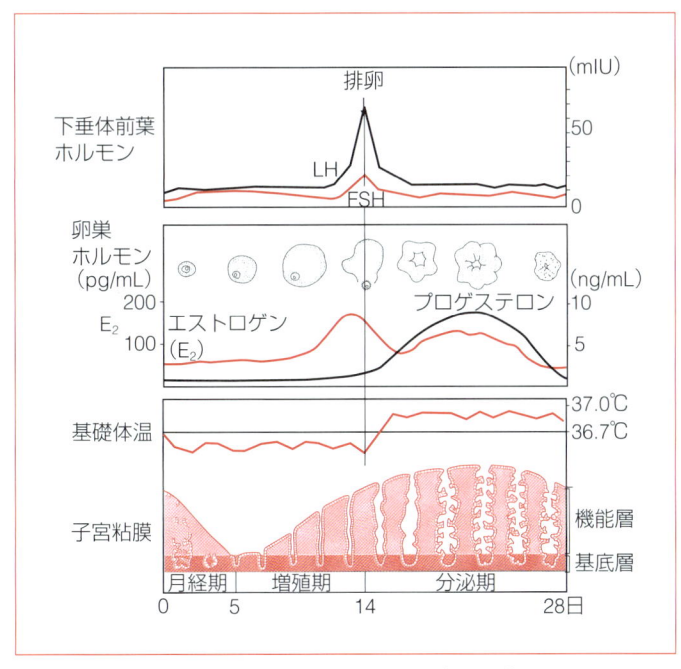

図 10-5　下垂体前葉ホルモンと卵巣・子宮の周期
　下垂体前葉から分泌される卵胞刺激ホルモン（FSH）と黄体化ホルモン（LH）によって卵巣の周期が決まり，卵巣から分泌されるエストロゲンとプロゲステロンによって子宮の周期が決まる

10　性腺（精巣と卵巣）

　第9章で述べたように，卵巣の卵胞からはエストロゲン（女性ホルモン／卵胞ホルモン），黄体からはプロゲステロン（黄体ホルモン）が分泌される．これらのホルモンの分泌は下垂体前葉ホルモンの制御を受ける（図10-5）．卵胞刺激ホルモンは女性生殖器の発達を促す．また，卵胞の成熟を促し，思春期以降はそれに伴ってエストロゲンの分泌が増加して，子宮粘膜の機能層の細胞が増殖して厚みを増す（増殖期）．卵胞刺激ホルモン（FSH）と黄体化ホルモン（LH）の分泌は月経開始から14日目頃にピークに達し，そこで排卵が起こる．その後エストロゲンとプロゲステロンの両方が高い状態が維持されて子宮粘膜の機能層は分泌期となり，着床に備える．

　着床して胎盤が形成されると胎盤から黄体化ホルモンと同様の作用をもつヒト絨毛性性腺刺激ホルモン（ヒト絨毛性ゴナドトロピン：hCG）が分泌されて黄体の退縮を防ぎ，子宮粘膜が妊娠に適した状態に維持される．hCGは妊娠すると血中や尿中で上昇するので妊娠検査の際に利用される．受精と着床が起こらないと黄体の退縮に伴ってプロゲステロンが減少して，子宮粘膜は分泌期を維持できなくなり機能層が脱落して月経が始まる．

　精巣では，精細管と精細管の間にあるライディッヒ細胞がFSHとLHの刺激を受けてテストステロン（アンドロゲンの一種）を分泌する．テストステロンは胎児期に生殖器系の男性への分化を引き起こし，思春期には男性の第二次性徴を促す．また，精子の形成を促進する．

11 消化管

　消化管の粘膜には内分泌細胞が点在していて，消化管内の情報を他の器官や消化管の他の部分に伝える．分泌されるホルモンとしてガストリン，コレシストキニン，セクレチンなどが知られている．いずれも消化液の分泌を調節したり消化管や胆嚢の動きを調節したりする作用をもち，消化吸収を助ける．

12 その他

　腎臓の糸球体傍細胞から分泌されるレニンは，肝臓で産生されて血中に分布するアンジオテンシノーゲンをアンジオテンシンⅠに変換する．アンジオテンシンⅠは肺に存在するアンジオテンシン変換酵素によってアンジオテンシンⅡに変わる．アンジオテンシンⅡは副腎皮質に作用してアルドステロンの合成と分泌を促す．アルドステロンは前述したように腎における Na^+ の再吸収を促進するので，細胞外液量が増加して血圧が上昇する．

　心房から分泌される心房性ナトリウム利尿ペプチドは，末梢血管を拡張して血圧を低下させる他，腎臓に作用してナトリウムの排泄を促し細胞外液量を低下させる．

確認問題

1. 空欄を埋めなさい．
   a. 内分泌系は［　　　］を分泌することで全身の器官のはたらきを調節する．
   b. 下垂体は［　　　］と［　　　］に分かれ，［　　　］の細胞は視床下部の影響のもとに甲状腺刺激ホルモン，副腎皮質刺激ホルモン，成長ホルモンなどを分泌する．［　　　］では視床下部の細胞から伸び出した突起がオキシトシンとバソプレシンを分泌する．
   c. 甲状腺は全身の代謝を亢進させる［　　　］と，血清カルシウム濃度を低下させる［　　　］を分泌する．
   d. 副甲状腺が分泌する［　　　］は血清カルシウム濃度を上昇させるはたらきがある．
   e. 副腎髄質が分泌する［　　　］と［　　　］は心拍数や血圧を上昇させる．
   f. 膵臓のランゲルハンス島が分泌する［　　　］は血糖値を上昇させ，［　　　］は低下させる．
   g. 下垂体前葉が分泌する［　　　］と［　　　］は，卵巣と子宮の周期的な変化と排卵を引き起こす．卵胞の成熟に伴って［　　　］が分泌され，排卵後の黄体から［　　　］が分泌される．
   h. 精巣でテストステロンを分泌するのは［　　　］細胞である．
2. 簡潔に説明しなさい．
   a. 下垂体門脈とは何か．
   b. 副腎髄質の層構造と分泌されるホルモンについて述べなさい．

第11章 感覚器系

感覚器はからだの内外からの様々な情報（刺激）を受け取り（受容し），神経系が処理可能な電気的興奮に変換する器官である．本章では皮膚感覚や筋・関節の感覚，嗅覚，視覚，聴覚，味覚を受容する器官や細胞について学ぶ．

第 11 章

感覚器系

I 感覚器系のはたらき

　私たちのからだの外部にも内部にも様々な情報がある．私たちはそれらのうち一部のみを受容して利用することができる．感覚器が受容することのできる情報のことを感覚刺激とよぶ．感覚刺激には大きく分けて物理的なものと化学的なものがある．物理的刺激には光，音，温度，力学的作用などがある．化学的刺激には体外の環境や体内に含まれている様々な分子が含まれる．

　これらの情報は特定の感覚器で細胞の電気的興奮に変換される．これが神経系に伝えられ，最終的に大脳皮質（第12章参照）に伝わったときにその感覚が意識に上る（図11-1）．したがって感覚器から大脳皮質までのどこが損傷しても，感覚の障害を生じる可能性がある．

1　感覚種

　これらの情報は，種類によってそれを受容する器官が異なっている．光は眼球の中の網膜で受容される．音は耳の奥にある内耳で受容される．温度や力学的作用は皮膚，筋・腱・骨膜などの運動器，内臓などで受容される．空気中の分子は鼻腔の上部にある嗅粘膜で，水中の分子は舌などにある味蕾で受容される．さらに，たとえば皮膚の中でも圧力，痛み，温度などを受容する部分が異なっている．このように感覚器，あるいはその亜区分ごとに，さらにそこから情報を伝える神経系の部分ごとに，固有の感覚種を担っている．触覚，痛覚，温度感覚といった感覚の種類のことを感覚のモダリティという．

2　閾値と感覚強度

　感覚刺激はある程度の強さがなければ感覚器の興奮や神経系への情報伝達が行われない．この最小限の感覚刺激の強さを閾値とよぶ．閾値を超える刺激があると，感覚器にある感覚細胞が興奮し，神経系に興奮を伝達する．興奮は末梢神経を通して脊髄や脳に伝えられる．神経系の興奮伝導は活動電位という形で行われるが，その頻度は刺激の強度に応じて増加する．これによって，私たちは刺激の強さを知ることができる．

3　順応性

　感覚細胞はある強さの刺激が与えられたときに，一定の頻度で興奮するものもあれば，最初だけ高頻度で興奮するが次第に慣れて興奮しにくくなるものもある．刺激に慣れるこ

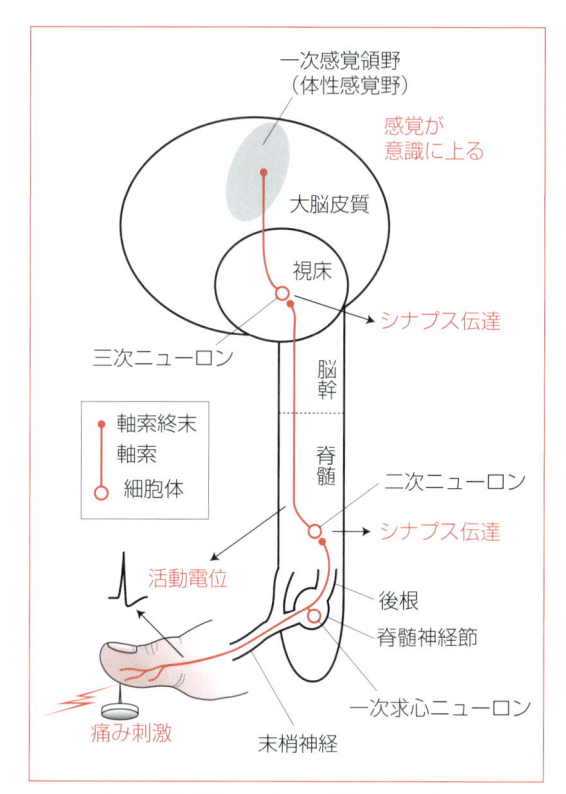

図11-1　感覚が受容されて意識に上るまで

　皮膚感覚を例に示す．足の指に画鋲の針が刺さったとすると，その感覚刺激（皮膚の組織の一部が破壊されたこと）が，神経に活動電位（神経の興奮）を生じさせる．この活動電位は末梢神経を通って脊髄に伝えられ，脊髄にある二次ニューロン（神経細胞）を興奮させる．その興奮は次に脳の視床とよばれる部位に伝えられ，そこの三次ニューロン（神経細胞）を興奮させる．その細胞から大脳皮質の特定の部位（この場合，体性感覚野）に興奮が伝わると痛みが初めて意識される．感覚の種類によって途中の経路や大脳皮質の到達部位は異なるが，末梢神経から脊髄や脳に入って，視床を経由して大脳皮質に至るところは共通している．この経路のどこが遮断されても感覚が意識されなくなる．身体の一部分の痛みをなくす局所麻酔は，末梢神経を伝わる興奮を途中で止めるものである

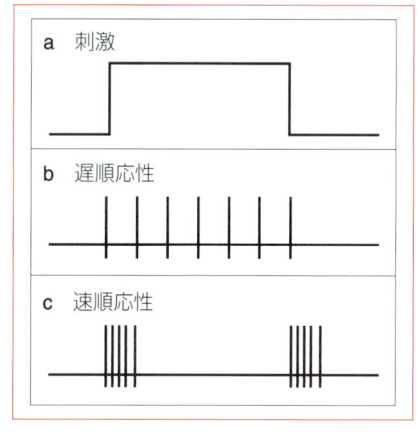

図11-2　感覚の順応

　横軸は時間の経過，aの縦軸は刺激の強さ，bとcの縦軸は神経の電気的変化を表す．bとcの縦線は活動電位が起こっていることを示す．感覚刺激がaのようにある時間持続して加わっても，その刺激を伝える神経の興奮（活動電位）の起こり方が異なる場合がある．bは刺激が加わっている間興奮が一定の頻度で起こるもので，cは刺激が加わり始めた直後は神経の興奮の頻度が高いが，まもなく興奮しなくなり，刺激が終了した際に再び興奮を起こすものである．bは遅順応性とよばれ，刺激の強さにのみ応じて興奮し，cは速順応性とよばれ，刺激の強さが変化したときにより多く興奮する

とを順応とよび，一定強度の刺激に対して興奮の頻度が変化しにくいことを遅順応性，すぐに慣れることを速順応性という（図11-2）．

4　感覚神経

　感覚器からの情報を伝える末梢神経内の神経線維（神経細胞の突起である軸索とその被覆）を一次求心線維とよぶ．一次求心線維を伸ばす細胞体は通常末梢神経の途中（通常は脊髄や脳に近い部分）に集まっており，感覚神経節をつくる．脊髄神経の場合は脊髄神経節（図11-1），内耳神経の場合は蝸牛神経節と前庭神経節というように，感覚神経節には神経によって異なる名称が与えられている．この細胞体から出た突起のうち1本は末梢の

1　感覚器系のはたらき　149

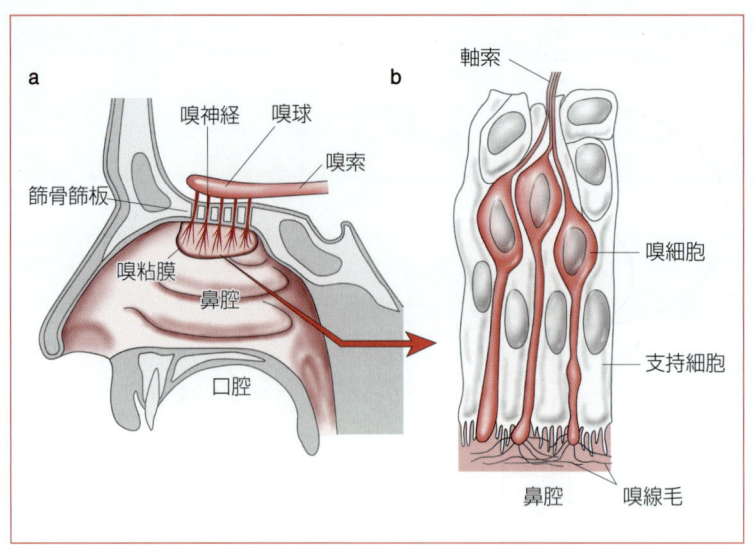

図11-3 嗅覚を受容する嗅粘膜
a. 嗅粘膜は鼻腔の最上部にある．b. この粘膜の上皮の断面を顕微鏡で拡大してみると嗅細胞と支持細胞がみられる．嗅細胞は鼻腔側に細長い突起（嗅線毛）を伸ばしている．嗅細胞は粘膜の深部に向かって別の突起（軸索）を伸ばしており，それらがまとまって嗅神経をつくる

感覚器に，もう1本は脊髄や脳に向かう．嗅覚を伝える嗅神経と視覚を伝える視神経の線維は例外で，これとは異なった形式をとるので，それぞれの項で詳しく述べる．

2 嗅覚

嗅覚は最も原始的な性質を残す感覚である．すなわち感覚細胞と神経細胞が分かれておらず，感覚細胞が直接突起を伸ばして脳に興奮を伝える．

嗅覚を受容するのは鼻腔の最上部に位置する嗅粘膜である（図11-3）．嗅粘膜の表面にある単層円柱上皮は嗅上皮とよばれ，感覚細胞である嗅細胞とそのはたらきを助ける支持細胞からなる．嗅細胞は鼻腔側に嗅線毛とよばれる細長い突起を伸ばす．この突起に特定の分子に結合する受容体が備わっていて，その分子が結合すると嗅細胞が興奮する．嗅細胞は鼻腔と反対側にも突起（軸索）を伸ばす．この突起がまとまって嗅神経をつくり，篩骨の篩板とよばれる細かな穴の開いた部分を通り抜けて頭蓋腔に入り，脳の一部である嗅球に達してそこの細胞に興奮を伝える．嗅球から脳の他の部位に興奮が伝わるとにおいの感覚が生じる．

3 皮膚感覚

皮膚は全身を覆って体外と体内の障壁となり，異物や病原体の侵入を防ぐと共に，汗腺から水分や電解質，脂腺から皮脂を分泌するなど多くの機能を営む．それと同時に皮膚は外界からの物理的・化学的刺激を受容する最大の感覚器でもある．

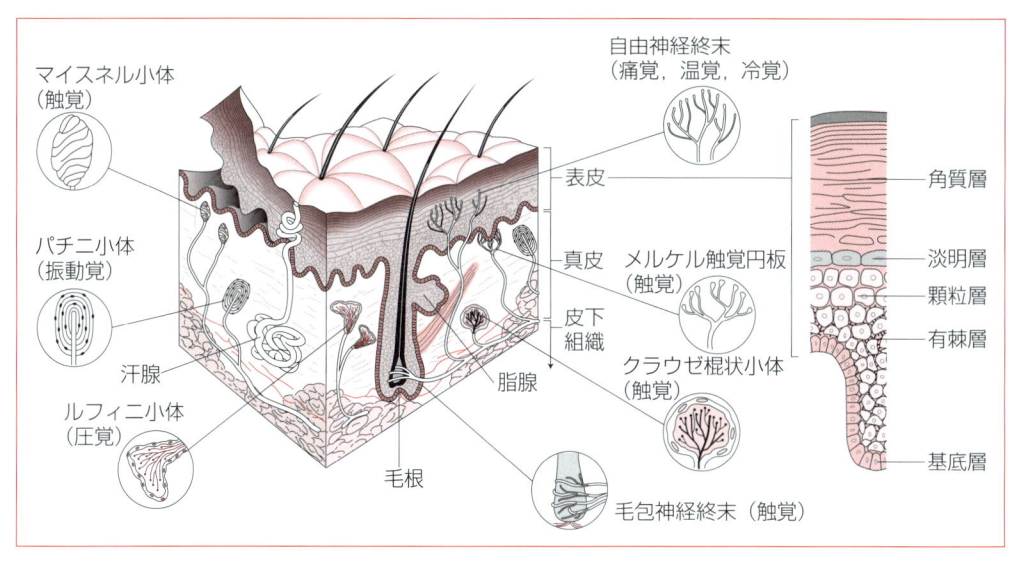

図11-4 皮膚の構造と感覚受容器
　表皮，真皮，ならびに皮下組織の表層を示した．右は表皮の層構造．表皮から分化する汗腺は真皮内に入り込み，毛根はさらに皮下組織まで達する場合がある．皮膚感覚を伝える神経線維は真皮に終わるものが多いが，自由神経終末には表皮内に侵入するものもある．神経終末の形状と受容する感覚のモダリティは概ね図示したとおりだが，不明な点も多い

1　皮膚の構造

　皮膚には表皮と真皮があり，その下の皮下組織が筋などの深部組織と真皮の間を埋めている（図11-4）．表皮は重層扁平上皮組織で，深部から表層に向かって基底層，有棘層，顆粒層，淡明層，角質層が区別される．基底層の細胞が分裂を繰り返して表皮の細胞を供給し，細胞が次第に成熟しながら表面に向かって押し出されていく．やがて細胞としての構造を失って角質となり，表面から順に脱落して入れ替わっていく．足底のように機械的刺激を強く受ける部分の角質は厚く発達する．

　基底層にはメラニン色素を産生するメラノサイトも散在する．この細胞のメラニン色素によって皮膚の色が決まる．メラニン色素には紫外線による細胞障害を防ぐはたらきがある．紫外線が強いとメラニン色素の産生が増加して皮膚の色が濃くなる．白人の皮膚はメラノサイトが少なく色が白いが，そのために皮膚がんになる可能性が高い．

　真皮は膠原線維に富んだ組織で，皮膚が裂けないように強度を保つ役割をもつ．真皮の表面は表皮の側に向かって突起をつくっており，真皮乳頭とよばれる．革製品をつくる皮革は，動物の真皮をタンニンやクロムによって防腐処置を施し柔軟にしたものである．

　皮膚の細胞から分化し，皮膚に付属する器官として毛と汗腺と脂腺がある．毛の皮膚に埋まっている部分を毛根とよぶ．毛根の基部の細胞が分裂を繰り返して毛を作り出すことにより，毛は次第に成長して伸びていく．表皮の細胞から分化した外分泌腺のうち，汗腺は導管が表皮の表面に開口する．分泌された汗は皮膚の表面をぬらして，それが蒸発する際に皮膚を冷やすことで体温調節を行う．脂腺は毛根部に開口するものと表面に開口するものがあり，皮膚を保湿し，表面を保護する．

2 皮膚感覚

皮膚には様々に特殊化した受容器が存在し，そこに末梢神経の軸索が分布している（図11-4）．最も大きな受容器はパチニ小体（ファーター・パチニ小体）である．長さが1mm以上もあり，肉眼でも識別できる．1本の有髄線維の末端部に，シュワン細胞が数十枚の層板をつくって取り囲み，さらに膠原線維などが覆っている．パチニ小体は手の掌側とくに指の末節に多く，200Hz程度の振動に最も敏感に応答し（閾値が低く），速順応性である．また，皮膚以外に靱帯や骨膜などにも分布する．

皮膚の触覚に関する受容器としてマイスネル小体も重要である．マイスネル小体はやはり指の掌側の皮膚に多くみられる．1本から数本の神経線維が入りシュワン細胞の層板に包まれているが，パチニ小体よりも小さく長さ0.1mm程度である．閾値が低く表皮の変形に敏感に応答し，速順応性である．

この他にルフィニ小体，メルケル触覚円板，クラウゼ棍状小体，毛包神経終末といった特殊化した受容器が知られている．また神経線維のみが特定の細胞などを伴わずに終わっている自由神経終末がある．自由神経終末は痛覚，温度感覚（温覚，冷覚）などを担う．痛覚は皮膚だけでなく筋や骨のような深部組織にも内臓にも存在する．痛覚を受容する神経終末のことを侵害受容器と総称する．痛覚には強い機械的刺激によって生じるものと，組織が傷害された際に放出される化学物質（発痛物質：カリウムイオン，セロトニン，ブラジキニン，プロスタグランジンなど）を検知して生じるものとがあり，それらを伝える神経線維が異なっている．

4 固有感覚

運動器には筋の長さ，張力，腱の張力，骨の振動などをモニターする受容器が備わっている．これらを固有感覚器とよぶ．骨格筋の内部にある筋紡錘は，紡錘状の結合組織の袋に特殊な筋線維（錘内線維）が収まっていて，そこに神経線維が達している．骨格筋が伸展するとこの錘内線維も引き伸ばされ，その長さに応じて神経が興奮を中枢に伝える．腱に埋め込まれている腱紡錘は張力に応答する．張力が著しく大きくなると，腱紡錘からの情報をもとに脊髄がその骨格筋の収縮を止めて，筋や腱の断裂を防ぐしくみがある．その他にも関節包の受容器から関節の角度に関する情報が伝えられたり，骨膜の受容器から振動の情報が伝えられたりする．

5 視覚

1 光刺激

ヒトを含む霊長類にとって視覚は最も重要な感覚である．視覚は光（電磁波の一種）を受容する感覚であるが，受容器である網膜が変換できる光は波長がおよそ380nmから800nmまでの範囲であり（1nmは1mmの100万分の1），それ以外の光は感じることができない．この波長の範囲は動物種によって異なっており，ヒトが感じることのできる波長の光を可視光線とよぶ．ヒトは波長の最も短い光を紫色に，長い光を赤色に感じる．波

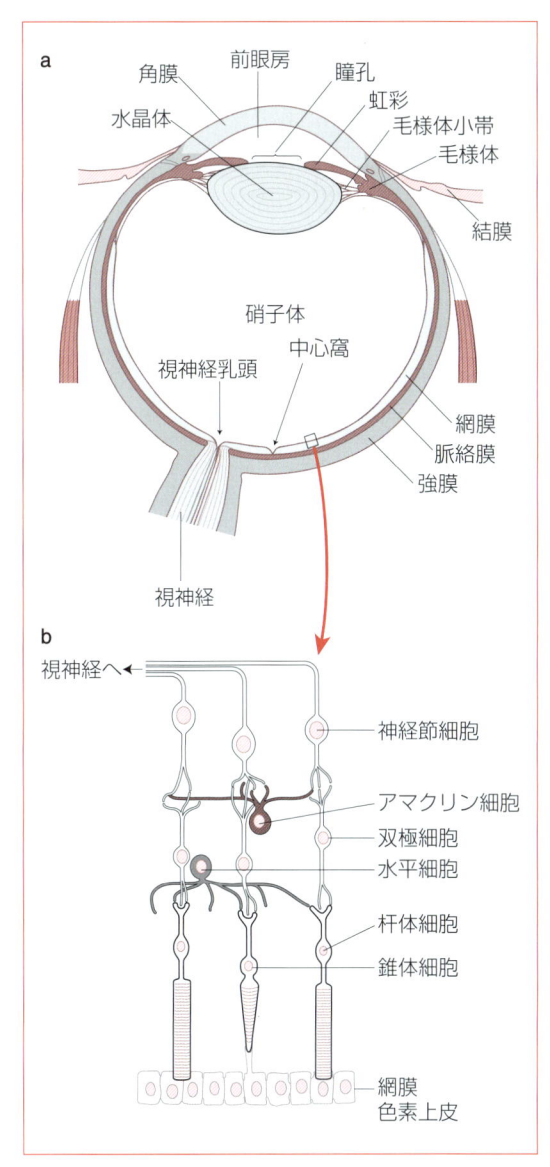

図11-5 眼球と網膜の構造

a. 眼球はカメラに似た構造で，光の通り道に角膜と水晶体（レンズに相当）と虹彩（絞りに相当）があり，後方の暗い部屋の奥に光を感じる網膜（フィルムやCCDに相当）がある．眼球の内面にある脈絡膜，網膜色素上皮，毛様体はメラニンが豊富で光が乱反射しないようになっている．b. 網膜は層構造をもち，最も奥の視細胞（杆体細胞と錐体細胞）が光を受容し，手前にある神経細胞にその情報を伝える．最も内層にある神経節細胞の突起が視神経をつくって脳に視覚情報を伝える

長が可視光線より短い光を紫外線，長い光を赤外線とよぶ．光の受容器（視覚器）は眼球の中にある網膜である．

2 眼球

　眼球は顔面に1対ある感覚器でほぼ球形をなし，前1/3は皮膚の側から分化し，後2/3は脳の一部が伸び出して分化する．眼球は全体としてカメラのような構造をもち，前にレンズと絞りがあって，後ろに光をさえぎる箱とフィルムやCCDに相当する受光部がある（図11-5）．後2/3の壁は3層からなり，外から順に強膜，脈絡膜，網膜とよばれる．強膜は膠原線維に富む厚くて丈夫な組織で眼球の形を保持する．脈絡膜は血管が多く通る組織で，メラニン色素に富み眼球内部での光の乱反射を防ぐ．網膜は光刺激の受容器で，受け取った光を神経系の処理できる電気的興奮に変換する視細胞と数種類の神経細胞，支持細胞からなる．

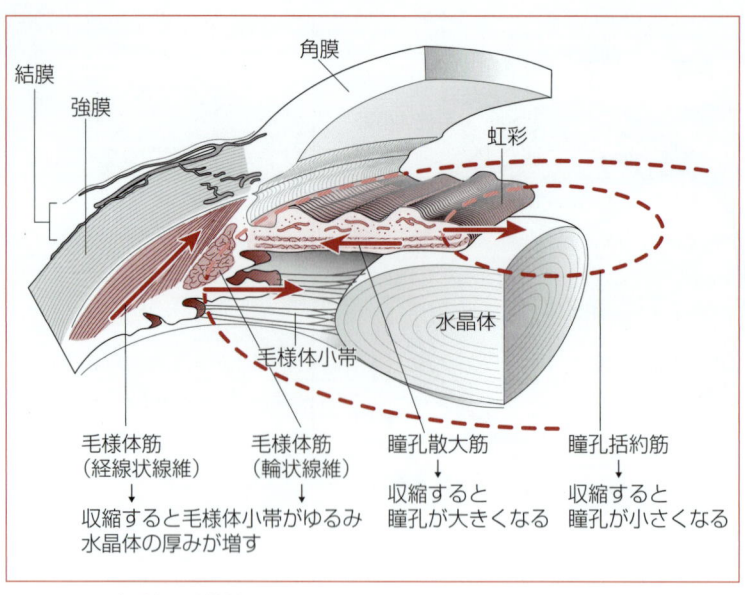

図11-6 虹彩と毛様体

虹彩は網膜に届く光の量を調節し，毛様体は水晶体を変形させて焦点を調節する．毛様体には輪状と放射状の平滑筋があり，それぞれ瞳孔を収縮，散大させるので，瞳孔括約筋（縮瞳筋），瞳孔散大筋（散瞳筋）とよばれる．水晶体の外縁に毛様体小帯が付着して水晶体を引っ張り，厚みを薄くしている．毛様体にも輪状と放射状の平滑筋があるが，それらは共に毛様体小帯を緩めるはたらきがある．そのため毛様体筋が収縮すると水晶体の厚みが増して，近くの対象に焦点が合う

　網膜の視細胞には杆体細胞と錐体細胞がある．杆体細胞は感度が高くて暗いところでも光を受容できるが，色は区別できない．錐体細胞は感度が低いものの，受容する光の波長が異なる3種類の細胞があり，色を区別することができる．視細胞には光が当たると変化する分子があり，それをきっかけに電気的興奮が起こるが，その分子が，杆体細胞ではロドプシンという広い範囲の波長の光に反応するものであるのに対し，錐体細胞ではそれぞれの細胞に3種類のイオドプシンのうち1種類のみがあって，それぞれ反応する光の波長が異なるためである．

　視細胞と脈絡膜の間には色素上皮とよばれる層があり，これもメラニン色素が豊富で黒く見え，光の乱反射を防いでいる．視細胞より内部には双極細胞，水平細胞，アマクリン細胞といった神経細胞があり，視細胞の興奮はこれらで処理されたのち，網膜の最も内層にある神経節細胞に伝えられる．神経節細胞の伸ばす突起が視神経をつくり，脳に光の情報を伝える．

　眼球の前1/3の壁の中心部には透明な角膜がある．残りの周辺部は外から結膜，強膜，虹彩と毛様体がある．結膜は皮膚から連続する組織で，眼瞼（まぶた）の内面から眼球の前面に連続する．結膜はほぼ透明で，内部の血管や強膜が透けて見える．強膜が透けて見える白い部分がいわゆる白目である．角膜は透明なために内部の虹彩やその奥の網膜が透けて暗く見える．これがいわゆる黒目である．虹彩は円板状の組織で中央に孔（瞳孔）が開いており，そこを通った光のみが奥に進む．虹彩内部には平滑筋があって，その収縮によって明るい場所では瞳孔が小さく，暗い場所では瞳孔が大きくなり，網膜に達する光の量を調節する（図11-6）．水晶体はレンズ状の透明な組織で，虹彩のすぐ後ろに位置する．

光を屈折させて網膜に像を結ばせるレンズの役割は，角膜と水晶体の両方が担っているが，焦点の調節を行うのは厚みの変化する水晶体である．水晶体の外縁と毛様体の間には毛様体小帯とよばれる細い線維が張っていて，水晶体を外に向かって引っ張っている．毛様体は虹彩の外縁の後ろに続く組織で，内部に平滑筋があってこれが収縮すると毛様体小帯をゆるめ，その結果水晶体の厚みが増して近くを見ることができるようになる．虹彩と毛様体の平滑筋は内眼筋とよばれ自律神経系（第12章参照）によって制御されている．

角膜と水晶体の間は透明な液体である房水（眼房水）で満たされている．水晶体より後方の網膜との間は透明なゼリー状の組織である硝子体で満たされている．房水は分泌と吸収によって常に入れ替わっている．その循環に異常があって房水の圧が上昇すると眼球内部の圧（眼圧）が上昇し，痛みを起こしたり網膜に傷害を及ぼして視力が低下したりする．これを緑内障とよぶ．水晶体は年齢と共に内部の蛋白質が変性するなどして白く濁る傾向にあり，視力が低下する．これを白内障とよぶ．

3　焦点の調節と異常

光は角膜，房水，水晶体，硝子体という透明な組織を通ったのち，網膜に達する．光は角膜と水晶体で屈折して網膜に焦点を結ぶことで，外界の映像が網膜に投影される．近くの物体から出た光はより大きく屈折させないと網膜に焦点が合わないため，水晶体の厚みを増して屈折率を上げることで対応している．

ヒトによって眼球が前後方向に長かったり，角膜と水晶体の屈折率が高すぎたりすることがある（図11-7）．その場合，近くの映像は焦点を結ぶものの，遠くの映像が網膜より手前で焦点を結んではっきり見えないことがある．これを近視とよび，凹レンズの眼鏡やコンタクトレンズを装着することで矯正する．

逆に眼球が前後方向に短かったり，角膜と水晶体の屈折率が低すぎたりして，近くの映像が網膜より奥で焦点を結ぶことがある．これを遠視とよび，凸レンズの眼鏡やコンタクトレンズを装着することで矯正する．また，加齢によって水晶体が柔軟でなくなり，毛様体の平滑筋が収縮しても水晶体が十分厚みを増さなくなることがある．この場合も近くを見るためには凸レンズの装着が必要である．これは老視とよぶ．

また，角膜の形状が均一でないために光の通る場所によって屈折の仕方が変わり，映像が焦点を結ばない場合がある．これは乱視とよばれ，場所による屈折率の不整を補正するようなレンズが必要になる．

4　色覚異常

錐体細胞のイオドプシンには，赤い光を主に受容するもの，緑の光を主に受容するもの，青い光を主に受容するものの3種類がある．これらのいずれか，あるいは複数に遺伝的な異常があると，色の区別に障害が起こる．これを色覚異常とよび，多くのタイプが知られている．

5　眼球付属器

眼球は頭蓋骨の眼窩に収まっている．眼窩やその周辺にあって視覚と密接な関わりをもつ組織を眼球付属器という．主なものに外眼筋と涙腺・涙道がある．

眼球の側面には，眼球の方向を変えるための小さな筋が停止していて，外眼筋とよばれ

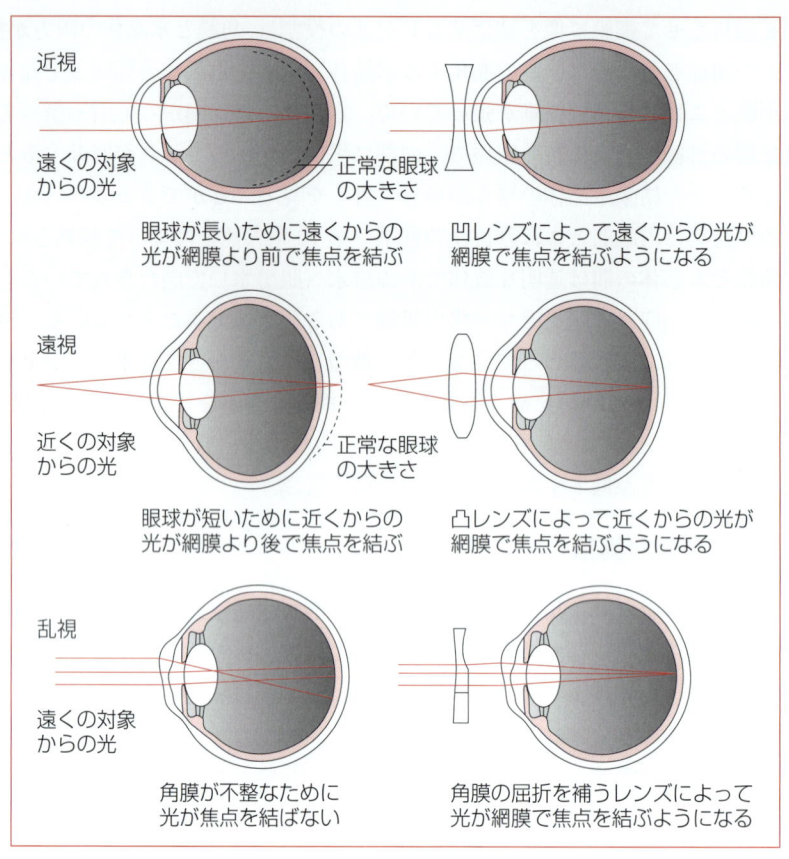

図11-7 焦点調節とその異常
眼球の異常で見るものの像が網膜で焦点を結ばないことがある．近視，遠視，乱視で原因や矯正方法が異なる

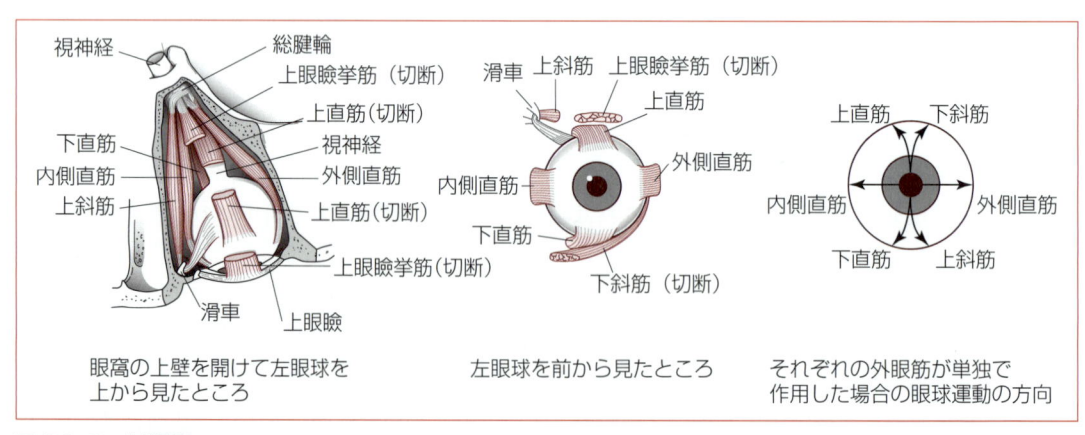

図11-8 外眼筋
眼球に停止する外眼筋には6種類ある．上直筋，上斜筋，下直筋，内側直筋，外側直筋は眼窩の後端の総腱輪から起こる．上斜筋は滑車で方向を変えて眼球に至る．下斜筋は眼窩の下壁から起こって斜め後方に向かい眼球に停止する．それぞれの筋が異なる方向に眼球を動かす

る（図11-8）．外眼筋は骨格筋であるが骨と骨を結ぶのではなく，ほとんどが眼窩の後端にあって視神経を取り囲むように位置する結合組織（総腱輪）と眼球を結ぶ．外眼筋には上直筋，下直筋，上斜筋，下斜筋，外側直筋，内側直筋の6種があり，それぞれ眼球を動

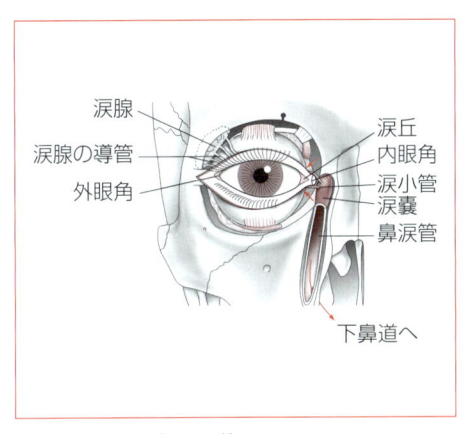

図11-9 涙腺と涙道

涙腺の導管は結膜に開口する．眼球前面を潤した涙液は，上・下眼瞼の内側部にある涙点から涙小管，涙嚢，鼻涙管を経て鼻腔へ流れる

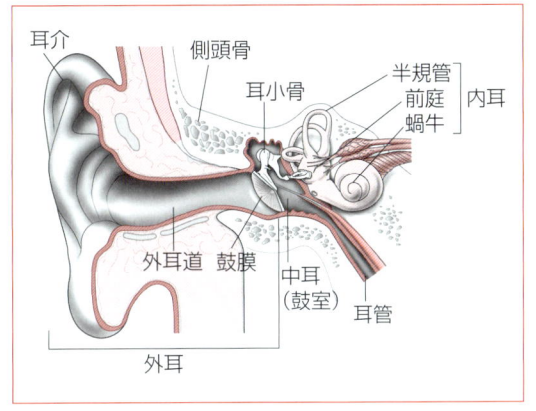

図11-10 外耳・中耳・内耳

外耳は耳介と外耳道からなり，音を鼓膜まで導く通り道である．中耳は鼓膜の奥の空間で，空気で満たされていて耳管を介して咽頭とつながっている．3個ある耳小骨が鼓膜から内耳へ音の振動を伝える．内耳は側頭骨の中にある複雑な形の空洞で，リンパとよばれる液体で満たされる．内耳には平衡感覚を受容する前庭と半規管，聴覚を受容する蝸牛がある

かす方向が異なる．通常は複数の筋が収縮してバランスをとりながら眼球の方向を決めている．上斜筋は滑車神経（第Ⅳ脳神経），外側直筋は外転神経（第Ⅵ脳神経），それ以外はすべて動眼神経（第Ⅲ脳神経）に支配される．上眼瞼を挙上する上眼瞼挙筋も動眼神経に支配される．

涙腺は眼球の外側上方にあって，その導管が結膜に開口している（図11-9）．角膜や結膜は外気に面しているので乾燥しやすい．涙腺の分泌液である涙液（なみだ）は角膜や結膜の表面を潤して細胞の損傷を防いでいる．余分な涙液は眼瞼の内側部にある上下1対の孔から排水される．この孔を涙点，そこにつながる管を涙小管という．涙液は涙小管から涙嚢という小さな袋状の組織に注ぎ，下方に伸びる鼻涙管を通って下鼻道に流れる．

6 聴覚と平衡感覚

1 外耳・中耳・内耳

耳の奥には平衡感覚と聴覚を受容する内耳がある．平衡感覚は内耳だけで受容されるが，聴覚は内耳に音の振動を導く外耳と中耳も必要である（図11-10）．外耳はいわゆる耳（耳介）とその中に開く孔（外耳道）からなる．外耳道の奥は鼓膜で塞がっている．外耳は鼓膜までの音の通り道をつくっている．鼓膜の奥にも空気の入った空間があり，中耳ないし鼓室とよばれる．中耳の内部には小さな骨（耳小骨）が3つある．鼓膜に近い側からツチ骨，キヌタ骨，アブミ骨とよばれ，鼓膜の振動がこの順に伝わって，アブミ骨の内側端（アブミ骨底）から内耳に伝えられる．

内耳の中は空気ではなくリンパとよばれる無色透明な液体で満たされている．内耳は側頭骨の中につくられた複雑な形の空洞（骨迷路）で，さらに内部に膜でできた膜迷路が収まっている（図11-11）．膜迷路と骨迷路の間も，膜迷路の内部もリンパで満たされる．

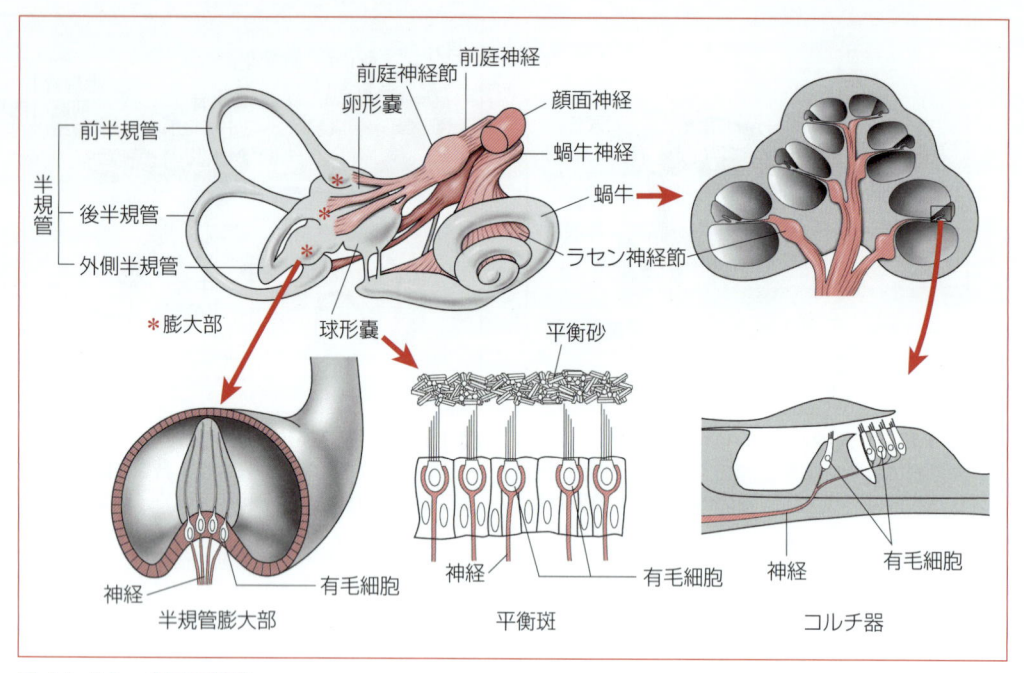

図11-11　内耳の構造
　平衡感覚と聴覚を受容する細胞は有毛細胞である．半規管では膨大部に，前庭では平衡斑に存在し，半規管は頭部の回転を，前庭は頭部の傾きを検出する．蝸牛はらせん状の器官で，その回転に沿ってコルチ器とよばれる器官があり，その中に有毛細胞がある．前庭と半規管には前庭神経が，蝸牛には蝸牛神経が分布していて，それらの終末が接触する有毛細胞からの感覚情報を伝える

　内耳は前庭，半規管，蝸牛の3つの部分からできており，前庭と半規管が平衡感覚を，蝸牛が聴覚を受容する．

2　前庭と半規管

　前庭は頭部の傾きを検出する器官で，球形嚢と卵形嚢という2つの部分からなる．その中の平衡斑に有毛細胞という受容器が存在する．有毛細胞は上部に細長い突起が伸びており，それらの角度が変わると細胞が興奮し，細胞の底部に接している神経に興奮が伝えられる．有毛細胞上部の突起はゼラチン状の組織に埋まっていて，その上に平衡砂とよばれる炭酸カルシウムの結晶が乗っている．頭部が傾くと平衡砂が重力によって位置を変え，ゼラチン状の組織が変形して有毛細胞を刺激する．

　半規管は頭部の回転を検出する器官で，3つの円弧を描いた管（前半規管，後半規管，外側半規管）からなる．これらは互いに直交する平面内に位置しており，それぞれが異なる方向の回転を検出する．半規管の付け根は太くなっていて（膨大部）その中に有毛細胞が存在し，突起をリンパの方に伸ばしている．頭部が回転すると半規管内部のリンパは取り残されて，管の中を反対方向に移動する．この動きが有毛細胞の突起の角度を変えて刺激する．前庭の有毛細胞も半規管の有毛細胞も，その興奮は前庭神経を介して脳に伝えられる．

3　蝸牛

　蝸牛は文字通りかたつむりのようにらせんを描いた管状の器官で，ヒトの場合，底部（蝸

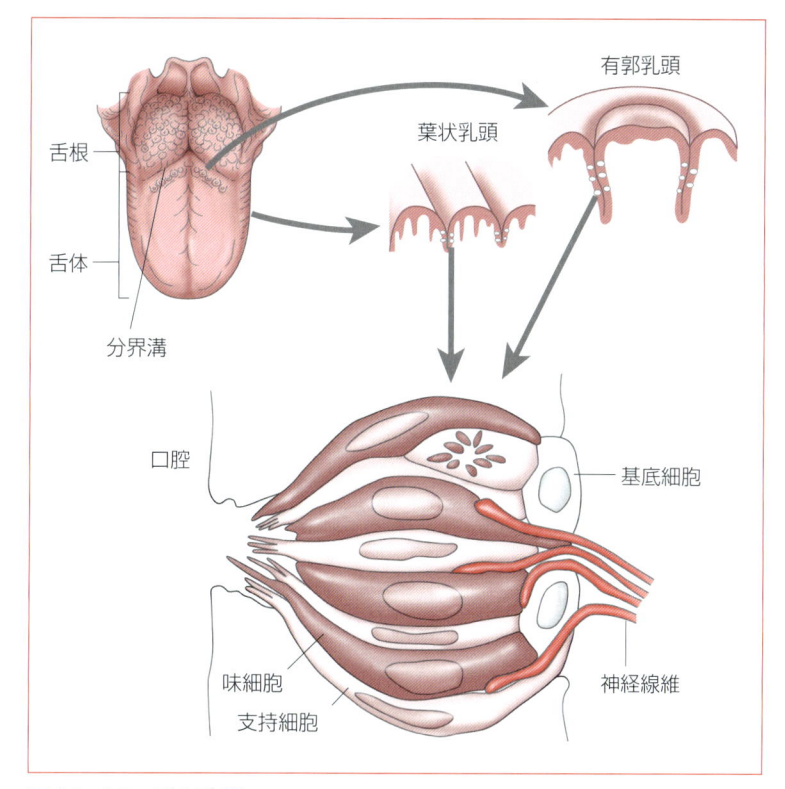

図11-12　舌と味蕾
　舌の表面は乳頭とよばれる突起で覆われている．葉状乳頭，茸状乳頭，有郭乳頭の側面には味覚の受容器である味蕾がある．味蕾は粘膜に埋まった球状の器官で，味細胞，支持細胞などからなる

牛底）から頂上（蝸牛頂）に向かってほぼ2回転半巻いている．蝸牛の中には，このらせんに沿ってコルチ器とよばれる受容器が配置されている．コルチ器にも有毛細胞が存在する．アブミ骨底からリンパに伝わった音の振動は，蝸牛の底部から頂上に向かって伝わり，ふたたび蝸牛底に戻ってくる．その際に高い音ほど蝸牛底側，低い音ほど蝸牛頂側を大きく振動させる．そのため音の高さによって刺激される有毛細胞の位置が異なり，音の高さを識別することができる．有毛細胞の底部に神経が接していて，有毛細胞の興奮が蝸牛神経を介して脳に伝えられる．蝸牛神経は前述の前庭神経に合流して内耳神経（第Ⅷ脳神経）をつくり脳に入る．

7　味覚

　味覚は舌の粘膜にある味蕾で受容される．舌は口腔底に位置し，内部に骨格筋が入っていて形を大きく変化させることができるため，口腔内の物理的消化に役立つと共に，ヒトの場合は発声に重要な役割を果たす．

　舌の上面には，前から2/3あたりにV字型の溝（分界溝）があり，それより前を舌体，後ろを舌根とよぶ（図11-12）．舌は粘膜で覆われているが，その表面に細かな突起（舌乳頭）が密に存在する．舌乳頭には糸状乳頭，葉状乳頭，茸状乳頭，有郭乳頭の4種類がある．糸状乳頭は先端がとがった突起で舌の全面に多く存在する．葉状乳頭は扁平な乳頭

で舌の側面に多い，茸状乳頭は糸状乳頭の中に点在する，表面の赤いやや大きな乳頭である．有郭乳頭は分界溝の前に1列に並んでいる．

糸状乳頭以外の乳頭の側面に味蕾があって，そこには味細胞と支持細胞が球状に集まっている．口腔内に入ってきた水溶性物質の中に味覚刺激となる物質があると，それらの分子が味細胞表面の受容体に結合し，味細胞が興奮する．舌体の味蕾からは顔面神経（第Ⅶ脳神経）を介して，舌根の味蕾からは舌咽神経（第Ⅸ脳神経）を介して味覚が脳に伝えられる．

味覚には5種類の基本味（甘味，塩味，苦味，酸味，うま味）が知られていて，それらの組合せですべての味がつくられる．味細胞ごとにどの基本味を受容するかが決まっている．ただし，食べ物の味わいには嗅覚も深く関与しているので，味覚が正常でも嗅覚が障害されると味気なく感じられる．うま味は日本人によって発見された．辛味は味細胞で受容されるものではなく，辛味成分が一部の末梢神経線維の末端を直接刺激するものであり，基本味に入れられていない．

確認問題

1. 空欄を埋めなさい．
    a. 感覚刺激には光，音，温度などの［　　　］的刺激と，環境や体内の様々な分子のような［　　　］的刺激がある．
    b. 触覚，痛覚，温度感覚といった感覚の種類のことを感覚の［　　　］という．
    c. 感覚情報として神経に伝えられる最小限の感覚刺激の強さを［　　　］とよぶ．
    d. 嗅神経は鼻腔上部の［　　　］にある感覚細胞の突起からなる．
    e. 皮膚の［　　　］色素は紫外線による細胞障害を防ぐ．
    f. 皮膚や骨膜の振動を受容するのは［　　　］小体である．
    g. ［　　　］は筋の長さの情報を受容する感覚器である．
    h. 視細胞のうち感度が高いのは［　　　］，色を識別できるのは［　　　］である．
    i. 水晶体の厚みを変化させるのは［　　　］の平滑筋である．
    j. ［　　　］は凹レンズで矯正される．
    k. 鼓膜から内耳へ振動を伝える［　　　］には3種類あり，鼓膜の側から順に［　　　］，［　　　］，［　　　］である．
    l. 蝸牛は［　　　］の受容器である．
    m. ［　　　］は味細胞と支持細胞からなり，細胞によって5つの基本味である［　　　］，［　　　］，［　　　］，［　　　］，［　　　］のどれかを受容する．

2. 簡潔に説明しなさい．
    a. 感覚の種類と強さは神経の中でどのように区別して伝えられるか．
    b. 皮膚で受容される感覚の種類にはどんなものがあるか．
    c. 可視光線とは何か．色は網膜でどのように区別されるか．
    d. 網膜を構成する細胞とその役割は何か．
    e. 音の高さは蝸牛においてどのように区別されるか．

第12章 神経系

神経系は内分泌系と並ぶ全身の統合器官である．神経系は感覚器から様々な情報を受け取り，神経系内部でそれらを分析・統合し，過去に蓄えた情報とも照合して，適切な運動指令を運動器に送る．本章では，その一連の流れが神経系のどこで，どのように行われているかを学ぶ．

第 12 章

神経系

1　神経系のはたらき

　神経系は感覚器から情報を受け取り，運動器に適切な指令を送ることによって，私たちが周囲の環境に適切に対応して生きていくために必要な器官である．

　ホルモンが血流に乗って全身を巡り，受容体をもつ細胞に作用を及ぼすのに対して，神経系では神経細胞が突起を伸ばして相手の細胞に直接指令を伝える．その際，突起に沿って電気的な興奮が迅速に伝わるので，内分泌系よりも時間的に非常に早い反応が可能である．また，突起が接触した細胞にのみ，個別に影響を与えることができる．

2　神経系の部分

　神経系は中枢神経系と末梢神経系に大きく分かれる（図12-1）．中枢神経系は頭蓋腔と脊柱管の内部にあるかたまり状の器官で，末梢神経系は中枢神経系とからだの各部分にある感覚器，運動器を連絡する細長いヒモ状の器官の集まりである．中枢神経系が頭蓋と脊柱に囲まれているため，末梢神経系はこれらの骨格を通り抜ける必要がある．中枢神経系のうち頭蓋に囲まれている部分を脳，脊柱に囲まれている部分を脊髄とよび，末梢神経系のうち頭蓋の孔を通り抜けるものを脳神経，脊柱管のすき間（椎間孔）を通り抜けるものを脊髄神経とよぶ．

3　神経系を構成する細胞

　神経系を構成する細胞（図12-2）は，神経細胞と支持細胞である．神経細胞は情報を伝える役割を担い，支持細胞は神経細胞が活動しやすい環境を整える．

1　神経細胞

　神経細胞は2種類の突起をもつ．1種類目は樹状突起といい，ふつう細胞体から複数伸び出して，木の枝のように分岐しながら細くなっていく．2種類目は軸索とよばれ，ふつう細胞体から1本だけ伸び出して離れた場所まで行き，そこで枝分かれして情報を伝える相手の細胞（神経細胞のことも筋細胞や腺細胞のこともある）に接触する．この接触部位をシナプスとよぶ．

　樹状突起と細胞体は，その表面に他の細胞の軸索がシナプスをつくっていて，情報を受

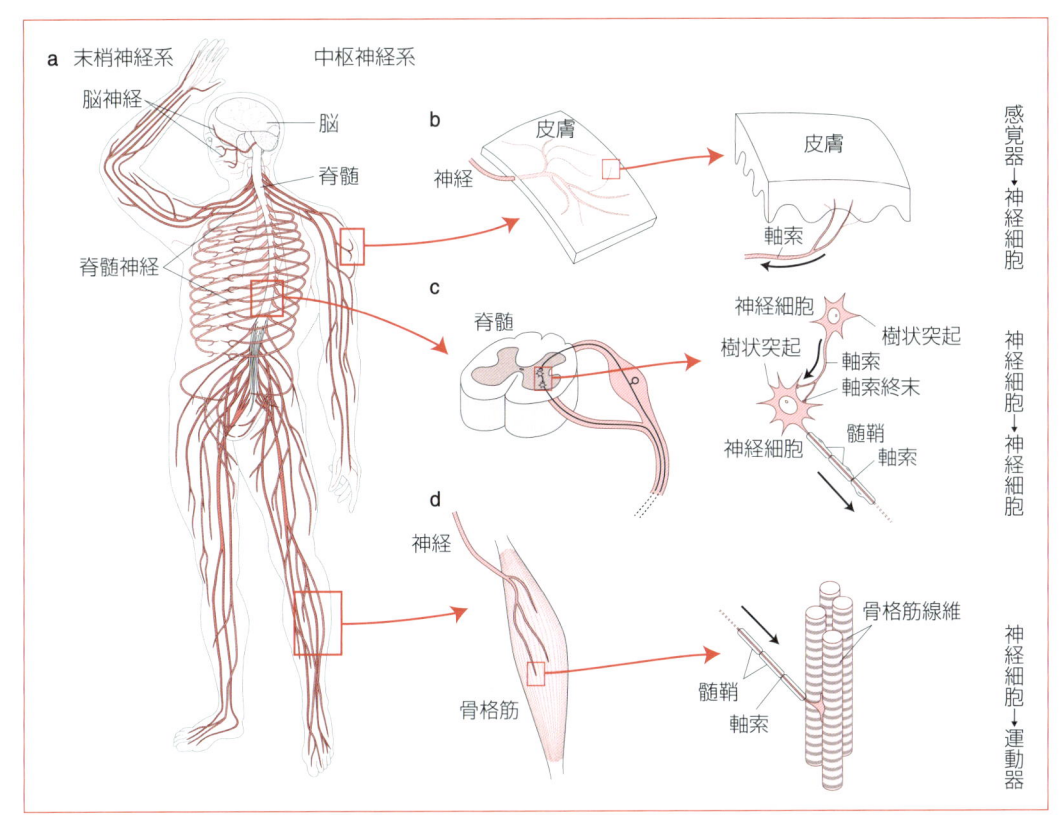

図12-1 神経系と感覚器・運動器
a：中枢神経系は脳と脊髄からなる．末梢神経系は感覚器（図ではb；皮膚）からの情報を中枢神経系に伝え，また運動の指令を中枢神経系（図ではc；脊髄）から運動器（図ではd；骨格筋）に伝える

け取る窓口となっている．それに対して軸索は，細胞の興奮を他の細胞とのシナプスまで送り届ける情報の通り道をつくっている．この樹状突起から軸索までを含めた1個の神経細胞全体が神経系の機能上の単位となっていて，神経元あるいはニューロンとよばれる．ニューロンの用語は，単に神経細胞と同じ意味にも使われる．

2 支持細胞

中枢神経系の支持細胞はグリア細胞（神経膠細胞）とよばれ，星状膠細胞，稀突起膠細胞，小膠細胞の3種類がある．星状膠細胞は多くの突起を伸ばして血管や神経細胞に接触しており，血管から神経細胞に酸素や栄養を送り届けたり，神経細胞から血管へ二酸化炭素や不要物を受け渡したりする．神経細胞の活動は周囲の細胞間液イオン組成に影響を受けるので，星状膠細胞は細胞間液のイオン環境を整えるはたらきもある．

稀突起膠細胞は2，3本の突起を伸ばし，その先端がシート状に広がって軸索の周りを何重にも取り巻いて髄鞘をつくる．髄鞘は稀突起膠細胞の細胞膜が密に重なっていて，軸索を周囲から電気的に絶縁する．小膠細胞は感染や炎症，あるいは物理的な損傷が起こった際に，病原体や死んだ細胞を貪食して組織を修復する作用がある．

末梢神経系の支持細胞にはシュワン細胞や衛星細胞がある．シュワン細胞は末梢神経で髄鞘をつくる細胞である．稀突起膠細胞が突起を伸ばして数個の髄鞘をつくるのに対し，シュワン細胞は自身がそのまま軸索に巻き付いて1つの髄鞘をつくる．衛星細胞は末梢神

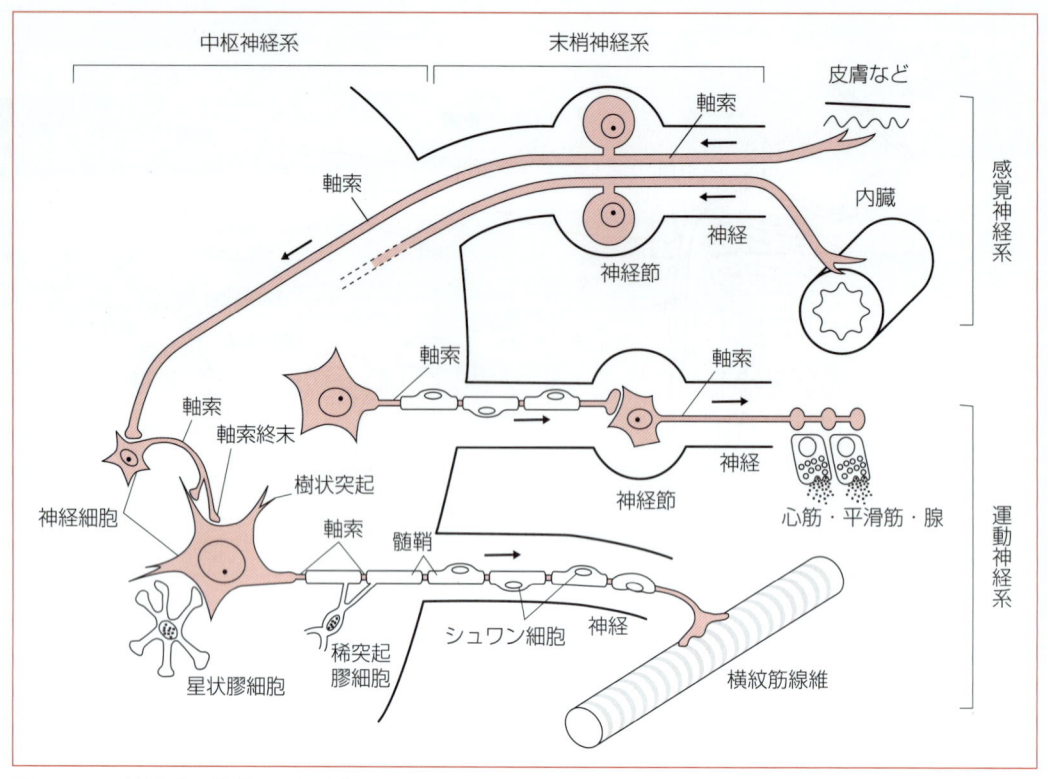

図 12-2　神経系を構成する細胞[1]

　神経細胞は中枢神経系にも末梢神経系にも存在する．興奮は他の神経細胞や感覚細胞から樹状突起や細胞体の表面のシナプスを通して伝わり，細胞体から軸索を通って次の神経細胞や筋細胞，腺細胞に伝えられる．矢印は興奮の伝わる向きを表す．中枢神経系の支持細胞であるグリア細胞のうち星状膠細胞と稀突起膠細胞が，末梢神経系の支持細胞のうちシュワン細胞が図示されている

経において神経細胞を取り巻くように存在する．

　神経細胞の軸索とその被覆である髄鞘やシュワン細胞などを合わせて神経線維とよぶ．髄鞘を備えた神経線維を有髄線維，髄鞘がないものを無髄線維とよぶ．中枢神経系の断面を見ると，有髄線維が集まっているところは白く見えるので白質とよばれ，それ以外の，主として神経細胞の細胞体が集まっているところはやや暗く見えるので灰白質とよばれる．脳の灰白質には，内部にかたまりになっている核（細胞の核と区別するために神経核ともよばれる）と，表面にシート状に広がる皮質とがある．

4　神経細胞の興奮

　神経系において，情報は神経細胞の興奮という形で伝えられる．興奮が1つの細胞の軸索に沿って伝わることを伝導，ある細胞から次の細胞に伝わることを伝達とよぶ．

1　膜電位

　神経細胞には細胞膜の内外で電位差がある．通常内部が外部よりも数十mV低い．これを静止膜電位という．細胞膜にはナトリウムイオン（Na^+）を細胞外に，カリウムイオン（K^+）を細胞内に移動させるポンプが備わっていて，これがはたらくことによってNa^+

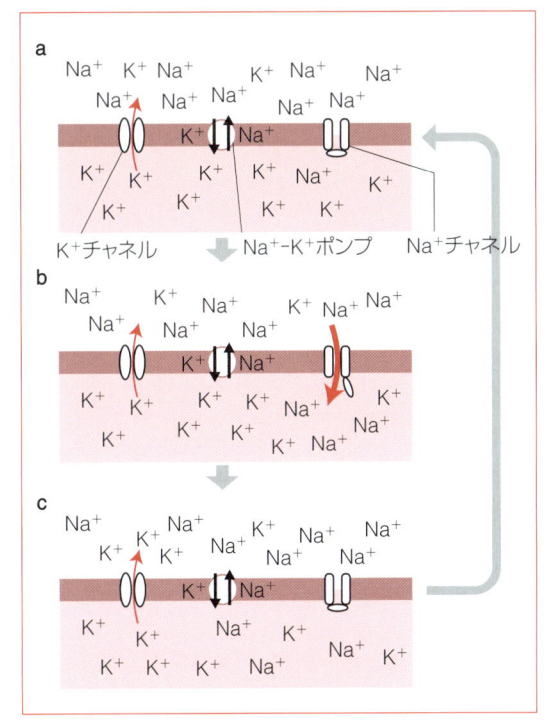

図 12-3 神経細胞の興奮
　a. 静止膜電位の状態．細胞外にはナトリウムイオン（Na⁺）が多く，細胞内にはカリウムイオン（K⁺）が多い．細胞膜は少しだけ K⁺ を通すので，K⁺ は濃度の低い細胞外に漏れ出して細胞内が細胞外に対してマイナスに電位差が生じる．b. 活動電位の際の膜電位の上昇．細胞に何らかの刺激が加わると Na⁺ チャネルが開き，Na⁺ が急激に流入して細胞膜の電位が逆転する．c. 静止膜電位への復帰．Na⁺ チャネルは短時間で閉じて，ポンプのはたらきで Na⁺ は細胞外へ汲み出され，K⁺ が細胞内に戻る

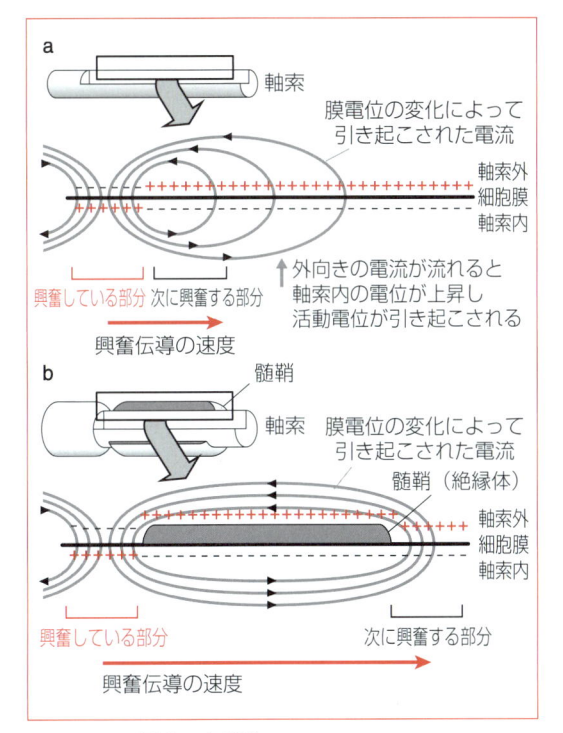

図 12-4 興奮の伝導[1]
　活動電位によって軸索に生じる電流とそれによって興奮が伝わる機序を模式的に示した．a 髄鞘をもたない軸索．活動電位が起こした電流は近傍の細胞膜を興奮させる．b 髄鞘のある軸索．活動電位が起こした電流は髄鞘を通ることができないので，髄鞘の途切れた場所まで流れてそこの細胞膜を興奮させる．そのため興奮は離れた場所に一気に伝わり（跳躍伝導），興奮の伝導が速くなる

が細胞外に，K⁺ が細胞内に偏って分布している．細胞膜は少しだけ K⁺ を通すので，K⁺ が細胞外に漏れ出して，その分細胞内の電位がマイナスになって静止膜電位が生じている（図 12-3）．

　後述するシナプスの作用や電気的刺激などで膜の内外の電位差が小さくなると，細胞膜に埋め込まれているチャネル（特定のイオンを通す孔）のうちナトリウムを通すナトリウムチャネルが開く．すると細胞内に Na⁺ が流入して細胞内の電位が上昇し，それによって膜電位が瞬間的に逆転する．これを活動電位とよび，細胞膜が活動電位を起こすことを興奮とよぶ．ナトリウムチャネルは速やかに閉じて再びポンプがナトリウムを細胞外に汲み出し，カリウムを細胞内に戻すので静止膜電位の状態に戻る．

2　興奮の伝導

　神経細胞が興奮すると，その活動電位は軸索に沿って遠くまで伝わる（興奮の伝導）．軸索の細胞膜のある部分が興奮すると，それに伴って電流が生じ，その電流が隣接部分の細胞膜を興奮させる（図 12-4）．いったん興奮した部分はそのあとしばらくの間興奮しない性質があるので，興奮は行ったり来たりせず順に遠くへと伝わっていく．周囲に髄鞘が

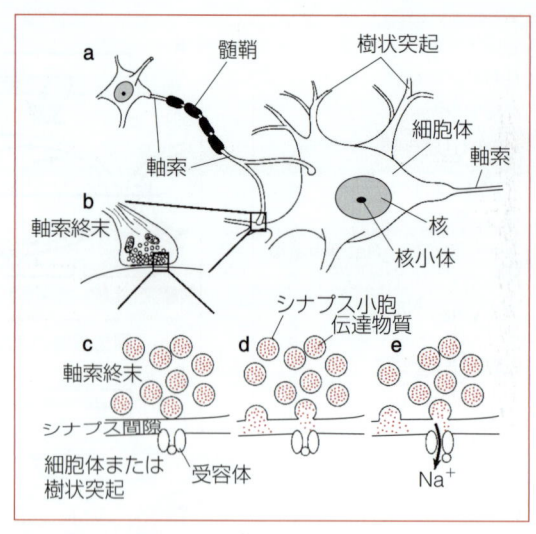

図 12-5　興奮の伝達[1]

　a：神経細胞の軸索の途中や末端にはふくらんだ部分があり，他の細胞の表面に接触してシナプスをつくる．b：シナプスの拡大図．c〜e：伝達物質による興奮伝達の一例．伝達物質はシナプス小胞の中に蓄えられている（c）．活動電位がシナプスのある領域に達すると，伝達物質が放出されて受容体に結合し（d），イオンチャネルが開いて Na⁺ などのイオンが流れて膜電位が変化する（e）

取り巻いている有髄線維では，興奮の際に流れる電流が髄鞘を通ることができないので，髄鞘の次の切れ目まで流れる．そのため軸索の興奮が髄鞘のある区間をとばして速く伝わる．これを跳躍伝導という．これによって有髄線維は無髄線維よりも速く興奮を伝えることができる．

3　興奮の伝達

　軸索の途中や末端には膨らんだ部分があり，他の神経細胞の細胞体や樹状突起，あるいは筋細胞に近接している（図12-5）．この近接部分をシナプスとよぶ．シナプスにおいて，興奮をもたらす側である軸索の末端（軸索終末）などには細胞膜と同様の膜でできた小さな袋状のシナプス小胞が数多く入っている．シナプス小胞の中には伝達物質とよばれる分子が詰まっている．シナプスのある部分に興奮が伝わると，それをきっかけにシナプス小胞が表面の細胞膜に融合し，内部の伝達物質が次の細胞との間のシナプス間隙に放出される．興奮を伝えられる側の細胞の表面には，その伝達物質に対する受容体があり，伝達物質が結合するとチャネルが開いてイオンが流れたり，細胞内に特定の刺激が伝わったりする．それによって次の細胞が興奮したり活動が変化したりする．次の細胞に生じる作用は伝達物質と受容体の組合せで決まる．たとえばアセチルコリンとよばれる伝達物質に対する受容体にはニコチン作動性受容体，ムスカリン作動性受容体の2つのグループがあり，作用が異なっている．中枢神経系で最も多い伝達物質はグルタミン酸（蛋白質を構成するアミノ酸のひとつのグルタミン酸と同じ分子である）で，これにも複数のグループの受容体があり作用が異なる．また，γ-アミノ酪酸（GABA）やグリシンといった伝達物質は次の細胞の興奮を抑える作用がある．

5 脳と脊髄の区分

　脳はその大部分を占める大脳と大脳から下に細長く伸び出す脳幹，脳幹の背側に盛り上がった小脳からなる（図12-6）．大脳は左右に大きく張り出した終脳と，その間に位置する間脳に分けられる．脳幹は大脳に近い側から中脳，橋(きょう)，延髄に分けられる．延髄の下端はそのまま脊髄につながる．小脳は中脳・橋・延髄のそれぞれとつながる．脳神経は終脳から脊髄の上部にかけて12対起こる．

　脊髄はヒトの小指ほどの太さの細長い器官で，延髄の下に続き，成人の場合第1腰椎から第2腰椎の高さに達する．脊髄神経は脊髄から起こると椎骨間のすき間である椎間孔を通って末梢に向かう．脊髄神経はそれが何番目の椎骨の下を通るかによって名前が決められている．たとえば，第1胸椎の下を通るものを第1胸神経，第3腰椎の下を通るものを第3腰神経というように．頸神経のみは，後頭骨と第1頸椎（環椎）の間にもすき間があって神経が通るので，第1頸椎の上を通るのを第1頸神経，第5頸椎の上を通るのを第5頸神経とよび，第7頸椎の下を通るのを第8頸神経とよぶ．「第2章 骨格系」で学んだように頸椎は7個，胸椎は12個，腰椎は5個，仙骨は5個の仙椎が融合していて，その下に尾骨がある．それに対応して，頸神経は8対，胸神経は12対，腰神経は5対，仙骨神経は5対，尾骨神経は1対あり，計31対の脊髄神経が存在する（椎骨，脊髄，脊髄神経のいずれにおいても，高さを表す際にC1，T5，L3といった略語を使用することがある．C，T，L，S，Coはそれぞれ頸，胸，腰，仙骨，尾骨の英語の頭文字である）．

　脊髄の内部構造は頭尾方向に徐々に変化するので，頭尾方向の詳しい部位（髄節(ずいせつ)）を表すのに，何番目の脊髄神経が起こる部位かで区別する．すなわち，第5頸神経が起こる部位を第5頸髄，第1胸神経が起こる部位を第1胸髄，第3腰神経が起

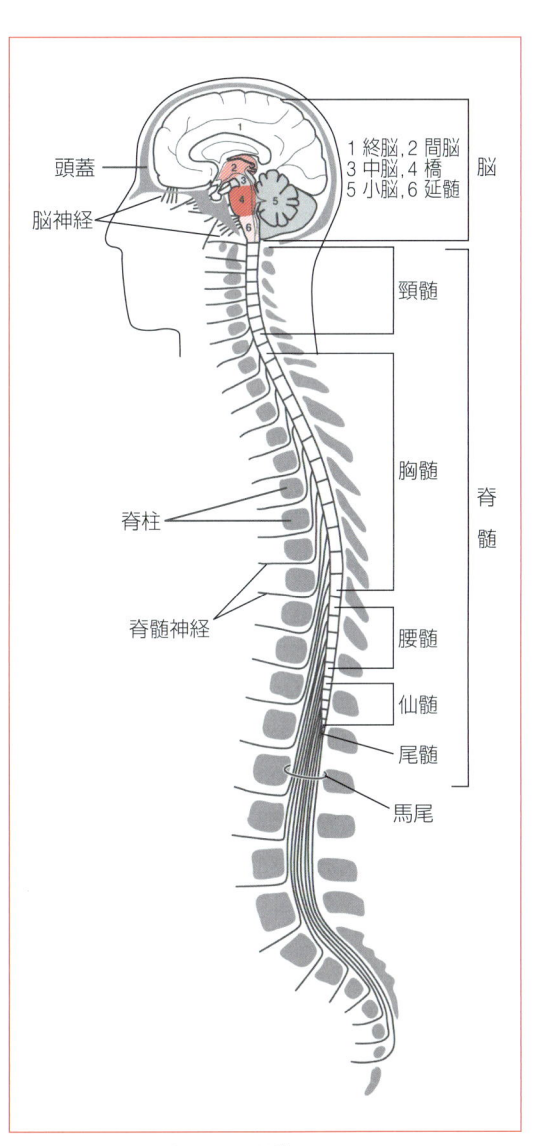

図12-6　脳と脊髄の区分[1)]
　からだを正中面で切って，中枢神経系の各区分とそこから出る末梢神経を示す．神経系は中枢神経系と末梢神経系に区分されるが，情報を伝える伝導路は両者を通じて張り巡らされている

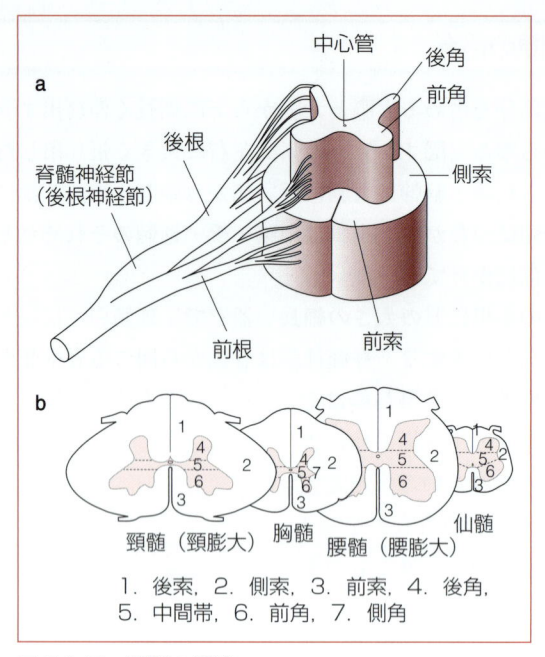

図 12-7 脊髄の構造
　a. 脊髄と脊髄神経根．1つの髄節とそれに接続する一側の脊髄神経を示す．脊髄の上半分は白質を除去して灰白質のみ残してある．脊髄外側面の前後2列に分かれて細い根糸が起こり，それらが前根，後根を形成し，さらに脊髄神経にまとまる．b. 脊髄の代表的な高さの断面．上肢を支配する頸膨大と下肢を支配する腰膨大で灰白質が大きい

こる部位を第3腰髄というようによぶ．
　発生の途中まで，脊髄は脊柱管の下端に達している．ところが脊髄の大きさの成長が比較的早く完成に近づくのに対して，脊柱の成長はその後に大きく進む．そのため脊髄の下端が脊柱管の中で相対的に上昇して，成人では第1～2腰椎間まで上がる．そのかわりに，腰神経，仙骨神経，尾骨神経の根はそれぞれの位置で脊柱管を出るために長く伸びる．第2腰椎以下の脊柱管内にはそれらの神経根のみが走行することになる．これを馬尾とよぶ．この部位は，針を刺入しても脊髄を傷つける危険がないので，脊髄や神経根の周囲を満たす脳脊髄液（後述）を採取したり，圧を計ったりするのに適している．この部位に針を刺入するのを腰椎穿刺とよぶ．

6　脊髄の構造

　脊髄神経は脊髄から前後に2列の根をもって起こっている（前根と後根）．これらが合流して脊髄神経が形成される（図12-7）．後根の途中には膨らんだ部分があり，脊髄神経節（後根神経節）とよばれる．脊髄の横断面を見ると内部に灰白質があり，その周囲を白質が取り巻いている．灰白質はアルファベットのH字型，あるいは蝶が羽を広げた形をしている．H字型の横棒の部分を中間帯，縦棒の後方に向かう部分を後角，前方に向かう部分を前角とよぶ．胸髄から腰髄上部では中間帯が外側に少し突き出しており，側角とよ

ばれる．白質には上下に走行する神経線維が密に詰まっていて，脊髄の異なる髄節の間や，脳と脊髄の間を連絡している．白質のうち，後角より内側の部分を後索，後角と前角の間の部分を側索，前角より内側部分を前索とよぶ．側索と前索は連続している．

　前角には骨格筋を支配する神経細胞（運動ニューロン）がある．その軸索は前根を通って脊髄神経に入り，末梢に向かう．後角には感覚を中継する細胞が多い．感覚情報は後根を通って後角に伝えられる．脊髄神経節の神経細胞（一次感覚ニューロン）は1本の軸索を出すが，それがすぐに分岐して一方は末梢の感覚器に達しており，他方は後根を通って後角やその他の部位に至る．この軸索を通って感覚情報が伝えられる．

　上肢や下肢を支配する脊髄神経は，より広い範囲の皮膚や筋からの感覚を処理し，より多くの骨格筋を動かす必要があるので太く，脊髄もそれに伴って細胞数が多くて太い．この太くなっている部分を膨大部（上肢を支配する部分を頸膨大，下肢を支配する部分を腰膨大）とよぶ．頸膨大は第5頸髄（C5）から第1胸髄（T1），腰膨大は腰髄と仙髄にわたる（腰膨大の髄節の範囲は文献によって多少異なる）．脊髄の横断面において，灰白質は頸膨大と腰膨大で広く，白質は脊髄の上部ほど広い．

7　脊髄神経

　脊髄神経は前根と後根が合流してできるので，運動線維と感覚線維の両方が通っている．脊髄神経が背部を支配する後枝と，からだのそれ以外の部位を支配する前枝に分かれた後も同じである．後枝と前枝はそれぞれさらに枝分かれして，骨格筋に枝を出したのち，多くは皮膚にも枝を出している．骨格筋に向かう神経には，運動線維だけでなく，筋紡錘などからの感覚線維も通っている．皮膚に向かう神経には，感覚線維だけでなく，汗腺や立毛筋（平滑筋）を支配する運動線維も通っている．

　脊髄神経前枝のうち，体幹を支配する肋間神経（第1〜11胸神経前枝）はそれぞれ肋骨に沿って独立して走行する（図12-8）．それに対して頸部や上下肢を支配する脊髄神経前枝は上下の神経と合流したり分岐したりを繰り返して再編成される．この再編成部位は，頸部を支配するものが頸神経叢，上肢を支配するものが腕神経叢，下肢を支配するものが腰仙骨神経叢とよばれる（表12-1）．腕神経叢からは腋窩神経，橈骨神経，筋皮神経，正中神経，尺骨神経などが起こって上肢の様々な部位に向かう．腰仙骨神経叢からは大腿神経，閉鎖神経，坐骨神経などが起こって下肢に向かう．

8　反射

　神経系は，感覚情報に基づいてからだに適切な反応を起こす役割をもつ．その中でも短い経路によって成り立ち，ある感覚刺激に対して毎回ほぼ一定の反応（運動や分泌など）を起こすものを反射という．反射の最も短い経路は，たとえば膝蓋腱反射にみられる（図12-9）．

　膝蓋腱反射は，伸張反射（筋伸張反射，伸展反射）の一種で，膝蓋骨の下の膝蓋靱帯を検査用のハンマーなどでたたくと，一瞬遅れて膝関節が伸展する反射である．たたかれた膝蓋靱帯が屈曲すると，膝蓋骨を介してつながっている大腿四頭筋が引き延ばされる（伸張する）．これを筋の中にある筋紡錘が検出して，大腿神経を通して脊髄に興奮を伝える．

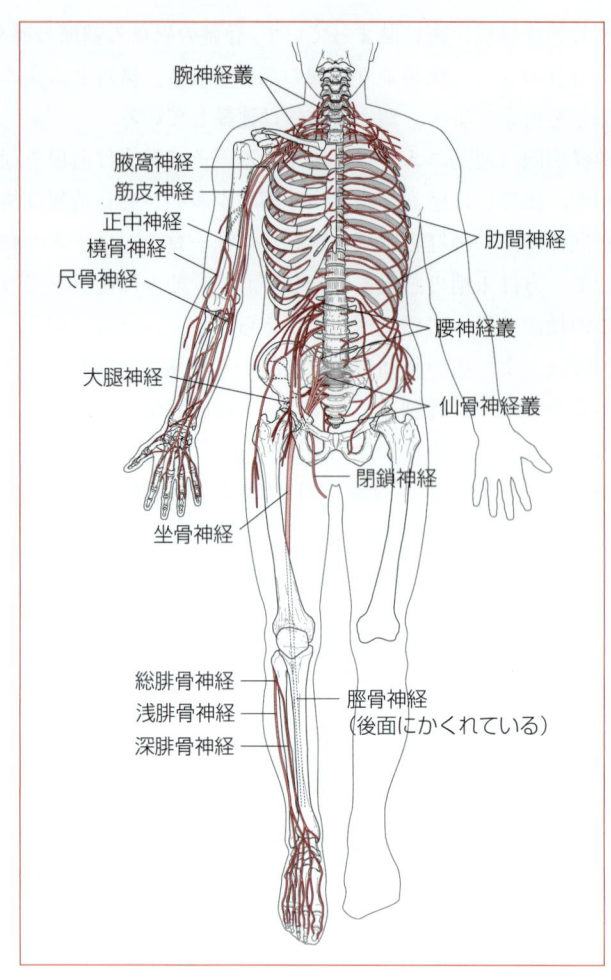

図12-8　脊髄神経

脊柱管から外に出て末梢に向かう脊髄神経の前枝の枝を示す．脊髄神経は背部を支配する後枝と，からだのそれ以外の部分を支配する前枝に分かれる．前枝の方が支配領域が大きいので太く，走行も複雑である

表12-1　脊髄神経の主な枝とその支配領域

	神経叢	主な神経	支配領域
頸神経	頸神経叢 (C1～4)	小後頭神経	耳の後方の皮膚
		横隔神経	横隔膜
	腕神経叢 (C5～T1)	腋窩神経	三角筋，小円筋，上腕上部外側の皮膚
		筋皮神経	上腕の屈筋群，前腕外側の皮膚
		正中神経	前腕の屈筋の大部分，手の筋の一部，手の皮膚の一部
		尺骨神経	前腕の屈筋の一部，手の筋の一部，手の皮膚の一部
		橈骨神経	上腕と前腕の伸筋群，上腕外側の皮膚，手の皮膚の一部
胸神経		肋間神経（T1～11）肋下神経（T12）	肋骨の下縁に沿って前方へ．肋間筋と腹筋，胸腹部の皮膚
腰神経	腰神経叢 (T12～L4)	陰部大腿神経	外陰部と大腿前面上部の皮膚
		大腿神経	大腿の伸筋群，大腿前面と下腿内側面の皮膚
		閉鎖神経	大腿の内転筋群，大腿内側面の皮膚
仙骨神経	仙骨神経叢 (L4～S4)	下殿神経	大殿筋
		坐骨神経	大腿の屈筋群
		脛骨神経と浅・深腓骨神経	（坐骨神経から分岐して）下腿と足の筋，下腿と足の皮膚
		陰部神経	肛門付近や外陰部の皮膚
尾骨神経		尾骨神経（Co）	肛門と尾骨部の皮膚

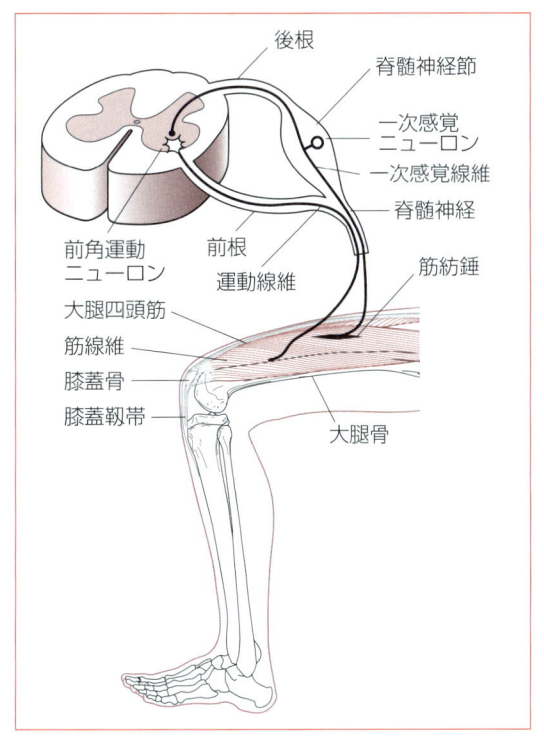

図12-9　膝蓋腱反射
　膝蓋腱反射のような伸張反射は末梢の感覚器から末梢神経系と中枢神経系を経由して運動器に至る最短の伝導路である

　感覚を伝える脊髄神経節の一次感覚ニューロンは，前角にある大腿四頭筋支配の運動ニューロンまで線維を伸ばしている．興奮を伝えられた運動ニューロンが大腿四頭筋に興奮を伝えると，大腿四頭筋が収縮して膝関節が伸展する．感覚器から運動器までの反射の経路を反射弓とよぶが，ニューロン2個で反射弓が完成する点で，最も単純な反射である．同様の反射は重力に対抗してはたらく他の筋にもみられる．ある姿勢を保っているときに，重力やその他の外力が加わっても姿勢が変化しないように筋の張力を調整している．
　この他に，痛みを感じた際に上肢や下肢を引っ込める屈曲反射や，その際に対側の上下肢を伸展する交叉性伸展反射など，様々な反射がある．脊髄神経と脊髄を経路とする反射だけでなく，脳神経や脳を経路とする反射も存在する．新生児期にのみみられる反射や，疾患の際にみられる病的反射も知られている．

9　脳幹

　脳幹は脊髄の側から順に，延髄，橋，中脳が縦に連なってできている（図12-10）．延髄下部の内部構造は脊髄上部と共通点が多いが，中脳に向かって次第に変化して，脳に固有の構造が増加する．脳幹の内部には脳神経の終止核（脊髄後角のように末梢からの感覚を中継する神経核），脳神経の起始核（脊髄前角や側角のように末梢に運動の指令を送る神経核），様々な情報を統合する網様体，感覚を中継する神経核と感覚を大脳に伝える神経線維束，運動の指令を脊髄に送る神経核とそこから起こる神経線維束，小脳との連絡を

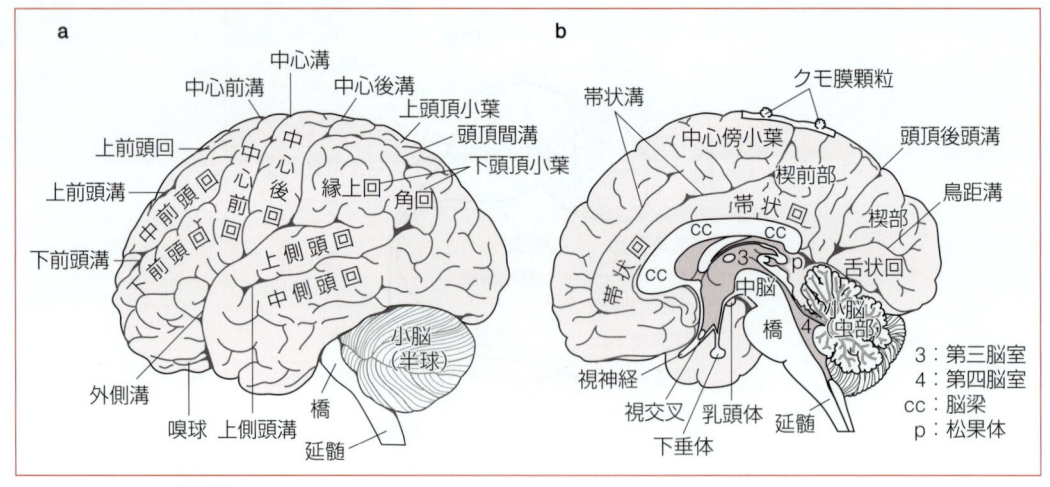

図 12-10　脳の外観
a：外側面．b：脳を正中で切断して内側面を見たところ

担う神経核と神経線維束などが複雑に配置されている．
　脳幹はこのように様々な神経核や神経線維束があり，感覚や運動に重要な役割を果たし，循環や呼吸といった生命維持のための機能も担っている．そのために，出血や梗塞（血管が閉塞して血流が途絶えること）によって機能が失われると，呼吸が停止し循環も機能できなくなり死に至る．心臓はまだ拍動しているが脳幹の機能が不可逆的に失われた状態を脳死とよぶ．本人の事前の同意の下に，脳死患者の臓器を他の患者に移植することが行われる．

10 脳神経

　脳神経は終脳から頸髄上部にかけて起こり，頭蓋の孔を通って末梢器官に向かう（図12-11，表12-2）．12対あるが，大きく3つのグループに分類できる．
A．頭部三大感覚器を支配する脳神経
　　Ⅰ．嗅神経，Ⅱ．視神経，Ⅷ．内耳神経
B．脊髄神経前根に類似の脳神経
　　Ⅲ．動眼神経，Ⅳ．滑車神経，Ⅵ．外転神経，Ⅻ．舌下神経
C．鰓弓神経
　　Ⅴ．三叉神経，Ⅶ．顔面神経，Ⅸ．舌咽神経，Ⅹ．迷走神経，Ⅺ．副神経

　Aは鼻（嗅粘膜），眼（網膜），耳（内耳）という頭部に特徴的な主要な感覚器を支配する神経で，その伝える感覚情報はそれぞれ大きく異なっているが，ほぼ純粋に感覚性である．内耳神経には一部遠心性線維が含まれる．これは有毛細胞の聴覚受容を調整している．Bは脊髄神経前根と性質が似た神経で，骨格筋の運動と眼球にある平滑筋（内眼筋）の運動を司る．Cは頭頸部に特有の鰓弓とよばれる構造と，そこから派生した器官を支配する神経である．
　鰓弓神経は魚類の段階のえら（鰓）を支配している神経である．鰓は咽頭側壁に開いた鰓孔とその間のアーチ状の仕切り（鰓弓）からなり，水中の食物を漉しとったり血液のガ

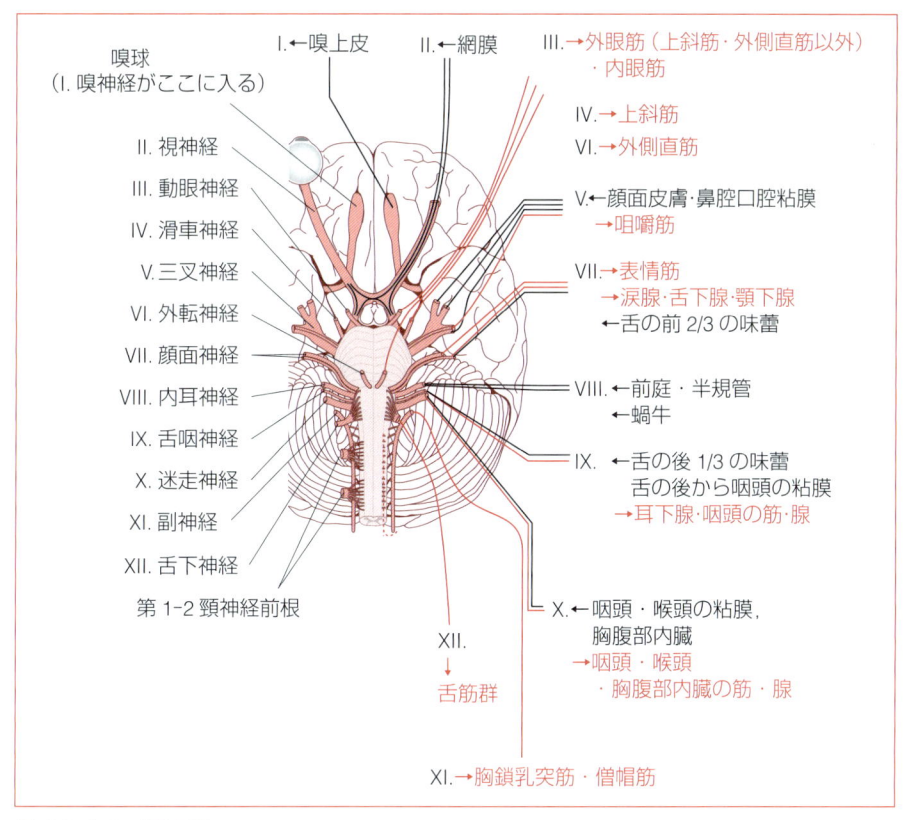

```
嗅球                I.←嗅上皮  II.←網膜    III.→外眼筋（上斜筋・外側直筋以外）
（I. 嗅神経がここに入る）                          ・内眼筋
      II. 視神経                              IV.→上斜筋
      III. 動眼神経                            VI.→外側直筋
      IV. 滑車神経                             V.←顔面皮膚・鼻腔口腔粘膜
      V. 三叉神経                              →咀嚼筋
      VI. 外転神経                             VII.→表情筋
      VII. 顔面神経                             →涙腺・舌下腺・顎下腺
      VIII. 内耳神経                            ←舌の前2/3の味蕾
      IX. 舌咽神経                             VIII.←前庭・半規管
      X. 迷走神経                              ←蝸牛
      XI. 副神経                               IX. 舌の後1/3の味蕾
      XII. 舌下神経                              舌の後から咽頭の粘膜
      第1-2頸神経前根                           →耳下腺・咽頭の筋・腺
                      XII.                    X.←咽頭・喉頭の粘膜，
                      ↓                          胸腹部内臓
                     舌筋群                      →咽頭・喉頭
                                                ・胸腹部内臓の筋・腺
                       XI.→胸鎖乳突筋・僧帽筋
```

図 12-11 脳神経
　脳の腹側面と脳神経の起始部を示す．嗅神経（I）は左右それぞれ10数本の細い神経で，終脳の突起である嗅球に入る．視神経（II）は間脳に入る．動眼神経（III）は中脳から，滑車神経（IV）は中脳と橋の境界部から，三叉神経（V）は橋から，外転神経（VI），顔面神経（VII），内耳神経（VIII）は橋と延髄の境界部から，舌咽神経（IX），迷走神経（X），舌下神経（XII）は延髄から起こる．副神経（XI）には延髄から起こる延髄根と頸髄上部から起こる脊髄根とがある．脊髄根は大後頭孔から頭蓋腔に入り，延髄根と合流して副神経をつくる．赤矢印は興奮が運動器（赤字）に伝わることを，黒矢印は興奮が感覚器（黒字）から伝わることを示す

ス交換を行ったりする．鰓弓には骨格と筋があり，鰓弓神経がその運動を司る．また，鰓弓神経は鰓弓の外面（外皮）と内面（粘膜）の感覚を伝える他，胸腹部にも線維を送って内臓の機能を調節している．動物が陸上で生活するようになると鰓は必要なくなるが，同じ由来の組織が頭頸部の様々な器官に形を変えて残っている．鰓弓神経はこのように鰓弓に由来する様々な器官を支配するので，その中を通る神経線維の種類が多く，複雑である．

11　小脳

　小脳は脳幹の背側に位置し，上・中・下の3対の小脳脚によって中脳・橋・延髄と連絡している．小脳には表面に薄くシート状に広がる小脳皮質と深部にかたまりとなった小脳核があり，その間を白質（髄質）が埋めている．小脳には横方向に多数のしわが刻まれていて，溝を小脳溝，その間の突出部を小脳回とよぶ．このしわが小脳皮質の表面積を著しく増加させている．小脳皮質は表面から順に分子層，プルキンエ細胞層，顆粒層の3層から成り立っている．
　小脳皮質への情報は登上線維と苔状線維という異なる形の線維によって伝えられる．登

表 12-2 脳神経とその支配領域・機能

番号	起始部位	名称	支配領域と機能
I	嗅球（終脳）	嗅神経	嗅上皮：嗅覚
II	間脳	視神経	網膜：視覚
III	中脳	動眼神経	上斜筋と外側直筋以外の外眼筋：眼球運動，内眼筋：瞳孔と水晶体の調節
IV	中脳	滑車神経	上斜筋：眼球運動
V	橋	三叉神経	咀嚼筋：顎運動 顔面の皮膚，鼻腔・口腔粘膜：皮膚と粘膜の感覚
VI	橋-延髄移行部	外転神経	外側直筋：眼球運動
VII	橋-延髄移行部	顔面神経	顔面筋：閉眼，閉口，顔面皮膚の運動 涙腺，耳下腺以外の唾液腺：腺の分泌 舌の前 2/3：味覚
VIII	橋-延髄移行部	内耳神経	内耳（前庭，半規管，蝸牛）：平衡感覚と聴覚
IX	延髄	舌咽神経	茎突咽頭筋：筋の運動 耳下腺：腺の分泌 咽頭：筋の運動，腺の分泌，咽頭粘膜の感覚 舌の後ろ 1/3：味覚，粘膜の感覚
X	延髄	迷走神経	咽頭，喉頭：筋の運動，粘膜の感覚，喉頭蓋周辺の味覚 気管以下の胸部内臓，食道から横行結腸までの消化器系，その他骨盤内を除く腹部内臓：心機能の抑制，平滑筋の運動，腺の分泌
XI	延髄・頸髄上部	副神経	胸鎖乳突筋，僧帽筋：筋の運動
XII	延髄	舌下神経	舌筋群：筋の運動

上線維はすべて延髄の下オリーブ核から起こるが，苔状線維は脳や脊髄，前庭神経などの様々な領域から起こる．苔状線維が何の情報を伝えるかによって，小脳皮質のある部位の機能が決まる．小脳皮質は大きく分けて前庭神経や延髄の前庭神経核から平衡感覚の情報を受ける領域（前庭小脳），脊髄から固有感覚（関節の角度や筋の張力）の情報を受ける領域（脊髄小脳），大脳皮質からの情報を橋の腹側部にある橋核経由で受ける領域（橋小脳／大脳小脳）に区分される．

小脳皮質で情報が処理されると，プルキンエ細胞の軸索が小脳核や前庭神経核の一部に向かい，そこから脳と脊髄の様々な領域に情報が伝えられる．これらの出力によって，前庭小脳は姿勢を変える際の眼球の動きの制御，脊髄小脳は姿勢の制御を司る．橋小脳は手などの精細な動きを制御する他，より高次の精神機能にも関与するとされる．

小脳は学習機能に富んでいて，運動などをより効率的に遂行できるように（たとえば自転車に上手に乗れるように）情報処理を変化させる．下オリーブ核と登上線維は，運動がまだうまくできない段階で活発に活動して，制御の誤差をプルキンエ細胞に伝える，いわば教師役を受け持っているとされる．

12 間脳

間脳は大きく視床上部，視床，視床下部に区分される．視床上部には松果体がある（図12-10）．松果体は第10章で扱ったように，メラトニンを分泌する．

視床は間脳の大部分を占める大きな神経核で，視床下部と共に第三脳室という腔所の側

表 12-3　視床の核と大脳皮質との連絡

核	情報をもたらす線維・核	連絡する大脳皮質の部位と伝える情報
外側膝状体核	視神経	一次視覚野：視覚
内側膝状体核	中脳の下丘	一次聴覚野：聴覚
VP（後腹側核）	脊髄後角，延髄の後索核，三叉神経核	一次体性感覚野：皮膚感覚，鼻腔・口腔の粘膜の感覚，固有感覚
VL（外側腹側核）	小脳核	運動野：運動の制御に関する情報
VA（前腹側核）	大脳基底核	運動前野：運動の制御に関する情報
後核群	中脳の上丘等	頭頂葉：空間情報
前核	乳頭体	海馬，帯状回：記憶に関する情報
髄板内核	脊髄後角，三叉神経核	広い範囲の皮質：痛覚等

壁をつくる．視床は大脳皮質に向かう情報の中継点であり，多くの神経核に亜区分され，それぞれが大脳皮質の決まった部位と連絡している（**表 12-3**）．視覚情報を伝える外側膝状体核，聴覚情報を伝える内側膝状体核，皮膚や関節の感覚を伝えるVP（後腹側核）については伝導路の項で触れる．

視床下部は視床の下に位置し，下方は細長く伸びて下垂体に連絡している．視床下部のニューロンはそれ自身が下垂体後葉ホルモンを分泌する他，下垂体前葉ホルモンの刺激ホルモンや抑制ホルモンを分泌する．またあとで述べる自律神経系の最高中枢として内臓などの活動を制御する他，睡眠と覚醒のリズム，食欲，代謝など生命の維持に重要な機能を営んでいる．

13　終脳

終脳はヒトの脳で最も大きな割合を占める部分である．小脳の場合に似て，表面にシート状に広がる大脳皮質と深部にかたまりとなっている大脳基底核，ならびにその間を埋める白質（髄質）からなる．大脳の表面にもしわがあって，溝を脳溝，突出部を脳回または回転とよぶ．脳回の幅は小脳回に比べて太く，その太さや方向が部位によって変化する点が，小脳と異なる．

終脳表面は大きく6つの脳葉に区分される（**図 12-12**）．前頭部にある前頭葉，前頭葉の後方に位置する頭頂葉，前頭葉と頭頂葉の下方にある側頭葉，終脳後部にある後頭葉，外側溝（前頭葉や頭頂葉と側頭葉とを隔てる溝）の奥にある島葉，内側面にある辺縁葉である．

終脳表面には図 12-10 と 12-12 に示した脳溝や脳回がある．特に代表的な脳溝として，前頭葉と頭頂葉の境界をなす中心溝，その前後にある中心前溝と中心後溝，前述の外側溝，後頭葉の内側面にある鳥距溝をまず見ておこう．また，代表的な脳回として中心溝の前後の中心前回と中心後回，前頭葉の上・中・下前頭回，頭頂間溝の上下にある上頭頂小葉と下頭頂小葉，側頭葉の上・中・下側頭回などがある．外側溝の下壁には横側頭回がある．

1　大脳基底核

大脳基底核の主要な核として線条体と淡蒼球がある．線条体はさらに尾状核と被殻に

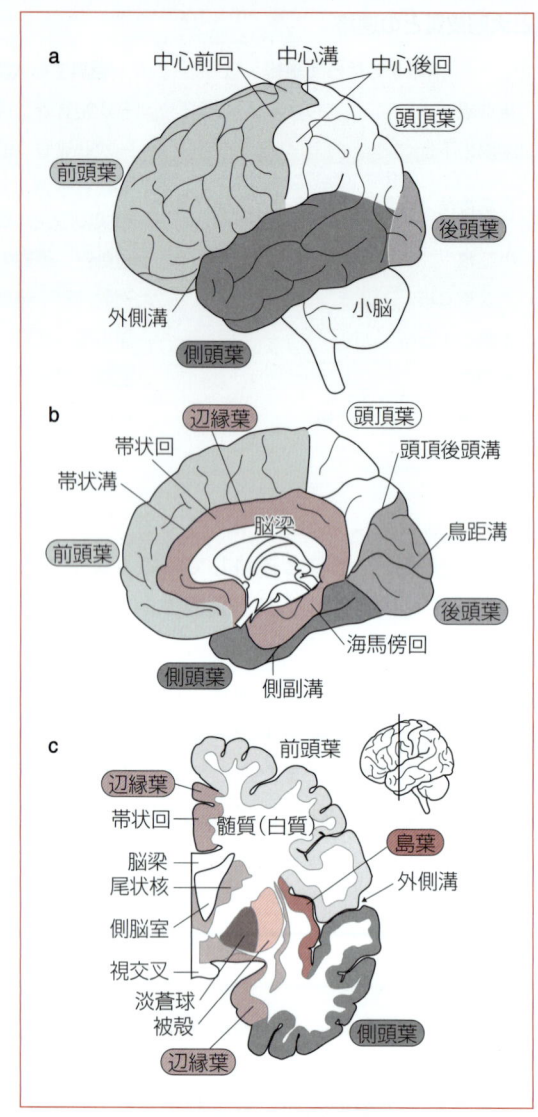

図 12-12　終脳の脳葉と主要な脳溝
a. 外側面，b. 内側面，c. 冠状断面．島葉は外側孔の奥にあるので表面からは見えないが，断面に示されている

分けられる．尾状核は終脳内部の空洞である側脳室に面した核で，被殻は島葉の深部に位置する核である．線条体は大脳皮質からの情報を受け取って基底核の他の核に伝える．淡蒼球は被殻の内側に接する核で，線条体からの情報を受け取って視床などに伝える．これらの核は骨格筋の緊張度の調整や協調に役立つ．

2　大脳皮質

　大脳皮質はシート状の灰白質で，大脳表面の脳溝によって表面積が著しく拡大している．大脳皮質には，細胞の大きさや密度が異なる3〜6の層構造がみられる．大脳皮質の厚さや層構造の違いによって多くの領野が区分されている．

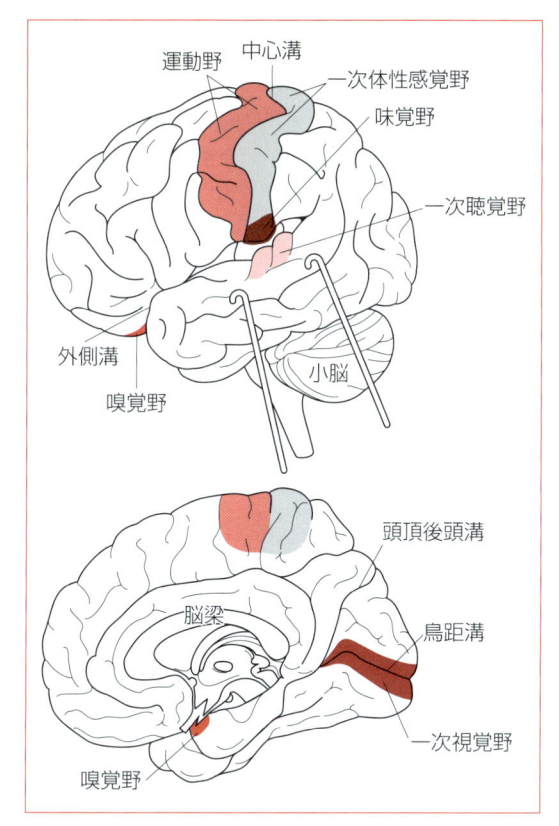

図12-13 運動野と一次感覚野
運動野は中心前回，一次体性感覚野は中心後回，一次聴覚野は横側頭回に位置する．一次視覚野は鳥距溝の壁をつくる領域である．その他，味覚野，嗅覚野などが知られている

3　一次感覚野と連合野

　視覚，聴覚，体性感覚（皮膚感覚や固有感覚），味覚などの情報が視床経由で伝えられる領野を一次感覚野とよぶ．感覚の種類によって，一次視覚野，一次聴覚野，一次体性感覚野などと区別される（図12-13）．一次視覚野は後頭葉の鳥距溝の壁をつくる皮質である．一次聴覚野は横側頭回，一次体性感覚野は中心後回にある．これらの領野に感覚情報が到達して，はじめてその感覚が私たちの意識に上る．一次感覚野は感覚情報処理の最初の段階を担うのみで，処理された情報は隣接する領野に送られて，さらに詳しく分析される．たとえば一次視覚野から何段階か情報が転送される過程で，見ている対象の空間内での位置や動き，色や形などが捉えられる．これらを担う領野を視覚連合野とよぶ．一次聴覚野，一次体性感覚野などにもそれぞれの感覚を処理する連合野が隣接している．たとえば言葉を音声として聞いた場合，一次聴覚野がまず純粋に音として，高さや大きさを分析したのちに，聴覚連合野の一部が言語としての情報を取り出す．この聴覚言語に関係する領域は感覚性言語野（ウェルニッケ領域）とよばれ，ほとんどのヒトで左側のみに局在している．

　それぞれの感覚情報は，処理が進むと他の感覚情報と統合される．これを担う領野を多感覚連合野（単に「連合野」をこの意味で使う場合もある）とよぶ．多感覚連合野は前頭

葉や，頭頂葉-後頭葉-側頭葉にまたがった領域に存在し，前頭連合野，頭頂-後頭-側頭連合野とよばれる．たとえば，感覚性言語野のさらに後上方の領野では，文字を見た際の言語情報と聴覚言語の情報が統合される．この領域も含めてウェルニッケ領域とよぶ場合がある．ウェルニッケ領域が損傷されると，音が聞こえていても言葉の意味が理解できなくなる（ウェルニッケ失語）．

4　連合野と海馬

連合野で処理された情報，特に自ら体験した日々のできごとの情報は辺縁葉の一部である海馬に達し，そこから再び連合野に送られて記憶として長期に貯蔵される．そのため，海馬とその周辺の皮質が破壊されると，新しく長期記憶を形成することができなくなる．しかし連合野が温存されていれば，昔覚えたことは思い出すことができる．

5　連合野と運動野

前頭連合野は，多くの感覚情報や記憶情報に基づいて，状況判断をしたり，将来を予測したり，行動を計画したりする機能がある．最終的に行動を起こす場合は，連合野からの情報に基づいて運動前野などの運動関連領野が働いて，運動野に指令が伝えられる．

運動野からは後述する錐体路が起こり，随意運動を司る．

14　感覚の伝導路

感覚情報は感覚器から神経系に伝えられ，そこから大脳皮質まで到達すると私たちの意識に上る．それぞれの感覚がどのような経路で大脳皮質に至るかを見ていこう．

1　皮膚感覚の伝導路

皮膚からの感覚は触覚，温度感覚，痛覚など様々であるが，ここでは温度感覚や痛覚と，皮膚のどこが触れたか位置が詳しくわかる（識別的な）触覚の伝導路を見ていこう（図12-14b～c）．

頸部から下の温度感覚や痛覚は，多くの場合脊髄神経線維自体が受容器となっている．その場合は刺激によって直接脊髄神経線維が活動電位を発する．受容器が別の細胞の場合も，受容器から脊髄神経線維に興奮が伝えられる．脊髄神経線維は脊髄神経節に細胞体をもつニューロンの突起が，末梢と中枢の両方に伸びていったものである．中枢に向かう線維は後根を通って脊髄に入ると，後角で次のニューロンに興奮を伝える．後角のニューロンから出た線維はすぐに対側に交叉して，側索を上に向かう（外側脊髄視床路）．そのまま脳幹を通り抜けて視床に至り，3番目のニューロンに興奮を伝える．視床のニューロンは中心後回の一次体性感覚野に線維を送り，そこで感覚が意識に上る．顔面の感覚は三叉神経で伝えられるが，2回中継されて一次体性感覚野に至る点は共通している．

詳しく位置がわかる（識別的な）触覚は，皮膚の受容器から脊髄神経線維に伝えられる．線維は脊髄神経節と後根を経由して脊髄内に入るが，後角で中継されることなく同側の後索を上行する．延髄に入ると後索核で2番目のニューロンに接続する．後索核から出た線維はすぐに対側に交叉して内側毛帯とよばれる線維束を形成する．内側毛帯は視床に終わり，そこで3番目のニューロンに中継されて一次体性感覚野に至る．顔面の触覚は三叉神

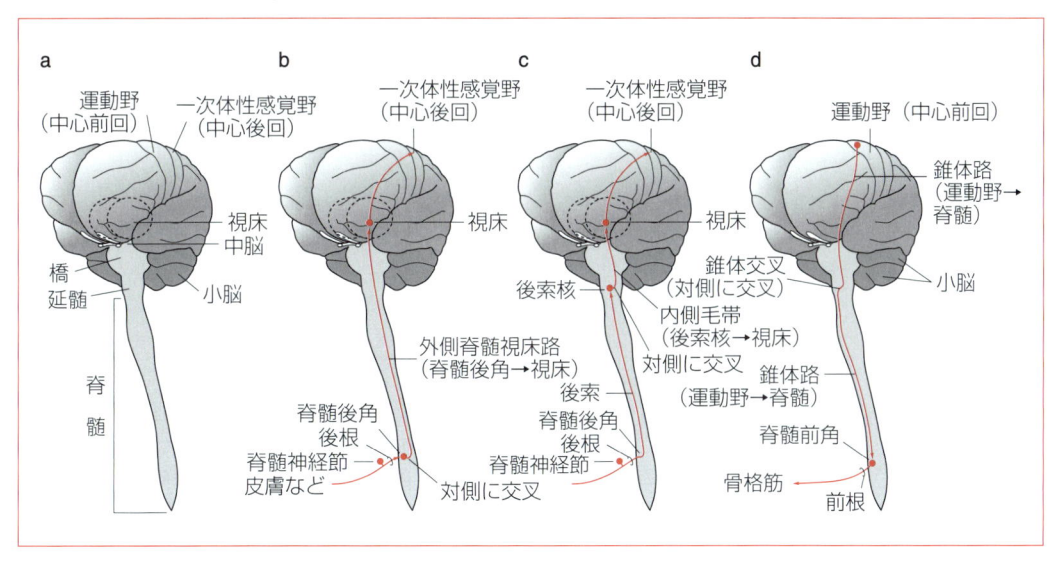

図 12-14 皮膚感覚の伝導路と錐体路
伝導路の概略を示した模式図．赤丸はニューロンの細胞体を，赤線は軸索を，赤線の先端の矢印は興奮の伝わる向きを表す．a：脳と脊髄の各部分を示す．脊髄は実際の割合より上下を縮めて表示してある．b：温度感覚や痛覚の伝導路．感覚情報は脊髄神経後根から脊髄に入って中継されると，その高さで対側に交叉して視床に向かう．c：識別的な触圧覚の伝導路．感覚情報は脊髄神経後根から脊髄に入るとそのまま同側の後索を上り，延髄下部の後索核で中継されると，その高さで対側に交叉して視床に向かう．b，c 共に視床から一次体性感覚野に伝えられると，その感覚が意識に上る．d：錐体路．運動野から脊髄に向かう．延髄下端で対側に交叉して脊髄の側索を下行し，前角の運動ニューロンを興奮させる

経経由で橋に入り，そこで中継されて対側の視床に伝えられ，さらに中継されて一次体性感覚野に至る．

からだの異なる部位からの感覚は，中心後回の異なる部位に伝えられる．すなわち，顔面からの感覚は中心後回の下部に，上肢からは中央部に，体幹からは上部に，下肢からは内側面にかけての領域に伝えられる．

2　視覚の伝導路

視覚刺激は網膜で受容される．網膜の感覚細胞である視細胞（杆体細胞と錐体細胞）の反応は，網膜内の双極細胞を経て神経節細胞に伝えられる．神経節細胞の線維は網膜を離れて視神経をつくり，部分的に交叉して視床の外側膝状体核に至る（**図 12-15a**）．そこで中継されると後頭葉の一次視覚野に伝えられる．ヒトの場合，左右の網膜の見る範囲（視野）が大きく重なり合っているが，右眼・左眼共に，正中より右の視野の情報は左の一次視覚野に伝えられ，正中よりも左の視野の情報は右の一次視覚野に伝えられる．

視覚情報が一次視覚野から視覚連合野に伝えられて処理される際に，大きく分けて頭頂葉に向かう経路と側頭葉下部に向かう経路とが知られている．頭頂葉に向かう経路（視覚の背側路）は対象の空間内での位置や動きを分析し，側頭葉に向かう経路（視覚の腹側路）は対象の色や形を分析してその対象が何であるかを同定する．

3　聴覚の伝導路

聴覚刺激は内耳の蝸牛において有毛細胞が受容する．有毛細胞に接続する蝸牛神経線維がこの興奮を脳幹の蝸牛神経核に伝える（**図 12-15b**）（蝸牛神経は前庭神経と合流して内

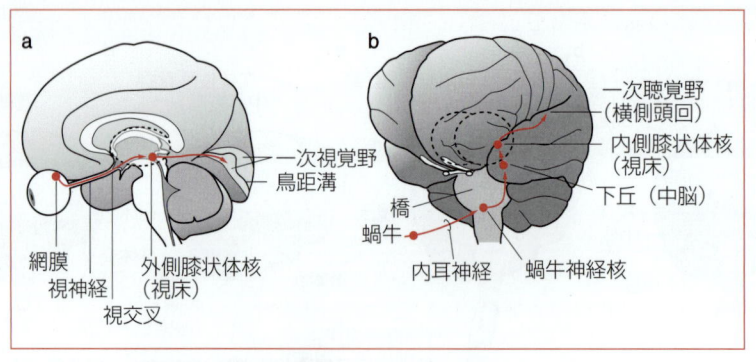

図12-15 視覚と聴覚の伝導路
a：脳の正中断面で視覚の伝導路を示す．網膜の神経節細胞から出た線維が視神経をつくり，視交叉で約半数が対側に渡り，視床の外側膝状体核で中継され，鳥距溝の壁をなす一次視覚野に至る．b：聴覚．内耳の蝸牛の有毛細胞の興奮が内耳神経に伝えられ，中枢の蝸牛神経核，下丘，内側膝状体核で中継されて一次聴覚野に至る

耳神経をつくり，橋と延髄の境界部に入り蝸牛神経核に至る)．蝸牛神経核から出た線維は多くが対側の下丘（中脳の背側部にある1対の高まり）に至る．下丘のニューロンは視床の内側膝状体核に線維を送り，さらに中継されて横側頭回の一次聴覚野に伝えられる．下丘に至るまでに左右の耳からの情報が両側に伝えられるので，一側の一次聴覚野に左右両方の耳で聞く音の情報が伝えられる．

以上は聴覚情報が大脳皮質に至る最短の経路であるが，蝸牛神経核と下丘の間には上オリーブ核，台形体核などの神経核があり，それらを経由する経路も存在する．こうした経路において左右の蝸牛からの聴覚情報が比較され，音の大きさの差や耳への到達時間の差に基づいて音の来る方向が分析されている（音源定位）．音の来る方向は，音の高さ（周波数）や大きさと並ぶ重要な情報である．

15 随意運動の伝導路

大脳皮質から出る運動の指令は，錐体路を通って脊髄の運動ニューロンに伝えられる．錐体路は中心前回にある運動野から脊髄に至る経路である（図12-14d）．運動野の各部位は一次体性感覚野と同じようにからだの担当部位が決まっており，運動野の下部から上部に向かって，顔面，上肢，体幹，下肢の順に並んでいる．運動野の第5層の錐体細胞とよばれるニューロンが出す線維は，終脳と間脳の間を通ったのち脳幹を下行する．延髄の下端で対側に交叉し（錐体交叉），大部分が脊髄の側索を下降して前角の運動ニューロンに接続する．この運動ニューロンが骨格筋に興奮を伝えることで筋が収縮する．

顔面を担当する運動野の領域から出た線維は，錐体路の線維と並んで脳幹に向かい，順次対側に交叉して脳神経の起始核に至る．これもまとめて錐体路とよぶことがある．

運動野の各錐体細胞はそれぞれが単一の，あるいはごく少数の筋を動かす．そのため多くの筋を動員する運動（たとえば歩行など）の際には，それらの筋の間で協調をとる必要がある．その役割を担っているのが大脳基底核と小脳である．大脳基底核は大脳皮質からの情報を受け取って内部で処理したのち，視床を介して大脳皮質の運動前野（運動野の前に隣接する領野）に情報を送る．これによって適切な行動が選択され，また主に体幹や上

下肢の近位の筋の協調がとられる．小脳は大脳皮質の多くの領域からの情報を橋核経由で受け取り，小脳核と視床を介して運動野を中心とした領域に情報を送る．これは上下肢の遠位の筋の滑らかで協調のとれた運動を可能にしている．

下前頭回の後部は顔面を担当する運動野や運動前野の前に位置し，顔面の運動制御に深く関わっている．特に左のこの領域は言葉を話す際に重要で，運動性言語野（ブローカ領域）とよばれる．運動性言語野が損傷を受けると音の言い間違いが多くなって発語が流ちょうでなくなる（ブローカ失語）．運動性言語野が言葉の情報に基づいて，発語のために必要な顎，舌，喉頭などの運動のプログラムを用意しているためと考えられている．

16　脳波と睡眠

脳から記録される電位変動を脳波（EEG）とよぶ．通常の脳波検査では頭皮上の電極から記録を行う（図12-16）．α波は成人が目を閉じて安静にしているときに特徴的な脳波であるが，その周波数は血糖値，体温，動脈血二酸化炭素分圧など様々な条件によって変化する．α波は何かに注意を集中したり，感覚刺激を受けたりすると消失し，かわりに速くて不規則な低振幅の波形（β波）が現れる．

動物は周期的に意識水準が変化する．感覚刺激に対してすぐに反応できる状態を覚醒とよび，刺激に対する反応性が低下してからだの動きが止まっている状態を睡眠とよぶ．睡眠は可逆的な意識水準の低下なので，刺激によって覚醒させることができる．その点で不可逆的な意識水準の低下である昏睡とは異なる．

睡眠には2種類ある．通常の睡眠時に最初に現れるのはノンレム睡眠である．ついでレム睡眠が現れて，これを数回繰り返して覚醒する．ノンレム睡眠には4つの段階があり，第1段階から順に第4段階まで至ると，逆に第1段階まで戻ってレム睡眠に移行する．最も深い第4段階では周波数の低い徐波（δ波）がみられる．ノンレム睡眠中は副交感神経系優位で，縮瞳，心拍数と呼吸数の低下がみられるが，四肢や頸部の筋緊張はある程度保たれる．

レム睡眠は，その最中に速い眼球運動（rapid eye movement）が起こることから名づけられた．レム睡眠中は脳波が覚醒時と同様に低振幅

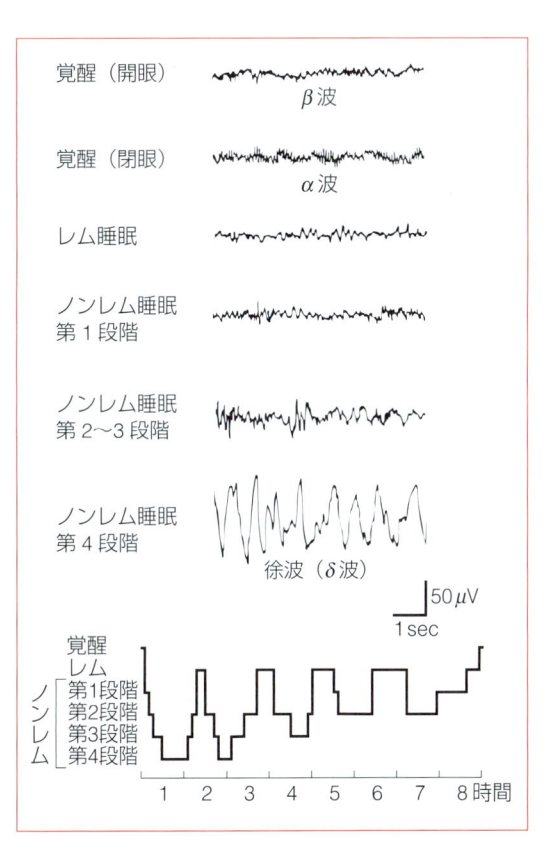

図12-16　脳波と睡眠

覚醒時（眼を開いた状態と閉じた状態）ならびに睡眠の各段階の脳波を示す．ノンレム睡眠の深い段階（第4段階）で振幅が大きく周波数の低い徐波を示すのに対し，レム睡眠では覚醒時に近い脳波がみられる

の不規則な波形を示す．しかしながら感覚刺激に対する反応閾値は低下しており睡眠の状態にある．このため逆説睡眠（paradoxical sleep）ともよばれる．眼球は急速に動揺するが，四肢や頸部の筋緊張は低下し，心拍数と呼吸数の増加がみられる．夢はこの状態のときに見ている．睡眠中にレム睡眠は数回あり，そのたびに夢を見ているが，目覚めたときに覚えている夢は覚醒直前のレム睡眠で見た夢である．

17 自律神経系

　骨格筋以外にも，平滑筋や心筋の収縮を制御したり，腺の分泌を調節したりする必要がある．これらを担うのが自律神経系である．自律神経系は別名臓性運動神経系ともよばれ内臓に深く関与するが，それ以外に皮膚の汗腺や立毛筋など内臓以外の部位にも及んでいる．

　自律神経系は，機能の大きく異なる交感神経系と副交感神経系とあり，両者がバランスをとってはたらいている．交感神経系は動物が天敵に襲われた際などに，戦ったり逃げたり（fight or flight 闘争か逃走）するために必要な状態をつくる．すなわち，激しい運動を可能にするため骨格筋に血液を大量に供給し，そのために心臓の収縮力や心拍数を上昇させる一方，内臓の動きや内臓への血流は抑える．それに対して副交感神経系は，食事をしたあと休憩しているときのように，運動器や心臓を休ませて，内臓に血液を多く送って消化吸収を促進し，次の活動に備えて身体を養う働きがある．

　自律神経系は中枢神経系から腺，平滑筋，心筋まで指令を伝える経路である．その際に骨格筋の支配と異なり，2個のニューロンが直列につながって腺，平滑筋，心筋まで到達する（図12-17）．中枢神経系における交感神経系のニューロン（節前ニューロン）は胸髄から腰髄上部の側角にあり，そこから出た線維（節前線維）が脊柱の両脇にある交感神経幹の神経節や大動脈近傍にある神経節に入り，そこで次のニューロンに接続する．神経節のニューロン（節後ニューロン）が標的となる器官に線維（節後線維）を送る．中枢における副交感神経系のニューロン（節前ニューロン）は脳幹と仙髄に存在する．脳幹の節前ニューロンは迷走神経を通して頸部，胸部，腹部の内臓に節前線維を送り，臓器の内部や近傍の節後ニューロンを介して腺・平滑筋・心筋を支配する．また動眼神経，顔面神経，舌咽神経などを通して頭部の腺や平滑筋の近傍の神経節に節前線維を送り，そこにある節後ニューロンを介して腺や平滑筋を支配する．仙髄の節前ニューロンは骨盤内の臓器に節前線維を送り，それらの近傍や内部の節後ニューロンを介して腺や平滑筋を支配する．

18 髄膜と脳室

　脳と脊髄は髄膜とよばれる結合組織の膜で覆われている．頭蓋腔の内面に密着しているのが脳硬膜，脊柱管の内部にあるのが脊髄硬膜で，どちらも厚くて丈夫な膜である（図12-18）．脳硬膜の内部には硬膜静脈洞とよばれる特殊な静脈が走行し，脳を流れた静脈血がここから内頸静脈を経て心臓に戻る．脊髄硬膜の外には静脈層があり，そのさらに外に脊柱管の内面の骨膜がある．硬膜の内面に密着しているのがクモ膜である．クモ膜の奥のクモ膜下腔は脳脊髄液（髄液）とよばれる無色透明な液体で満たされている．脳と脊髄はこの脳脊髄液に半ば浮いた形で保持されている．脳と脊髄の表面には軟膜が密着してい

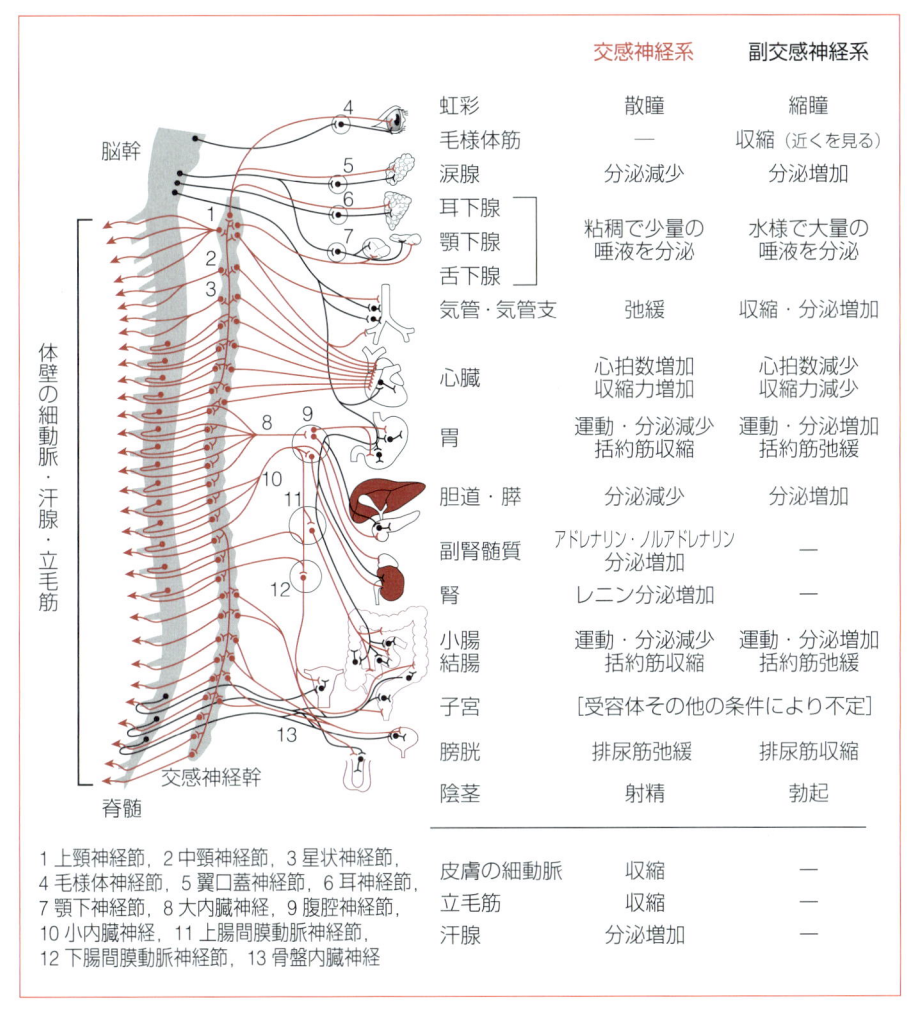

	交感神経系	副交感神経系
虹彩	散瞳	縮瞳
毛様体筋	—	収縮（近くを見る）
涙腺	分泌減少	分泌増加
耳下腺 顎下腺 舌下腺	粘稠で少量の唾液を分泌	水様で大量の唾液を分泌
気管・気管支	弛緩	収縮・分泌増加
心臓	心拍数増加 収縮力増加	心拍数減少 収縮力減少
胃	運動・分泌減少 括約筋収縮	運動・分泌増加 括約筋弛緩
胆道・膵	分泌減少	分泌増加
副腎髄質	アドレナリン・ノルアドレナリン分泌増加	—
腎	レニン分泌増加	—
小腸 結腸	運動・分泌減少 括約筋収縮	運動・分泌増加 括約筋弛緩
子宮	[受容体その他の条件により不定]	
膀胱	排尿筋弛緩	排尿筋収縮
陰茎	射精	勃起
皮膚の細動脈	収縮	—
立毛筋	収縮	—
汗腺	分泌増加	—

1 上頸神経節，2 中頸神経節，3 星状神経節，
4 毛様体神経節，5 翼口蓋神経節，6 耳神経節，
7 顎下神経節，8 大内臓神経，9 腹腔神経節，
10 小内臓神経，11 上腸間膜動脈神経節，
12 下腸間膜動脈神経節，13 骨盤内臓神経

図 12-17　自律神経系

　自律神経系は中枢神経系の中にある節前ニューロンから起こり，平滑筋・心筋・腺に至る経路の総称である．交感神経系（赤線）の節前ニューロンから出た節前線維には，交感神経幹神経節で節後ニューロンに接続して皮膚や頭部の腺と平滑筋，ならびに心臓を含めた全身の循環器系に向かう経路と，交感神経幹を通り抜けて大動脈の前面にある神経節で節後ニューロンに接続して腹部内臓の平滑筋と腺に向かうものがある．副交感神経系（黒線）の節前線維は迷走神経などの脳神経と仙骨神経を通って各器官の近傍や内部で節後ニューロンに接続して標的となる組織に至る．
　各器官での自律神経系の代表的な作用を図の右に示した．生体では両者がバランスをとりながらはたらいて，適切な反応を生み出している

るので，クモ膜下腔はクモ膜と軟膜の間の空間と考えることができる．
　脳や脊髄に分布する動脈はクモ膜下腔の内部で枝分かれしながら走行し，順次細い枝が脳や脊髄に入っていく．クモ膜下腔内の太い動脈には，特に脳底部において動脈瘤ができやすく，それが破裂することがある．これをクモ膜下出血とよぶ．動脈の高い圧でクモ膜下腔に急激に出血するので，脳を含む頭蓋内の圧が上昇して危険である．また，頭蓋の骨折の際に硬膜の内部を走る中硬膜動脈が損傷されて，硬膜と頭蓋骨の間に血液のかたまり（血腫）ができることがある．これは急性硬膜外血腫とよばれ，急激に拡大して脳を圧迫する場合があるので危険である．それに対して，脳からの血液を集めた静脈が硬膜静脈洞に注ぐ部位で損傷されることがある．この場合は硬膜とクモ膜の間に血腫ができることが

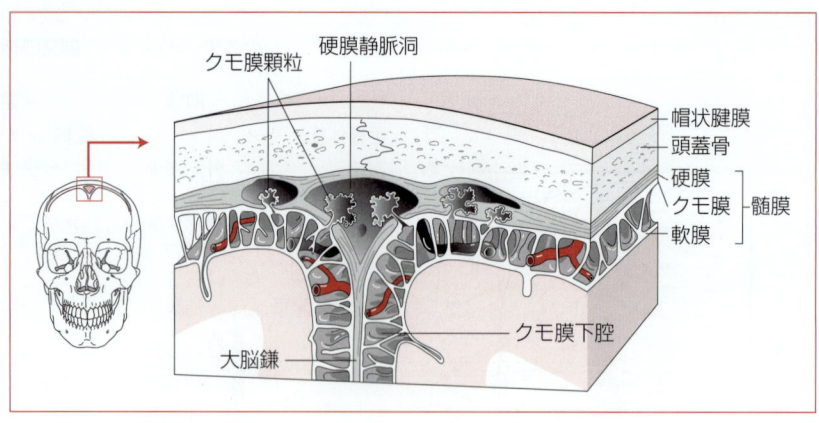

図 12-18 髄膜
　頭頂部を冠状断した模式図．皮膚の下に帽状腱膜と頭蓋骨があり，その内面に硬膜，クモ膜，軟膜の順に髄膜がある．クモ膜は硬膜に，軟膜は脳表面に密着している．クモ膜と軟膜の間にあるクモ膜下腔は脳脊髄液で満たされ，また，結合組織の小柱がクモ膜と軟膜の間を連絡している．硬膜内にある硬膜静脈洞にはクモ膜顆粒が入り込んで脳脊髄液を静脈に排出している

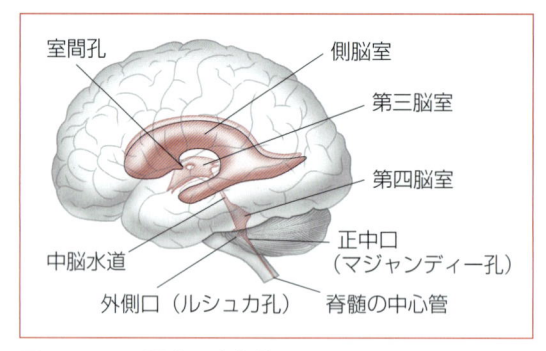

図 12-19 脳室と中心管
　終脳，間脳，中脳，橋の内部にそれぞれ側脳室，第三脳室，中脳水道，第四脳室がある．第四脳室は延髄に入ると次第に狭くなり，脊髄の中心管に移行する

多いが，静脈の圧が低いために徐々に血腫が拡大して数週間かけて症状が現れることがある．慢性硬膜下血腫とよばれ，高齢者に多い．
　脳と脊髄は発生の際に1本の管状の構造が元になってできる．この管の壁が発達して厚みを増して脳や脊髄の実質になる．それに対して管の内腔は，脊髄においては非常に細い管として灰白質の中央に名残をとどめ，中心管とよばれる．脳においてはこの内腔が部位によっていくぶん広い空間となり，脳室とよばれる（**図 12-19**）．終脳，間脳，中脳，橋にそれぞれ側脳室，第三脳室，中脳水道，第四脳室が存在して，この順に連絡している．第四脳室は延髄に入ると次第に細くなって脊髄の中心管につながる．側脳室のみ左右に1対存在する．側脳室と第四脳室には血管の豊富な脈絡叢（みゃくらくそう）という組織があって，ここで脳脊髄液が産生される（**図 12-20**）．脳脊髄液は脳室を巡ったのち第四脳室に開いた孔（正中口と外側口，それぞれ人名をとってマジャンディー孔とルシュカ孔ともよばれる）からクモ膜下腔に流れ，頭頂部を中心とした硬膜静脈洞に突出するクモ膜顆粒やその他の組織で吸収されて静脈に回収される．クモ膜下腔と脳室の容積は約150 mLあり，脈絡叢では毎

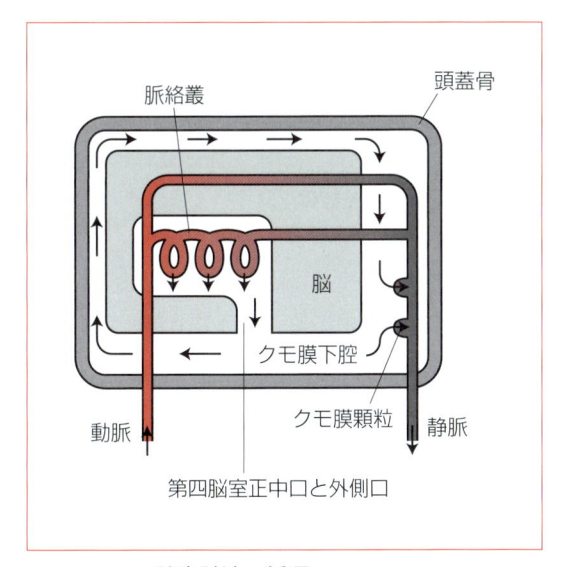

図 12-20 脳脊髄液の循環
脳，脳室，クモ膜下腔，血管を模式的に描いた．動脈から血液の供給を受けた脈絡叢は脳脊髄液を産生する．脳脊髄液は脳室からクモ膜下腔に流れ出て循環し，クモ膜顆粒などで吸収される

日約 500 mL の脳脊髄液が産生されるので，1日にほぼ 3 回入れ替わっていることになる．
　脳脊髄液は中枢神経系の疾患の診断に重要で，腰椎穿刺によって採取される．クモ膜下出血の際は脳脊髄液に血液が混入する．脳や髄膜の細菌感染の際は脳脊髄液が濁って，リンパ球などの免疫細胞がみられる．

確認問題

1. 空欄を埋めなさい．
   a. 中枢神経系のうち，頭蓋腔に入っている部分を［　　　］，脊柱管の中に入っている部分を［　　］とよぶ．
   b. 神経細胞には［　　　］と［　　　］という 2 種類の突起がある．1 個の神経細胞の細胞体とこれらの突起を含めた全体を［　　　　］とよぶ．
   c. 軸索の周囲を取り巻く［　　　］は，軸索を周囲から絶縁して，興奮の［　　　］を速くするのに役立つ．
   d. 神経細胞の興奮は，［　　　　］において次の細胞に伝達される．
   e. 脳幹は大脳に近い側から［　　　］，［　　　］，［　　　］に分けられる．
   f. 第 7 頸椎の下から出る脊髄神経を第［　　　］頸神経，第 7 胸椎の下から出る脊髄神経を第［　　　］胸神経とよぶ．
   g. 上肢を支配する脊髄神経前枝は［　　　　］において，下肢を支配する脊髄神経前枝は［　　　　　］において，内部の線維が再編成される．
   h. ある感覚刺激に対して毎回ほぼ一定の反応（運動や分泌など）を起こすものを［　　　］という．
   i. 脳死とは［　　　　　］の不可逆的な機能停止を意味する．

j. 脳神経は [　　　] 対ある．
　　k. 小脳皮質に情報を伝える線維には主に [　　　] と [　　　] の2種類がある．
　　l. [　　　] は大脳皮質に向かう情報の中継点である．
　　m. 一次聴覚野は [　　　] 回に，一次体性感覚野は [　　　] 回にある．
　　n. 網膜から起こった視神経線維は [　　　　　] に終わり，そこで興奮を伝えられた線維は鳥距溝の壁にある [　　　　] に至る．
　　o. [　　　　] と [　　　　] は運動の協調を司る．
　　p. [　　　] 睡眠は，その最中に速い眼球運動が起こることから名づけられた．
2. 簡潔に説明しなさい．
　　a. 脊髄神経後根と前根の役割の違いは何か．
　　b. 錐体路とは何か．
　　c. 脳脊髄液はどのように循環しているか．

■ 文　献

●図を引用した図書
1) 小林　靖：解剖学・生理学．言語聴覚士テキスト（廣瀬　肇監修，岩田　誠，小川　郁，立石雅子編集），第2版，医歯薬出版，2011．

●解剖学と生理学をさらに詳しく学ぶための参考図書
1) 坂井建雄，河原克雅（総編集）：カラー図解 人体の正常構造と機能 全10巻縮刷版．日本医事新報社，2012．［全身の器官系を10章に分けて，豊富なイラストと共に解説した参考書．解剖学と生理学をとくに区別せず，構造と機能が一体となってわかりやすくまとまっている．］
2) 松村讓兒：イラスト解剖学 第8版，中外医学社，2014．［平易なイラストを中心に，各ページ読みきりでわかりやすく人体の構造と機能を解説している．臨床に関連する事項も豊富に取り上げられている．］
3) Drake, R. L., Mitchell, A. W. M., Vogl, A. W.（著），塩田耕平，瀬口春道，大谷　浩，杉本哲夫（訳）：グレイ解剖学 原著第2版．エルゼビア・ジャパン，2011．［長い伝統をもつ米国の解剖学の教科書をもとに，最近の解剖学教育の流れに沿って全面的に書き直された新しいテキストの改訂版．］
4) 福田康一郎（監修）：標準生理学．医学書院，2014．［日本の生理学者によるスタンダードな教科書．］
5) 岡田泰伸（監修・翻訳）：ギャノング生理学 原書24版．丸善出版，2014．［米国の標準的で伝統ある生理学の教科書．］
6) Zemlin, W. R.（著），舘村　卓（監訳），浮田弘美，山田弘幸（訳）：言語聴覚学の解剖生理．医歯薬出版，2007．［上記の教科書よりも，より言語聴覚学に特化して関連事項を詳細に扱った専門的な参考書．］

●図譜（解剖学的な構造を示す図を集めた図書）
1) 坂井建雄（監訳），小林　靖，小林直人，市村浩一郎（翻訳）：グラント解剖学図譜 第6版．医学書院，2011．［実際に解剖した標本に基づく優れた絵を多く掲載した図譜．］
2) 坂井建雄（監訳），市村浩一郎，澤井　直（翻訳）：プロメテウス解剖学 コアアトラス．医学書院，2010．［CGによる精密な図でからだの構造と機能を示した図譜．］
3) Netter, F. H.（著），相磯貞和（翻訳）：ネッター解剖学アトラス 原書第5版．南江堂，2011．［医師であったNetter博士が，臨床で役立つことを目的に描いた図を中心とした図譜．］

確認問題の正解

【表記上の注意】
／ は「または」の意．どちらの用語でもかまわない．
（ ）内の文字は省略してもかまわない．

第1章
1. 空欄を埋めなさい．
   a. ［器官系］は複数の器官が関連しあって，あるまとまった機能を営むものである．
   b. 細胞の核には遺伝子をなす［DNA］が入っている．
   c. リボソームは［蛋白質］の合成を行う．
   d. ［ミトコンドリア］は細胞のエネルギー生産を行う．
   e. 陽イオンのうち細胞外に多いのは［ナトリウムイオン］，細胞内に多いのは［カリウムイオン］である．
   f. すべての組織は［上皮］組織，［支持］組織，［筋］組織，［神経］組織の4つの種類に分類される．
   g. 細胞と細胞の間隔が開いていて，その間に細胞が分泌した基質が多く存在するのは［支持］組織である．
   h. 収縮能をもつ組織を［筋］組織とよぶ．
   i. 正中面に平行なすべての面を［矢状］面とよぶ．
   j. からだの任意の点を基準にして，正中面から遠い側を［外側］とよぶ．

第2章
1. 空欄を埋めなさい．
   a. 骨は［カルシウム］を貯蔵し，必要に応じて血中に放出したり血中から取り込んだりする．
   b. 骨の内腔にあって造血作用を営むのは［骨髄］である．
   c. 椎体と椎弓で形成される孔を［椎孔］とよび，それが上下に連なった空間を［脊柱管］とよぶ．
   d. 頸椎は［7］個．胸椎は［12］個，腰椎は［5］個，仙骨は［1］個存在する．
   e. 胸骨は［鎖骨］ならびに［肋骨］と関節をつくる．
   f. 上肢帯の骨は［鎖骨］と［肩甲骨］からなる．
   g. ヒトの手の運動の特徴は母指が［対立］できることである．
   h. 寛骨は［腸骨］，［坐骨］，［恥骨］の3つの骨からなる．
   i. 骨盤は［寛骨］，［仙骨］，［尾骨］が連結してできる．
   j. 膝関節は［大腿骨］，［膝蓋骨］，［脛骨］の3つの骨が連結した関節である．
   k. 冠状縫合と矢状縫合の交点は，縫合が閉鎖する前は結合組織の膜が張っていて［大泉門］とよばれる．
   l. 視神経は［視神経管］を通って眼窩から頭蓋腔に入る．
   m. 顔面神経と内耳神経は脳から起こると［内耳道］を通って側頭骨の内部に入る．

第3章
1. 空欄を埋めなさい．
   a. 筋が両端で骨などに付着する部位のうち，その筋が収縮したときにより大きく動く側を［停止］，あまり動かない側を［起始］とよぶ．
   b. 筋原線維の主な成分は［アクチン］と［ミオシン］である．
   c. ミオグロビンを多く含み有酸素運動に適した筋を［赤筋／遅筋］，エネルギー供給力が大きく無酸素的なエネルギーに頼っている筋を［白筋／速筋］という．
   d. 滑膜と線維成分でできた袋状の器官で，腱をチューブ状に包むものを［滑液鞘／腱鞘］という．
   e. 真皮に停止して皮膚を動かす筋を［皮筋］という．ヒトでは頭頸部に多い．

第4章
1. 空欄を埋めなさい．
   a. 酸素の豊富な血液を［動脈］血，酸素の乏しい血液を［静脈］血という．
   b. 全身からの血液を右心房に導く静脈は［上大静脈］と［下大静脈］である．
   c. 右心房と右心室の間の弁は［三尖］弁である．
   d. ［冠（状）］動脈は心筋を養う．
   e. 心臓の収縮期と拡張期では［収縮期］の方が短い．
   f. 心房の興奮は［房室結節］からヒス束を経て心室に伝わる．
   g. 通常使用される心電図の胸部誘導には［V_1］から［V_6］までがある．
   h. 聴診法で血圧測定する際に聞こえる，血液の乱流による雑音を［コロトコフ］音とよぶ．
   i. ［腕頭］動脈は大動脈弓から分岐して，右上肢と右頭頸部に向かう血液を通す．
   j. 消化管からの血液を肝臓に運ぶ血管を［門脈］とよぶ．
   k. 胎盤からの血液は［臍静脈］を通って胎児に戻り，［静脈管］によって肝臓をバイパスして下大静脈に入る．
   l. 胸管は左の［静脈角］において静脈に合流する．

第5章
1. 空欄を埋めなさい．
   a. 血液は細胞成分である［血球］と液体成分である［血漿］からなる．
   b. 血球には［赤血球］［白血球］［血小板］がある．
   c. ［赤血球］は核をもたず，内部に［ヘモグロビン］が詰まっていて，酸素の運搬を担う．
   d. ［白血球］は顆粒球，［リンパ球］，単球に分類される．
   e. ［血小板］は核をもたない小さな細胞片で，血液の［凝固］に関わる．
   f. 凝固系の第［VIII］因子または第［IX］因子に異常がある遺伝性の疾患を血友病とよぶ．

第6章
1. 空欄を埋めなさい．
   a. 鼻腔の内面は［（鼻）粘膜］に覆われていて，外気に適切な［温度］と［湿度］を与えるはたらきがある．
   b. ［咽頭］は気道と食物の通り道を兼ねている．
   c. 喉頭の筋は迷走神経の枝である［上喉頭神経］と［下喉頭神経／反回神経］に支配される．

d. 気管は喉頭の［輪状］軟骨の下から始まり，気管分岐部で左右の［気管支］に分かれて終わる．
  e. 誤嚥した異物や食物は［右］の主気管支に入りやすい．
  f. 主気管支はまず［葉］気管支に，次に［区域］気管支に分かれる．
  g. 肺葉は右肺に［3］個，左肺に［2］個区別される．
  h. 1回換気量とは，［安静時吸気位］と［安静時呼気位］の肺容積の差である．
  i. 肺胞内の酸素分圧は約［100］mmHg，二酸化炭素分圧は約［40］mmHgである．
  j. 肋間筋のうち［外肋間筋］は吸息に，［内肋間筋］と［最内肋間筋］は呼息にはたらく．
  k. 胸膜は胸腔内面を覆う［壁側胸膜］と肺の表面を覆う［臓側胸膜／肺胸膜］に大別されるが，両者は肺門で連続している．

第7章

1. 空欄を埋めなさい．
  a. ヒトの乳歯は全部で［20］本，永久歯は［32］本ある．
  b. 大唾液腺とは［舌下腺］・［顎下腺］・［耳下腺］である．
  c. 咽頭の上部は前方で［鼻腔］と，中部は［口腔］と，下部は［喉頭］とつながっている．
  d. 胃腺の主細胞は［ペプシノゲン］を，壁細胞は［塩酸］と［内因子］を分泌する．
  e. ビタミン［B$_{12}$］は壁細胞が分泌する［内因子］と結合して回腸で吸収される．
  f. 大十二指腸乳頭には［総胆管］と［主膵管］が開口する．
  g. 回腸にみられる［パイエル板］はリンパ小節が集合したものである．
  h. 結腸のうち［上行結腸］と［下行結腸］には腸間膜がない．
  i. 肝臓は重さ約［1,200］gである．
  j. 肝臓の機能血管は［門脈］，栄養血管は［固有肝動脈］である．
  k. 胆道が閉塞すると［胆汁］がうっ滞して血液に入り込み，黄疸を起こす．
  l. 膵液中のトリプシンは［蛋白質］を，リパーゼは［脂質］を分解する．
  m. 立位における女性の腹膜腔の最下部は［直腸子宮窩／ダグラス窩］である．

第8章

1. 空欄を埋めなさい．
  a. 腎臓には尿を産生する機能的単位として［ネフロン］がある．それは糸球体とボウマン嚢からなる［腎小体］に，原尿を導き成分を調整する［尿細管］が接続したものである．
  b. 尿細管は，近位尿細管，［ヘンレのループ］，遠位尿細管に区分される．
  c. 遠位尿細管は［集合管］に接続し，それが腎盂に開口する．
  d. 原尿は成人の場合1日あたり［170］L産生される．その約99％が再吸収されて残りが尿となる．
  e. ブドウ糖は通常［近位尿細管］においてほぼ完全に再吸収される．
  f. 尿細管のうち［ヘンレのループ］は腎髄質内の浸透圧勾配を維持するのに役立っている．
  g. 集合管はその浸透圧勾配を利用して［水］を再吸収する．
  h. 尿管の平滑筋は［蠕動］運動によって尿を膀胱に送る．
  i. 排尿の際，膀胱壁の平滑筋は［収縮］し，尿道括約筋は［弛緩］する．
  j. 男性の尿道は膀胱直下で［前立腺］を貫いたのち，［陰茎（海綿体）］を通って外尿道口に至る．

第 9 章

1. 空欄を埋めなさい．
    a. 精子と卵子は［減数分裂］によって生じ，染色体数が通常の体細胞の半分である．
    b. 精子は［精巣］の中の管状構造である［精細管］で産生される．
    c. ［精嚢］は精液の大部分を占める淡黄色の液体を分泌する．
    d. ［前立腺］は，内部を尿道が貫き，そこに射精管が合流する．
    e. 陰茎［海綿体］と尿道［海綿体］は，静脈が収縮して血液が充満すると太く固くなる．
    f. 成人の卵巣には休止状態の［原始卵胞］が片側で数万個存在する．
    g. 二次卵母細胞が卵巣から腹膜腔に排出されることを［排卵］という．
    h. 受精は通常卵管の［膨大部］で起こる．
    i. 受精卵は分裂を繰り返しながら卵管を［子宮］に向かって運ばれ，受精6〜7日で［着床］する．
    j. 腟は上部で［子宮］に接続し，下部は体外に開いている．

第 10 章

1. 空欄を埋めなさい．
    a. 内分泌系は［ホルモン］を分泌することで全身の器官のはたらきを調節する．
    b. 下垂体は［前葉］と［後葉］に分かれ，［前葉］の細胞は視床下部の影響のもとに甲状腺刺激ホルモン，副腎皮質刺激ホルモン，成長ホルモンなどを分泌する．［後葉］では視床下部の細胞から伸び出した突起がオキシトシンとバソプレシンを分泌する．
    c. 甲状腺は全身の代謝を亢進させる［甲状腺ホルモン］と，血清カルシウム濃度を低下させる［カルシトニン］を分泌する．
    d. 副甲状腺が分泌する［副甲状腺ホルモン／パラトルモン］は血清カルシウム濃度を上昇させるはたらきがある．
    e. 副腎髄質が分泌する［アドレナリン］と［ノルアドレナリン］は心拍数や血圧を上昇させる．
    f. 膵臓のランゲルハンス島が分泌する［グルカゴン］は血糖値を上昇させ，［インスリン］は低下させる．
    g. 下垂体前葉が分泌する［卵胞刺激ホルモン］と［黄体化ホルモン］は，卵巣と子宮の周期的な変化と排卵を引き起こす．卵胞の成熟に伴って［エストロゲン／女性ホルモン／卵胞ホルモン］が分泌され，排卵後の黄体から［プロゲステロン／黄体ホルモン］が分泌される．
    h. 精巣でテストステロンを分泌するのは［ライディッヒ］細胞である．

第 11 章

1. 空欄を埋めなさい．
    a. 感覚刺激には光，音，温度などの［物理］的刺激と，環境や体内の様々な分子のような［化学］的刺激がある．
    b. 触覚，痛覚，温度感覚といった感覚の種類のことを感覚の［モダリティ］という．
    c. 感覚情報として神経に伝えられる最小限の感覚刺激の強さを［閾値］とよぶ．
    d. 嗅神経は鼻腔上部の［嗅粘膜／嗅上皮］にある感覚細胞の突起からなる．
    e. 皮膚の［メラニン］色素は紫外線による細胞障害を防ぐ．
    f. 皮膚や骨膜の振動を受容するのは［パチニ］小体である．

g. ［筋紡錘］は筋の長さの情報を受容する感覚器である．
h. 視細胞のうち感度が高いのは［杆体細胞］，色を識別できるのは［錐体細胞］である．
i. 水晶体の厚みを変化させるのは［毛様体］の平滑筋である．
j. ［近視］は凹レンズで矯正される．
k. 鼓膜から内耳へ振動を伝える［耳小骨］には3種類あり，鼓膜の側から順に［ツチ骨］，［キヌタ骨］，［アブミ骨］である．
l. 蝸牛は［音／聴覚］の受容器である．
m. ［味蕾］は味細胞と支持細胞からなり，細胞によって5つの基本味である［甘味］，［塩味］，［苦味］，［酸味］，［うま味］のどれかを受容する．

第12章

1. 空欄を埋めなさい．

    a. 中枢神経系のうち，頭蓋腔に入っている部分を［脳］，脊柱管の中に入っている部分を［脊髄］とよぶ．
    b. 神経細胞には［樹状突起］と［軸索］という2種類の突起がある．1個の神経細胞の細胞体とこれらの突起を含めた全体を［ニューロン］とよぶ．
    c. 軸索の周囲を取り巻く［髄鞘］は，軸索を周囲から絶縁して，興奮の［伝導］を速くするのに役立つ．
    d. 神経細胞の興奮は，［シナプス］において次の細胞に伝達される．
    e. 脳幹は大脳に近い側から［中脳］，［橋］，［延髄］に分けられる．
    f. 第7頸椎の下から出る脊髄神経を第［8］頸神経，第7胸椎の下から出る脊髄神経を第［7］胸神経とよぶ．
    g. 上肢を支配する脊髄神経前枝は［腕神経叢］において，下肢を支配する脊髄神経前枝は［腰仙骨神経叢］において，内部の線維が再編成される．
    h. ある感覚刺激に対して毎回ほぼ一定の反応（運動や分泌など）を起こすものを［反射］という．
    i. 脳死とは［脳幹］の不可逆的な機能停止を意味する．
    j. 脳神経は［12］対ある．
    k. 小脳皮質に情報を伝える線維には主に［苔状線維］と［登上線維］の2種類がある．
    l. ［視床］は大脳皮質に向かう情報の中継点である．
    m. 一次聴覚野は［横側頭］回に，一次体性感覚野は［中心後］回にある．
    n. 網膜から起こった視神経線維は［外側膝状体］に終わり，そこで興奮を伝えられた線維は鳥距溝の壁にある［一次視覚野］に至る．
    o. ［大脳基底核］と［小脳］は運動の協調を司る．
    p. ［レム］睡眠は，その最中に速い眼球運動が起こることから名づけられた．

和文索引

ア

アキレス腱　54
アクアポリン　119
アクチンフィラメント　46
アセチルコリン　166
アドレナリン　140, 144
アミラーゼ　103
アルドステロン　122, 140, 143, 146
アルブミン　79
アレルギー反応　82
アンジオテンシン　122, 140, 146
アンドロゲン　140, 143
足　15
安静時吸気位　96
安静時呼気位　96
鞍関節　23
α波　181

イ

イオドプシン　154
イオン　4
インスリン　140, 144
胃　105
胃体　105
胃底　105
遺伝子　7
閾値　148
一次感覚ニューロン　169
一次感覚野　177
一次視覚野　177
一次精母細胞　127
一次体性感覚野　177, 178
一次聴覚野　177, 180
一次卵母細胞　127
咽頭　89, 104
陰核　132
陰茎　129
陰嚢　129
1回換気量　96
1回拍出量　66

ウ

ウインスロー孔　113
ウェルニッケ失語　178
ウェルニッケ領域　177
ウロビリノーゲン　111
右心耳　59
右心室　59
右心房　59
烏口突起　31
烏口腕筋　51
運動ニューロン　169
運動性言語野　181
運動前野　180
運動野　180

エ

エストロゲン　130, 140, 145
エリスロポエチン　122
永久歯　102
栄養血管　110
液性免疫　83
腋窩動脈　68
円回内筋　52
延髄　167, 171
遠位　17
遠位尿細管　119
遠視　155
嚥下　104

オ

オキシトシン　133, 135, 138, 140
黄体　130
黄体ホルモン　145
黄体化ホルモン　138, 140
黄体化ホルモン放出ホルモン　140
黄疸　112
横隔膜　48
横行結腸　109
横側頭回　180
横突起　25
横突棘筋　50
横紋　13

音源定位　180

カ

カテコラミン　144
カルシウム　20
カルシトニン　140, 143
カントリー線　110
ガストリン　140
ガス交換　94
下オリーブ核　174
下顎骨　37
下丘　180
下行結腸　109
下行大動脈　67
下肢　14
下肢帯　20, 33
下垂体　138
下垂体門脈　141
下腿　15
下大静脈　59, 69
下腸間膜動脈　68
下鼻甲介　37
可視光線　152
蝸牛　158, 179
蝸牛神経核　180
顆状関節　23
顆粒球　82
回外　31
回外筋　52
回腸　107
回内　31
回盲弁　109
灰白質　164
海馬　178
海綿質　21
海綿体　130
解剖学的正位　15
外眼筋　155
外頸静脈　69
外頸動脈　68
外耳　157
外耳道　157
外側　16
外側溝　175

外側膝状体核　179
外側脊髄視床路　178
外腸骨静脈　69
外腸骨動脈　68
外転神経　157, 172
外尿道口　124
外腹斜筋　49
外膜　100
概日リズム　142
角質　151
角膜　154
拡張期　62
拡張期血圧　66
核　5, 164
覚醒　181
顎下腺　103
活動電位　165
滑液包　47
滑車神経　157, 172
滑膜　22
汗腺　151
肝円索　71
肝鎌状間膜　110
肝細胞　110
肝小葉　110
肝臓　110
杆体細胞　154
冠状動脈　61
冠状面　16
冠動脈　61
間質液　117
間脳　167, 174
感覚器系　148
感覚刺激　148
感覚神経節　149
感覚性言語野　177
寛骨　33
寛骨臼　34
関節　22
関節突起　25
関節包　22
環椎　26
眼圧　155
眼窩　38
眼球　153
顔面筋　55
顔面神経　160, 172

γ-アミノ酪酸　166
γ-グロブリン　80

キ

キーセルバッハの部位　89
気管　93
気管支　93
奇静脈　69
起始　45
基節骨　33
基本味　160
稀突起膠細胞　163
器官　3
器官系　3
器官形成期　134
機能血管　110
拮抗筋　44
逆説睡眠　182
臼関節　23
吸収　100
急性硬膜外血腫　183
球関節　23
嗅覚　150
嗅球　150
嗅細胞　150
嗅上皮　89
嗅神経　150, 172
嗅粘膜　150
巨核球　80
巨人症　141
距骨　36
協同筋　44
胸郭　29
胸管　73
胸腔　29
胸腔穿刺　97
胸骨　29
胸鎖乳突筋　54
胸式呼吸　96
胸神経　167
胸髄　167
胸腺　84
胸大動脈　67
胸椎　24
胸部誘導　64
胸膜　93, 97
胸膜腔　97

強膜　153, 154
頬骨　37
橋　167, 171
凝固系　80
棘下筋　51
棘上筋　51
棘突起　25
極体　128
近位　17
近位尿細管　119
近視　155
筋細胞　45
筋性動脈　65
筋線維　45
筋組織　11
筋層　100
筋紡錘　152, 169

ク

クッパー細胞　111
クモ膜　182
クモ膜下出血　183
クモ膜顆粒　184
クレチン病　143
グラーフ卵胞　130
グリア細胞　163
グリコーゲン　110
グリシン　166
グルカゴン　140, 144
グルタミン酸　166
グロブリン　79
空腸　107
屈曲反射　171

ケ

毛　151
形質細胞　82
脛骨　36
頸神経　167
頸神経叢　169
頸髄　167
頸椎　24
頸部　14
頸膨大　169
血圧　66
血圧計　66
血液　76

血管　64
血球　76
血小板　80
血漿　76, 79, 117
血清　76
血糖値　144
血餅　76
血友病　80
結合組織　12
結腸　109
結腸ヒモ　109
結膜　154
楔状骨　36
月経　133
月状骨　31
犬歯　102
肩甲下筋　51
肩甲挙筋　50
肩甲骨　30
肩峰　31
腱　47
腱索　59
腱鞘　47
腱紡錘　152
腱膜　47
原始卵胞　130
原尿　118
減数分裂　9, 127

コ

コルチ器　159
コルチゾル　140, 143
コレシストキニン　140
コロトコフ音　66
ゴルジ装置　6
呼吸運動　95
固有胃腺　105
固有肝動脈　110
固有感覚　152
固有口腔　101
固有背筋　50
個体　2
個体発生　134
鼓膜　157
誤嚥　90
口蓋　102
口蓋骨　37

口蓋扁桃　90
口腔　101
口腔前庭　101
甲状腺　142
甲状腺ホルモン　140
甲状腺刺激ホルモン　138, 140
甲状腺刺激ホルモン放出ホルモン
　　140, 141
甲状軟骨　90
広背筋　50
好塩基球　82
好酸球　82
好中球　82
交感神経幹　182
交感神経系　67, 182
抗原　80
抗原提示細胞　83
抗原認識部位　80
抗体　80, 82
抗利尿ホルモン　138, 140
肛門　109
肛門括約筋　109
岬角　28
後角　168
後脛骨筋　54
後根　168
後索　169, 178
後頭骨　37
後頭葉　175
後葉　138
咬筋　54
虹彩　154
喉頭　90
喉頭蓋　90
硬膜　182
硬膜静脈洞　182
興奮　165
骨格筋　13, 44
骨格系　20
骨間筋　52, 54
骨細胞　21
骨組織　12
骨盤　33
骨膜　21
昏睡　181

サ

サイトカイン　84
サイロキシン　142
左心耳　60
左心室　59
左心房　59
嗄声　93
鎖骨　30
鎖骨下静脈　69
鎖骨下動脈　68
坐骨　33
細胞　3, 5
細胞骨格　7
細胞周期　9
細胞小器官　3
細胞性免疫　83
細胞膜　5
最大吸気位　96
最大呼気位　96
臍静脈　70
臍帯　134
臍動脈　70
臍動脈索　71
鰓弓神経　172
三角筋　51
三角骨　31
三叉神経　172
三尖弁　59
産道　132
酸素分圧　78, 95
残気量　96

シ

シトクロム P450　111
シナプス　162
シナプス小胞　166
シュワン細胞　163
子宮　131
子宮外妊娠　131
子宮頸部　131
子宮広間膜　131
子宮体　131
子宮腟部　131
子宮底　131
支持組織　10
矢状面　15

糸球体　118
糸球体毛細血管　121
自然免疫　81
刺激伝導系　62
指骨　33
脂質　4
脂腺　151
視覚　152, 179
視覚の背側路　179
視覚の腹側路　179
視覚連合野　177
視細胞　153
視床　174
視床下部　141, 175
視床上部　174
視神経　154, 172, 179
視野　179
趾骨　37
歯冠　102
歯根　102
歯髄　102
歯突起　26
篩骨　37
自由下肢　20
自由上肢　20, 30
自由神経終末　152
自律神経系　182
耳下腺　103
耳介　157
耳小骨　157
耳状面　28
色覚異常　155
色素上皮　154
軸索　14, 162
軸椎　26
舌　103, 159
膝蓋腱反射　169
膝蓋骨　36
膝蓋靱帯　54
膝関節　36
櫛状筋　59
車軸関節　24
射精　130
射精管　129
斜角筋　48
尺側　17
尺骨　31

手根管　52
手根骨　31
主細胞　105
主膵管　112
種子骨　31
受精　126
受精卵　130
受容体　138, 166
樹状突起　14, 162
収縮期　62
収縮期血圧　66
舟状骨　31, 36
終脳　167, 175
集合管　121
十二指腸　107
絨毛　107
縦隔　59
順応　149
循環器系　58
女性ホルモン　140, 145
鋤骨　37
小陰唇　132
小円筋　51
小臼歯　102
小胸筋　49
小膠細胞　163
小指球筋　52
小循環　58
小泉門　37
小腸　107
小殿筋　53
小脳　167, 173, 180
小脳核　173
小脳脚　173
小脳皮質　173
小胞体　6
小網　106
小菱形骨　31
小弯　105
松果体　142
消化　100
消化管　100
消化器系　100
硝子体　155
漿膜　100
踵骨　36
踵骨腱　54

上顎骨　37
上行結腸　109
上行大動脈　67
上肢　14
上肢帯　20, 30
上大静脈　59, 69
上腸間膜動脈　68
上皮小体　143
上皮組織　10
上腕　15
上腕筋　51
上腕骨　31
上腕骨頭　31
上腕三頭筋　51
上腕動脈　68
上腕二頭筋　51
静脈　65
静脈角　73
静脈管　70
静脈管索　71
静脈血　58
静脈弁　66
食道　105
心筋　13
心周期　62
心臓　59
心臓静脈　61
心電図　63
心房性ナトリウム利尿ペプチド
　　140, 146
伸張反射　169
侵害受容器　152
神経系　162
神経膠細胞　163
神経細胞　14, 162
神経節細胞　154, 179
神経線維　164
神経組織　11
浸透圧　117
真皮　151
深指屈筋　52
靱帯　22
靱帯結合　22
腎盂　118
腎小体　118
腎静脈　118, 122
腎臓　118

腎動脈　118, 121
腎門　118

ス

頭蓋　37
水晶体　154
水平面　15
睡眠　181
膵液　112
膵臓　112, 144
錐体細胞　154
錐体路　180
随意運動　180
髄液　182
髄腔　21
髄鞘　163
髄節　167
髄膜　182

セ

セクレチン　140
セルトリ細胞　128
生殖器系　126
生理的狭窄部位（食道の）　105
生理的狭窄部位（尿管の）　123
正中面　15
成熟卵胞　130
成長ホルモン　138, 140
成長ホルモン放出ホルモン　140, 141
成長ホルモン抑制ホルモン　140
声帯ヒダ　90
声門　90
性周期　133
性染色体　128
性腺　145
性腺刺激ホルモン　141
星状膠細胞　163
精管　129
精細管　128
精索　129
精子　126
精子細胞　127
精祖細胞　127
精巣　128, 145
精巣上体　129
精囊　129

静止膜電位　164
赤筋　46
赤脾髄　73
赤血球　77
脊髄　162
脊髄神経　162
脊髄神経節　168
脊柱　24
脊柱管　25
脊柱起立筋　50
切歯　102
接着装置　7
節後ニューロン　182
節前ニューロン　182
節前線維　182
舌　103, 159
舌咽神経　160, 172
舌下神経　172
舌下腺　103
舌骨　37
舌骨下筋群　54
舌根　103, 159
舌体　103, 159
舌乳頭　103, 159
仙骨　24
仙骨神経　167
仙髄　167
仙腸関節　28
仙椎　24
先端巨大症　141
浅指屈筋　52
染色体　9
腺　100
線条体　175
線毛　7
線溶系　80
前角　168
前鋸筋　49
前脛骨筋　54
前根　168
前索　169
前庭　158
前頭骨　37
前頭葉　175
前葉　138
前立腺　129
前腕　15

蠕動運動　101

ソ

ソマトスタチン　140, 141, 144
咀嚼　40
咀嚼筋　54
組織　3
鼠径管　129
桑実胚　134
僧帽筋　50
僧帽弁　60
総頸動脈　68
総指伸筋　52
総胆管　111
総腸骨静脈　69
総腸骨動脈　68
臓側胸膜　97
足根骨　36
速順応性　149
速筋　46
側角　168, 182
側索　169
側頭筋　54
側頭骨　37
側頭葉　175
側脳室　184

タ

ダグラス窩　113, 131
唾液腺　103
楕円関節　23
体幹　14
体細胞分裂　9
体循環　58
対向流系　121
苔状線維　173
胎盤　134
大陰唇　132
大円筋　51
大臼歯　102
大胸筋　49
大後頭孔　38
大十二指腸乳頭　107
大循環　58
大泉門　37
大前庭腺　132
大腿　15

大腿骨　35
大腿骨頭　35
大腿骨頭靱帯　34
大腿四頭筋　54
大腿静脈　69
大腿動脈　68
大腿二頭筋　53
大殿筋　52
大動脈　61
大動脈弓　67
大動脈弁　61
大内転筋　53
大脳　167
大脳基底核　175, 180
大脳皮質　175, 176
大網　106
大菱形骨　31
大弯　105
第三脳室　184
第四脳室　184
脱臼　24
単球　82
単極肢誘導　64
胆汁　111
胆汁酸　111
胆道　111
胆嚢　111
胆嚢管　111
蛋白質　4
淡蒼球　175
短内転筋　53
男性ホルモン　140, 143
弾性動脈　65

チ

チャネル　165
恥骨　33
恥骨筋　53
遅筋　46
遅順応性　149
緻密質　21
腟　131
着床　126, 133
中硬膜動脈　183
中耳　157
中手骨　31
中心管　184

中心溝　175
中心小体　7
中枢神経系　162
中節骨　33
中足骨　36
中殿筋　53
中脳　167, 171
中脳水道　184
虫垂　109
虫様筋　52, 54
長趾屈筋　54
長趾伸筋　54
長内転筋　53
長母指屈筋　52
長母指伸筋　52
鳥距溝　175
腸骨　33
腸腰筋　52
跳躍伝導　166
蝶形骨　37
蝶番関節　23
聴覚　157, 179
聴覚連合野　177
直腸　109

ツ

椎間孔　25
椎間板　25
椎弓　25
椎骨　24
椎体　25

テ

テストステロン　145
手　15
釘植　22
停止　45
伝達　164
伝達物質　166
伝導　164
電解質コルチコイド　140, 143
δ 波　181

ト

トランスファー RNA　8
トランスフェリン　80
トリヨードサイロニン　142

登上線維　173
豆状骨　31
島葉　175
等尺性収縮　46
等張性収縮　46
橈骨　31
橈側　16
頭蓋　37
頭側　16
頭頂骨　37
頭頂葉　175
頭部　14
糖質　5
糖質コルチコイド　140, 143
糖尿　119
洞房結節　62
動眼神経　157, 172
動脈　65
動脈管　71
動脈管索　71
動脈血　58
動脈瘤　183
瞳孔　154
貪食　82

ナ

内因子　105
内頸静脈　69
内頸動脈　68
内耳　157
内耳神経　159, 172, 179
内側　16
内側膝状体核　180
内側毛帯　178
内腸骨静脈　69
内腸骨動脈　68
内尿道口　123
内腹斜筋　49
内分泌系　138
軟骨組織　12
軟膜　182

ニ

ニューロン　163
二酸化炭素分圧　95
二次精母細胞　127
二次卵母細胞　127

肉柱　59
乳歯　102
乳腺　133
乳頭　133
乳頭筋　59
乳糜槽　73
乳房　133
尿管　118, 123
尿管口　123
尿細管　119
尿道　124, 130
尿道括約筋　124
尿道球腺　129
尿崩症　141
尿量の調節　122
妊娠黄体　133

ネ

ネフロン　118
粘液水腫　143
粘膜　100

ノ

ノルアドレナリン　144
ノンレム睡眠　181
脳　162
脳回　175
脳幹　167, 171
脳溝　175
脳死　172
脳神経　162, 172
脳脊髄液　168, 182
脳波（EEG）　181
脳葉　175

ハ

ハヴァース管　21
ハヴァース層板　21
ハムストリングス　54
バセドウ病　143
バソプレシン　122, 138, 140
パイエル板　108
パチニ小体　152
パラトルモン　140, 143
破骨細胞　21
歯　102
馬尾　168

肺　93
肺活量　96
肺胸膜　97
肺区域　93
肺循環　58
肺静脈　60
肺動脈　60
肺動脈弁　60
肺葉　93
背側　16
排尿　124
排卵　130, 145
白質　164
白内障　155
白脾髄　73
白筋　46
白血球　81
鼻　89
反回神経　93
反射弓　171
半規管　158
半月ヒダ　108
半腱様筋　53
半膜様筋　53
板状筋　50

ヒ

ヒスタミン　82
ヒス束　62
ヒト絨毛性性腺刺激ホルモン
　　140, 145
ヒラメ筋　54
ビタミン B$_{12}$　105
ビリルビン　74, 111
ピッチ（声の）　91
皮下組織　151
皮筋　44
皮質　164
皮静脈　68
皮膚　150
皮膚感覚　150, 178
泌尿器系　116
披裂軟骨　90
被殻　175
腓骨　36
腓骨筋　54
腓腹筋　54

脾臓　73
尾骨神経　167
尾状核　175
尾髄　167
尾側　16
尾椎　24
微絨毛　7, 107
鼻甲介　89
鼻腔　39, 89
鼻骨　37
鼻中隔　89
鼻涙管　157
表情筋　55
表皮　151
標準肢誘導　63
貧血　78

フ

ファーター乳頭　107
フィブリノゲン　79
フィブリン　80
ブローカ領域　181
プラスミノゲン　80
プラスミン　80
プルキンエ細胞　174
プルキンエ線維　62
プロゲステロン　130, 140, 145
プロラクチン　138, 140
不整脈　62
副甲状腺　143
副甲状腺ホルモン　140, 143
副交感神経系　67, 182
副神経　172
副腎　143
副腎髄質　144
副腎皮質　143
副腎皮質刺激ホルモン　138, 140
副腎皮質刺激ホルモン放出ホルモ
　　ン　140
副膵管　112
副鼻腔　39, 89
腹横筋　49
腹腔動脈　68
腹式呼吸　96
腹側　16
腹大動脈　67
腹直筋　49

フ

腹膜　101
腹膜腔　112
腹膜後器官　113
腹膜垂　109
噴門　105
分界溝　103
分娩　126, 135

ヘ

ヘム　73, 77
ヘモグロビン　77
ヘンレのループ　119
ペプシノゲン　105
ペプシン　105
平滑筋　13
平衡感覚　157
壁細胞　105
壁側胸膜　97
辺縁葉　175
鞭毛　7

ホ

ホルモン　138
ボウマン嚢　118
母指の対立　33
母指球筋　52
方形回内筋　52
胞胚　134
縫工筋　53
縫合　22
房室結節　62
房水　155
膀胱　123
勃起　130

マ

マイスネル小体　152
マクロファージ　82
マジャンディー孔　184
マルターゼ　103
毎分心拍出量　66
膜電位　164
末梢神経系　162
末節骨　33
慢性硬膜下血腫　184

ミ

ミオグロビン　46
ミオシンフィラメント　46
ミトコンドリア　6
味覚　159
味細胞　160
味蕾　159
脈圧　66
脈絡叢　184
脈絡膜　153

ム

無髄線維　164

メ

メッセンジャーRNA　8
メラトニン　140
メラニン色素　151
メラノサイト　151
迷走神経　172
免疫　81
免疫グロブリン　80

モ

モダリティ　148
毛根　151
毛細血管　65
毛様体　155
毛様体小帯　155
盲腸　108
網嚢　112
網嚢孔　113
網膜　153, 179
網様体　171
門脈　69, 110

ユ

輸出細動脈　118, 121
輸入細動脈　118, 121
有鈎骨　31
有糸分裂　9
有髄線維　164
有頭骨　31
幽門　105
幽門括約筋　106
幽門腺　105

ヨ

夢　182

ヨ

腰神経　167
腰髄　167
腰仙骨神経叢　169
腰椎　24
腰椎穿刺　168
腰膨大　169
翼突筋　54

ラ

ライディッヒ細胞　129, 145
ランゲルハンス島　112, 144
卵円窩　71
卵円孔　71
卵管　131
卵管膨大部　131
卵子　126
卵祖細胞　127
卵巣　130, 145
卵胞　130
卵胞ホルモン　145
卵胞刺激ホルモン　138, 140
乱視　155

リ

リソソーム　7
リパーゼ　103
リボソーム　6
リンパ　72
リンパ管　72
リンパ球　82
リンパ系　71
リンパ節　72, 84
リンパ本幹　73
梨状筋　53
立方骨　36
菱形筋　50
領野　176
緑内障　155
輪状ヒダ　107
輪状軟骨　90

ル

ルシュカ孔　184
涙液　157

涙骨　37
涙腺　157
涙嚢　157

レ
レニン　122, 140, 146
レム睡眠　181
連合野　177

ロ
ロドプシン　154
濾胞　142
老視　155
肋間筋　48
肋間神経　169
肋骨　28

肋骨突起　28

ワ
ワクチン　83
ワルダイエルの咽頭輪　90
腕神経叢　169
腕頭静脈　69

欧文索引

A
ACTH　138, 140
ADH　140

B
B細胞　82

C
CRH　140

D
DIP関節　33
DNA　5, 8

F
fight or flight　182
FSH　138, 140

G
GABA　166
GH　138, 140

GHIH　140
GHRH　140, 141

H
hCG　140

L
LH　138, 140
LHRH　140

M
MHC　83
MP関節　33

P
P波　64
PIP関節　33
PRL　138, 140

Q
QRS群　64

R
RNA　5, 8

S
S状結腸　109

T
T細胞　82
T波　64
T3　142
T4　142
TRH　140, 141
TSH　138, 140

X
X染色体　128

Y
Y染色体　128

【著者略歴】
小林　靖
1986年　東京大学医学部医学科卒業
1987年　東京大学医学部文部教官助手（脳研究施設脳解剖学部門）
1995年　杏林大学医学部講師（解剖学第一講座）
1996年〜98年
　　　　カリフォルニア大学デイビス校　精神医学部門・神経科学センター客員
　　　　研究員兼任
1999年　杏林大学医学部助教授（解剖学第一講座）
2003年　防衛医科大学校教授（解剖学第二講座；2006年解剖学講座に名称変更）

言語聴覚士のための
解剖・生理学　　　　　　　　　ISBN978-4-263-21272-1

2014年12月10日　第1版第1刷発行
2022年 1月10日　第1版第3刷発行

　　　　　　　　　　　　　著　者　小　林　　　靖
　　　　　　　　　　　　　発行者　白　石　泰　夫
　　　　　　　　　発行所　医歯薬出版株式会社
　　　　　　　　　〒113-8612　東京都文京区本駒込1-7-10
　　　　　　　　　TEL. (03)5395-7628(編集)・7616(販売)
　　　　　　　　　FAX. (03)5395-7609(編集)・8563(販売)
　　　　　　　　　https://www.ishiyaku.co.jp/
　　　　　　　　　郵便振替番号　00190-5-13816

乱丁，落丁の際はお取り替えいたします　　印刷・教文堂／製本・愛千製本所
　　　　　　© Ishiyaku Publishers, Inc., 2014. Printed in Japan

本書の複製権・翻訳権・翻案権・上映権・譲渡権・貸与権・公衆送信権（送信可能化権を含む）・口述権は，医歯薬出版㈱が保有します．
本書を無断で複製する行為（コピー，スキャン，デジタルデータ化など）は，「私的使用のための複製」などの著作権法上の限られた例外を除き禁じられています．また私的使用に該当する場合であっても，請負業者等の第三者に依頼し上記の行為を行うことは違法となります．

JCOPY＜出版者著作権管理機構　委託出版物＞
本書をコピーやスキャン等により複製される場合は，そのつど事前に出版者著作権管理機構（電話 03-5244-5088，FAX 03-5244-5089，e-mail : info@jcopy.or.jp）の許諾を得てください．